普通高等教育“十一五”国家级规划教材

“十四五”普通高等教育本科规划教材

供本科护理学类专业用

护理教育学

第 3 版

主　编　孙宏玉　孟庆慧　王桂云

副主编　牟绍玉　李彩福　李　强　凌　敏　李朝征　董超群

编　委　(按姓名汉语拼音排序)

陈红涛 (湖南中医药大学护理学院)
陈琦蓉 (中南大学湘雅护理学院)
董超群 (温州医科大学护理学院) (兼秘书)
耿荣梅 (北京大学第三医院)
韩　静 (徐州医科大学护理学院)
侯云英 (苏州大学护理学院)
李彩福 (丽水学院医学院护理学系)
李朝征 (华北理工大学护理与康复学院)
李　翀 (内蒙古医科大学护理学院)
李　强 (齐齐哈尔医学院护理学院)
梁慧敏 (天津医科大学护理学院)
凌　敏 (大连大学护理学院)
马瑞英 (首都医科大学护理学院)
孟庆慧 (潍坊医学院护理学院)
牟绍玉 (重庆医科大学护理学院)
沈晓颖 (哈尔滨医科大学护理学院)
孙宏玉 (北京大学护理学院)
王桂云 (山东协和学院)
王　钰 (丽水学院医学院护理学系)

北京大学医学出版社

HULI JIAOYUXUE

图书在版编目（CIP）数据

护理教育学 / 孙宏玉，孟庆慧，王桂云主编．—3 版．—北京：北京大学医学出版社，2023.1
ISBN 978-7-5659-2649-5

Ⅰ．①护… Ⅱ．①孙… ②孟… ③王… Ⅲ．①护理学 - 教育学 - 医学院校 - 教材 Ⅳ．① R47

中国版本图书馆 CIP 数据核字（2022）第 078003 号

护理教育学（第 3 版）

主　　编：孙宏玉　孟庆慧　王桂云
出版发行：北京大学医学出版社
地　　址：（100191）北京市海淀区学院路 38 号　北京大学医学部院内
电　　话：发行部 010-82802230；图书邮购 010-82802495
网　　址：http：//www.pumpress.com.cn
E-mail：booksale@bjmu.edu.cn
印　　刷：北京信彩瑞禾印刷厂
经　　销：新华书店
责任编辑：赵　欣　　**责任校对：**靳新强　　**责任印制：**李　啸
开　　本：850 mm × 1168 mm　1/16　　**印张：**14　　**字数：**400 千字
版　　次：2009 年 6 月第 1 版　2023 年 1 月第 3 版　2023 年 1 月第 1 次印刷
书　　号：ISBN 978-7-5659-2649-5
定　　价：52.00 元

第3轮修订说明

国务院办公厅印发的《关于加快医学教育创新发展的指导意见》提出以新理念谋划医学发展、以新定位推进医学教育发展、以新内涵强化医学生培养、以新医科统领医学教育创新；要求全力提升院校医学人才培养质量，培养仁心仁术的医学人才，加强护理专业人才培养，构建理论、实践教学与临床护理实际有效衔接的课程体系，提升学生的评判性思维和临床实践能力。《教育部关于深化本科教育教学改革全面提高人才培养质量的意见》要求严格教学管理，把思想政治教育贯穿人才培养全过程，全面提高课程建设质量，推动高水平教材编写使用。新时代本科护理学类人才培养及教材建设面临更高的要求和更大的挑战。

为更好地支持服务高等医学教育改革发展、本科护理学类人才培养，北京大学医学出版社有代表性地组织、邀请全国高等医学院校启动了本科护理学类专业规划教材第3轮建设。在各方面专家的指导下，结合各院校教学教材调研反馈，经过论证决定启动27种教材建设。其中修订20种教材，新增《基础护理学》《传染病护理学》《老年护理学》《助产学》《情景模拟护理综合实训》《护理临床思维能力》《护理信息学》7种教材。

修订和编写特色如下：

1．调整参编院校

教材建设的院校队伍结合了研究型与教学型院校，并注重不同地区的院校代表性；由知名专家担纲主编，由教学经验丰富的学院教师及临床护理教师参编，为教材的实用性、权威性、院校普适性奠定了基础。

2．更新知识体系

对照教育部本科《护理学类专业教学质量国家标准》及相关考试大纲，结合各地院校教学实际修订教材知识体系，更新已有定论的理论及临床护理实践知识，力求使教材既符合多数院校教学现状，又适度引领教学改革。

3．创新编写特色

本着“以人为中心”的整体护理观，以深化岗位胜任力培养为导向，设置“导学目标”，使学生对学习的基本目标、发展目标、思政目标有清晰了解；设置“案例”“思考题”，使教材贴近情境式学习、基于案例的学习、问题导向学习，促进学生的临床护理评判性思维能力培养；设置“整合小提示”，探索知识整合，体现学科交叉；设置“科研小提示”，启发创新思维，促进“新医科”人才培养。

4．融入课程思政

将思政潜移默化地融入教材中，体现人文关怀，提高职业认同度，着力培养学生“敬佑生命、救死扶伤、甘于奉献、大爱无疆”的医者精神，引导学生始终把人民群众生命安全和身体健康放在首位。

5. 优化数字内容

在第2轮教材与二维码技术初步结合实现融媒体教材建设的基础上，第3轮教材改进二维码技术，简化激活方式、优化使用形式。按章（或节）设置一个数字资源二维码，融拓展知识、微课、视频等于一体。设置“随堂测”二维码，实现即时形成性评测及反馈，促进“以学生为中心”的自主学习。

为便于教师、学生下载使用，PPT课件统一做成压缩包，用微信“扫一扫”扫描封底激活码，即可激活教材正文二维码、导出PPT课件。

第2轮教材的部分教材主编因年事已高等原因，不再继续担任主编。她们在这套教材的建设历程中辛勤耕耘、贡献突出，为第3轮教材建设日臻完善、与时俱进奠定了坚实基础。各方面专家为教材的顶层设计、编写创新建言献策、集思广益，在此一并致以衷心感谢！

本套教材供本科护理学类专业用，也可供临床护理教师和护理工作者使用及参考。希望广大师生多提宝贵意见，反馈使用信息，以逐步完善教材内容，提高教材质量。

前　言

面临健康中国、科技创新、新冠肺炎疫情的新形势，全国上下落实“新理念、新定位、新内涵、新医科”原则，加快医学教育创新发展。护理教育学的建设和发展对于培养护理人才、提高护理教育质量、推动护理教育事业发展具有重要意义。

作为“新时代”护理学专业本科规划教材，本教材的指导思想是以《护理学类专业教学质量国家标准》为纲领，密切联系护理教育学的最新理念和教学实践，大力推进精品教材建设。注重护理教育知识和技术的前沿性、实用性与应用性，以加强课程内容与学生能力培养的联系，体现课程结果的均衡性、综合性和选择性。

在教材内容的选择上，囊括护理学专业的课程设置、课堂教学、临床教学、教育评价及教育管理等主题，对学生的素质提出具体的要求，将教育学基本理论与护理教育实践相结合，向学生介绍比较实用的教学方法与技巧等。在原有教材基础上，新增内容有：护理教育体系结构、学习分类理论、护理学课程设置的基本原则、综合性护理课程设计、临床教学中的伦理与法律问题、教学评价改革、专业素质培养的方法和途径、在线课程设计与应用、微课与慕课、虚拟仿真教学等。

本教材的结构是以教学过程为主线，按照护理教育概述→教学理论→课程设置→教学方法→临床教学→教学评价→教育管理的顺序展开，并根据护理学科特点及临床需求，专门介绍素质教育、评判性思维及信息化教学。

本教材的特色：①导学目标分为基本目标与发展目标，明确教学的层次性。②教育理念更新，系统介绍了护理教育中常用的教育心理学理论，如人本主义理论、建构主义理论。③系统介绍了各种教学方法，如翻转课堂、PBL 等。④每章以典型案例开篇，中间穿插知识拓展、科研小提示、随堂测，章末辅以小结及思考题，便于学习者对知识的融会贯通、学以致用。⑤配套数字资源包括 PPT、案例解析、随堂测及思考题答案，以二维码形式呈现，便于师生参考。

本教材在编写过程中吸取了大量国内外相关教材的精华，由国内 17 所大学近 20 位富有教学经验的优秀编者悉心撰写而成。在此，向全体编写人员表示感谢。教材编写过程中也得到了北京大学医学出版社的指导和大力支持，在此表示诚挚的谢意。限于时间和学识，书中难免有不当之处，恳请各位读者提出宝贵意见，以期不断提高教材质量。

主　编

目　录

第一章 绪 论

第一章数字资源

第一节 教育与护理教育

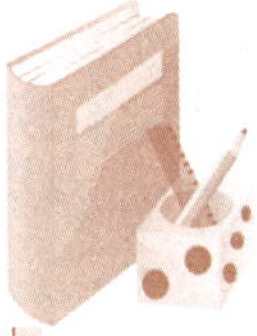

导学目标

通过本章内容的学习，学生应能够：

◆ **基本目标**

1. 说出护理教育的相关概念、教育的要素及相互关系。
2. 简述护理教育学常用的研究方法。
3. 比较护理教育学与其他学科之间的关系，分析护理教育的性质与任务。
4. 举例说明学习护理教育学的意义、学习的主要内容。
5. 简述新时代本科教育的新理念。

◆ **发展目标**

结合我国护理教育发展的历史与现状，论述新时代我国护理教育发展的趋势。

案例 1-1

某护理学院学生正在学习护理教育学，教师让学生讨论教师与学生二者之间的关系。王同学说教师很重要，只要有好的教师，就能确保有好的教学效果；李同学认为教师和学生都很重要，单纯依靠教师也不行，需要教师与学生一起努力才能确保好的教学效果与高质量教学水平。

请回答：

1. 这两位同学的观点是否正确？
2. 教育者与受教育者之间的关系是什么？

护理教育学是护理学学科体系中一门新兴的交叉学科，它是将教育学、教育心理学理论和方法技术应用于护理教育领域，以研究护理教育现象与规律的学科。护理教育学学科的建设和发展对于培养护理人才、提高护理教育质量、推动护理教育事业发展具有重要意义。

一、教育概述

（一）教育与教育学

1. 教育的概念 “教育”一词始见于《孟子·尽心上》：“得天下英才而教育之，三乐也”。之后，我国许多古籍对此均有表述，如《荀子·修身》中说，“以善先人者谓之教”；《说文解字》中解释，“教，上所施，下所效也，育，养子使作善也”。在西方，教育一词源于拉丁文“educare”，意为“引出”或“导出”，是通过一定的手段，把某种本来潜在于身体和心灵内部的东西引发出来。从词源上说，西方“教育”一词是内发之意，强调教育是一种顺其自然的活动，旨在把自然人所固有的或潜在的素质，自内而外引发出来，以成为现实的发展状态。

上述对教育概念的表达虽然存在差异，但是它们都有一个共同的认识基础，即教育是培养人、启发和引导人，促进人身心发展的一种社会活动。

教育有广义和狭义之分。广义的教育是指有意识地以影响人的身心发展为直接目标的社会活动。自人类社会产生以来，教育就存在于各种生产、生活活动中。狭义的教育专指学校教育，由专职人员和专职机构承担的，有制度保证的，有目的、有系统、有组织的，以影响入学者的身心发展为直接目标的社会活动。

2. 教育学的概念 教育学源于希腊的“pedagogue”（教仆）一词，按其语源，教育学是照看、管理和教育儿童的方法。随着社会对教育需求的日益增加，教育学在总结人类教育实践经验中逐步形成，并发展成为一门独立学科。现代意义的教育学是一门研究人类教育现象和解决教育问题、揭示一般教育规律的社会科学，它以教育现象和教育问题为研究对象，探讨和揭示教育的一般规律，阐明各种教育问题。

（二）教育的要素及相互关系

教育是培养人的活动，这给教育做了质的规定。既要展示出教育活动的复杂性，揭示出教育活动的内部矛盾，还要研究构成教育活动的基本要素及其要素间的基本关系。构成教育活动的基本要素有：教育者、受教育者、教育内容和教育物资。

1. 教育的要素

（1）教育者：教育者是指在教育活动中承担教育的责任和实施教育影响的人，主要指学校中的教师和其他教育工作人员。教育者是教育过程中“教”的主体，居于领导、控制和执教地位的人。

（2）受教育者：受教育者是教育活动中承担学习责任和受教育影响的人，是教育过程中“学”的主体，它不是消极被动地接受教育者的影响，而是积极主动地选择影响，自主地成长和发展。受教育者是教育的对象，在学校教育中，主要指取得入学资格的学生。

（3）教育内容：教育内容是教育活动中教育者和受教育者共同认识、掌握和运用的对象，是教育活动中的纯客体。教育内容既包括课程计划、课程标准、教科书，也包括蕴含在各种教育活动中的思维方式、价值观念、经验技巧、情感态度等。

（4）教育物资：教育物资是指进行教育活动时所需要的各种物质资源，包括教育活动的场所与设施、教育媒体和教育辅助手段，是教育活动的物质基础。

随堂测 1-1

2. 教育要素间的关系 教育的四个基本要素是开展教育活动必不可少的因素，在教育活动中相互联系、相互影响。在教育活动中，教育者和受教育者在教与学活动中分别承担不同的任务，并构成复合的主客体关系。教育者承担教的活动，发挥主动作用，是教的主体；受教育者是教育者实施教育的客体，承担学的活动，是学的主体。当教育的基本要素都具备时，主体因素决定教育活动的成效，因为教育目的、内容、途径、方法的控制和调节是由教育主体决定的。因此，教育者和受教育者的复合主客体关系是教育过程中最主要的关系和矛盾，教育目的能否实现，取决于能否正确处理这对矛盾关系。

（三）教育的本质和功能

教育是一种培养人的社会活动，这是教育区别于其他事物和现象的根本特征。教育本质属性确定了教育具有两大功能，即促进人的发展和促进社会发展。教育是人与社会发展的中介，社会的发展取决于人的素质的提高，而社会发展的最终目的也是最大限度地满足人的物质和精神需要。因此，教育的基本功能就是根据社会的需要，促进人的发展，通过培养人来促进社会的发展。其中，培养人是教育的根本立足点，是教育价值的根本体现，是教育的本体功能。任何教育都只有通过培养人，才能实现为社会发展服务的功能。

二、护理教育概述

（一）护理教育与护理教育学

护理教育（nursing education）是指为护理学科培养具有宽厚的医学、人文学、护理学等知识，并能为人类健康服务的专业人才的活动。

护理教育学（nursing pedagogy）是护理学与教育学相结合形成的一门交叉学科，是一门研究护理领域内教育活动及其规律的应用性学科。

（二）护理教育学与其他学科的关系

1. 护理教育学与教育学的关系 教育学与护理教育学的关系是一般与特殊的关系。教育学研究的是教育活动的一般的、共同的规律，对教育实践具有普遍的指导意义。护理教育学以护理教育现象与活动为研究对象，揭示护理教育的特殊规律，研究护理教育中的特殊问题。因此，在研究护理领域中的教育现象和问题时，以教育学的基本原理为指导，以社会发展对卫生保健人才的要求为依据，探索护理教育目标、内容、方法与组织形式等特殊规律。

2. 护理教育学与护理学的关系 护理学与护理教育学的关系是母学科与子学科的关系。护理学是研究促进正常人健康，减轻病痛，保护危重患者生命的护理理论、技术及其发展规律的应用科学。在其发展过程中，与教育学发生互动、互补关系，继而形成了一门交叉学科，即护理教育学。护理教育学主要研究护理实践领域中教育的现象和活动，其研究发展又进一步丰富了护理学内容，拓宽了护理学应用范围。

3. 护理教育学与心理学的关系 心理学是护理教育学的重要学科基础。心理学是一门主要研究和探索人脑的奥秘和人的行为规律的科学。护理教育学以人（教与学）为对象，它既要分析人的社会属性，也要深刻认识人作为生物实体的自然属性。在护理教育情境中，应科学地认识教与学双方的基本心理活动规律，运用心理学解释、说明护理教育现象，预测、控制护理教育效果，解决护理教育实践中的一些问题。

（三）护理教育的性质和任务

1. 护理教育的性质 就社会系统而言，护理教育的性质与教育的性质一致，属于社会意识的传递系统，都具有教育的基本属性。就整个教育系统而言，由于专业性质和教育对象的特殊性，护理教育具有自己固有的特点。它是为国家医药卫生事业发展服务，以培养各层次护理专门人才为目标的专业教育活动。

护理教育是具有很强实践性的教育，是一种护理院校与医院临床必须密切结合，才能共同完成的教育。

2. 护理教育的任务 护理教育的主要任务是培养合格的护理人才、开展护理科学研究和护理教育研究，以及开展社会服务等，其中教学是基础，科研是提高，社会服务是实践，三者之间相互联系、相互支持、相互促进。

(1) 培养合格的护理人才：护理教育担负着为国家、为社会培养各层次合格的护理人才的重要使命，这是护理教育的基本任务。

当前，面临世界高科技的挑战，护理院校应认真考虑如何提高护理人才培养的质量和规

随堂测 1-2

格，使未来的护理工作者具有开阔的视野以及丰富的个性，能在各类医疗卫生、保健机构从事护理和预防保健工作。同时，护理人才培养也要放眼世界，面向未来。培养学生具有国际意识和国际竞争能力，培养学生自我教育的能力，特别是培养学生勇于探索、不断创新的精神，以适应时代飞速发展与科学的日新月异。

护理教育必须使学生系统掌握护理学基本理论、基本知识、基本技能，重视智力与能力发展。只有具备宽厚而扎实的知识基础，才能较好地适应现代化科学技术的发展。加强国际信息交流，了解世界护理发展趋势，护理教育的内容必须反映现代科学、现代医学和现代护理学方面的最新成就，引导学生接近护理学发展前沿。此外，培养护理人才必须重视思想和职业道德品质教育，注重培养学生敬业、爱业精神和强烈的人文关怀精神，树立依法施护的法律观念，培养良好的团队精神和跨学科合作的意识。

（2）开展护理科学研究和护理教育研究：科学研究是高等学校的主要功能之一，护理院校是护理研究的重要力量。通过科学研究可以培养师生的科学精神、科学思维、科学方法和科学道德，更新教学内容，提高教育质量，而且对于开发护理学理论与技术、促进护理事业的发展都具有十分重要而深远的意义。

（3）开展社会服务：护理院校积极开展健康咨询活动、卫生保健知识讲座、为社会承担教育和预防保健的任务等社会服务，有助于增进人们健康保健意识，促进护理教育与社会的联系、理论与实际的联系。同时，也有助于护理院校不断根据社会发展的需求，改革护理教育，提高护理教育质量。

第二节　护理教育的历史、现状与发展规律

一、国外护理教育的历史与现状

国外护理教育开始于 17 世纪，纵观 300 多年来护理教育的发展，大致经历了学徒式的职业培训教育时期、以医院为基础的护士学校正规护理教育时期、高等护理教育的形成和发展时期。目前已基本形成了以高等护理专业教育为主体，多层次护理教育同时发展的较为完整的体系。

（一）国外护理教育的发展史

1．国外护理教育的起源　19 世纪中叶以前，对患者的医疗和照顾是由教会的僧侣、修女承担的。随着医院的建立，患者被收容起来集中治疗，护理才引起人们的注意。1633 年，罗马天主教徒圣文森·保罗（St. Vincent Paul）在巴黎成立了慈善姊妹社，召集具有一定文化的天主教徒学习护理知识，然后到医院和母婴室服务。这类具有浓厚宗教信仰的护士组织，逐渐演变为私立医院的护士学校。1798 年，瓦伦丁·席曼（Valentine Seaman）在美国纽约医院创办了第一个有组织的护理课程，但并没有产生大的影响。直至 1836 年，德国牧师西奥多·弗里德尔（P. T. Fliedner）在凯塞威尔斯城为教会女执事设立了护士训练学校，护士的培训进入了正规化，弗洛伦斯·南丁格尔（Florence Nightingale）曾在此接受初次护理训练。

2．以医院护校为基础的护理教育　19 世纪下半叶，欧美现代医学得到了迅速发展，随着医院的发展，对护士的需求量迅猛增加，通过带徒培训方式培养的护士已不能适应护理工作的需要，因此，在现代护理学创始人南丁格尔的领导下，1860 年 6 月，创办了世界第一所护士学校——圣托马斯医院护士学校，学制 4 年。南丁格尔根据医院管理和战地救护工作经验，提出了全新的护理办学思想。其办学宗旨是将护理作为一门科学，改变过去护理人员的仆役角色，脱离宗教色彩。用新的教育体制和方法培养护士，南丁格尔使护理由学徒式教导转变为正

式学校教育，引领护理走向了职业化、专业化道路。它标志着正规护理教育的开始。此后，欧洲、北美及日本等各国以此为护理教育的标准模式，也先后建立以医院为基础的护士学校，并开始正规的护理教育，这对后来其他国家护理教育的发展具有示范作用和深远影响。

随堂测 1-3

以医院为基础的证书教育项目（diploma program）是护理教育最早的一种形式。直到 20 世纪 50 年代以前，以医院为基础的护士学校是世界各国培养护士的主要途径。1920—1930 年是其发展的鼎盛时期，它为妇女提供了获得正式教育和就业的机会，培养了许多优秀的护士。

3．高等护理教育的形成与发展 高等护理教育开始于美国。1899 年，美国哥伦比亚大学教育学院家政系开设了医院经济学课程，目的是培养护校校长、教师和护士长。1909 年，明尼苏达大学开设了以培养专业护士为目的的 3 年制大学护理系课程，成为现代高等护理教育的开端。准学士学位项目（associate degree program）开始于 20 世纪 50 年代。美国的第一个学士学位项目开始于 1919 年的明尼苏达大学护理系。护理硕士研究生教育开始于 1932 年美国的天主教大学。1933 年，美国哥伦比亚大学教育学院开设了第一个培养护理教师的博士项目。1964 年，美国加州大学旧金山分校开设了第一个护理博士学位项目。在此后的 60 年中，美国各州公、私立大学相继建立了护理学系或护理学院。随着护理教育的发展，具有科研能力的护理工作者不断增加；各种护理专业团体和专业护理组织及专科护理组织纷纷成立，并不断发展；护理学术刊物相继创刊；新的护理理论和独特的护理模式不断被提出。由此，作为一门独立学科的护理学获得长足发展。护理学科的发展反过来又为护理教育的发展提供了基础并提出了新的要求。护理教育的形成与发展同护理学和护理专业的形成与发展息息相关。

（二）国外护理教育的现状

1977 年 6 月 27 日，欧共体《护理指导法》颁布，规定护理教育应以高中毕业为起点，学制 3 年。为遵照法律，欧共体各国的护理教育从学制到课程都进行了相应的改革。目前，美国、加拿大、韩国、菲律宾、泰国、澳大利亚、中国等国家都已经形成了从学士到博士完整的护理教育体系，其中以美国的护理教育最具代表性。美国高等护理教育已有 100 多年的历史，已基本构建起从初级水平到高级水平、从应用型技术人员培训到研究型人才培养的完整体系。

当前美国护理教育主要分为 6 个等级，即注册职业护理教育、证书护理教育、准学士学位护理教育、本科护理教育、硕士学位护理教育和博士学位护理教育。

1．注册职业护理教育（licensing vocational nursing program） 注册职业护理教育项目是美国最基本的护理教育，它的主要目标是培养护士助理。这个项目一般由职业学校开设，学制 12 ～ 18 个月，招收的对象为高中毕业生。课程设置的主要内容是护理学的基本知识、急慢性疾病护理、预防和康复的基本知识，学习结束后，学员参加全美职业护士执照考试，考试合格者将以注册职业护士（vocational nurse）从事最基本的护理工作。

2．证书护理教育（diploma nursing program） 证书护理教育项目是早期培养证书护士的主要渠道，传统的证书护理教育以医院办学为主，后来发展到在大学内设证书护理教育，招收对象为高中毕业生，学制 2 ～ 3 年。近 30 年来，证书护理教育规模在锐减，特别是那些只开设证书护理教育的医院办护士学校已基本消失，取而代之的是大专护理教育和本科护理教育。

3．准学士学位护理教育（associate degree program） 准学士学位护理教育一般在社区学院开设，学制 2 ～ 3 年，招收对象为高中毕业生或证书护士，类似证书护理教育。准学士学位护理教育的课程分为普通课程及专业课程 2 种，根据招收对象不同，课程的侧重有所不同。对于高中毕业生，普通课程及专业课程的比例是 1 ： 1，学制 3 年；对于证书护士，普通课程及专业课程的比例为 2 ： 1，学制 2 年。准学士学位护理教育在 20 世纪 60—70 年代发展迅速，进入 20 世纪 80 年代后，准学士学位护理教育规模仍在增加，但增长的速度明显减慢。

4．本科护理教育（baccalaureate nursing program） 本科护理教育一般由公立或私立大学为培养护理专业人才而开设。其招收对象为高中毕业生或具有大专学历的注册护士。对于高中毕业生，学制 4 年，一般采用渐进式的课程设置，基础课程和护理专业课程交叉进行，前 2 年偏重基础课程，但学生仍然需要接触一些护理专业课程，后 2 年护理专业课程的比重增加，但学生仍然可以选修一些人文和社会学的课程。对于已成为注册护士的学生，学制 2 年，课程在原有大专课程的基础上，开设本科层次的基础课程和护理专业课程。目前，美国护士大多为本科学历。

5．硕士学位护理教育（master degree program） 自 20 世纪 50 年代，硕士学位的课程开始兴起。硕士学位护理教育培养目标是培养护理管理、教学、科研及临床护理的高级人才。该课程以加强训练教育和行政管理技巧及专业临床实践技能为重点，有 2 种基本类型的硕士学位：理科硕士学位和护理学硕士学位。美国硕士学位护理教育一般开设在大学的护理学院，招收对象为具有本科学历的护士。护理硕士学位护士的工作职责是发展护理实践的领域，提高护理工作的水平，参与护理研究，并具有将护理理论和护理实践相结合的能力。

6．博士学位护理教育（doctoral program） 博士学位护理教育一般开设在综合性大学的护理学院，其宗旨是培养护理学科的高级人才，作为从事护理教育的师资、护理科研的带头人、护理管理的决策人、独立开业的专科护理专家及健康咨询顾问等。招收对象是具有护理硕士学位的护士，或与护理相关的硕士学位并且在护理领域做出突出贡献的护士。学生需参加博士生资格考试，通过者进入博士课题的研究阶段，课题研究一般需要 2 ～ 3 年，且前 2 年需要学习基础课程，如护理研究、统计学及专业相关的专科课程。目前，有 2 种不同的护理博士学位：一种是护理学博士（doctor degree in nursing science，DNS），为护理博士的专业学位；另一种是哲学博士（philosophy of doctor，PhD），为学术型的博士学位。

二、中国护理教育的历史与现状

（一）中国护理教育的发展史

我国护理教育的发展同样和护理专业的成熟与发展密切相关。早期的医药和护理没有明确分工。护理理论和实践是与医药活动联系在一起的。而早期的医护教育则是通过上一代人将其积累的知识和经验通过口授方式传递给下一代，后来又通过医书传播医护知识。我国近代护理学的形成和发展，在很大程度上受到西方护理的影响，护理教育也带有浓重的西方文化色彩。鸦片战争前后，美、英、德、法和加拿大等国的传教士、医生接踵进入中国，除建教堂外，还开办医院和学校。1835 年，美国传教士在广州开设了中国第一所西医院（即现在的中山大学孙逸仙纪念医院），2 年后开始举办护士短训班，以培训护理人员。1887 年，美国护士麦克奇尼（E. M. Mckechnie）在上海妇孺医院开办了护士训练班，被视为中国护理教育的初始。1888 年，美国人约翰逊（Johnson）在福州成立了我国第一所护士学校。之后，在北京和其他一些城市如广州、南京、长沙、成都等地先后成立了护士训练班和护士职业学校，对中国护理教育的形成和发展起到了一定的推动作用。1909 年，在美国信宝珠护士的倡导下，中华护士会在江西牯岭正式成立。成立初期，会长均由美国或英国护士担任，后逐步改由中国护士任会长。中华护士会的主要工作为制订、编译及修订护士学校课程和教学方法，组织全国护士统一毕业会考，护理学校注册以及颁发毕业证书，编辑出版书籍等，对护理教育的发展起到促进作用。

1921 年，美国人开办了私立的北京协和医学院，内设高等护士学校，学制 4 ～ 5 年，学员毕业时授予护理学士学位，这是我国高等护理教育的开端。此后，北京协和医学院护士学校与燕京大学、金陵女子文理学院、东吴大学、岭南大学和齐鲁大学五所大学合办，创建了全国第一所高等护理教育机构，实施 5 年制高等护理教育。1934 年，国民政府教育部成立护士教育专门委员会，将护士教育改为高级护士职业教育，招收高中毕业生，学制为 3 ～ 4 年，于是护理教育被纳入国家正式教育系统。

1949 年，中华人民共和国成立后，随着经济建设的发展，对中级护理人员的需求量大增，国家投入大量的经费发展中等护理教育。1950 年，在第一届全国卫生工作会议上，护理教育被列为中等专业教育之一，统一制订教学计划和教材，并不断扩大招生和增加临床教学基地，之后停办了高等护理教育。中等护理教育成为我国护理教育的主体，为我国培养了大批临床护理实用型人才。

1983 年，天津医学院（现天津医科大学）建立护理系，并开始正式招收护理专业本科生。1984 年 1 月，国家教委与卫生部在天津召开了“全国护理专业教育座谈会”，并决定在国家高等医学院校内设置学士学位护理专业，在停办 30 多年后恢复了高等护理教育，开创了护理教育的又一新时期。

1990 年 12 月，经国务院学位委员会审定，批准北京医科大学（现北京大学医学部）护理系首先开设护理硕士教育项目。1992 年开始招生，学制 3 年。随着社会的发展，为了满足不同职业背景对专门人才针对性强的培养需求，2010 年 1 月，国务院学位委员会通过了护理学硕士专业学位设置方案。2010 年正式开始了护理学硕士专业学位研究生教育。

我国内地的护理学专业博士研究生教育起步较晚，2004 年，第二军医大学首次招收 2 名护理学博士研究生，成为内地护理学博士研究生教育开始的标志。随后，中南大学、山东大学、北京协和医学院等学校相继招收护理学专业博士研究生。

（二）中国护理教育的现状

随着科学技术的不断进步，护理知识体系不断丰富和完善，护理教育状况也在不断发展变化。2011 年 3 月，护理学专业正式由原来的医学门类下临床医学一级学科下的二级学科调整为医学门类下和临床医学并列的一级学科。目前，我国护理教育呈现中等教育、专科教育、本科教育、研究生教育的多层次和多形式的护理学教育体系，详见本章第四节护理教育体系的层次划分。

1. 本科教育 近 20 年，我国护理本科教育经历了 2001—2010 年的稳步发展和 2011—2020 年本科教育内部调整：一是单个学校招生规模扩大，特别是应用型本科类、地方性及民办院校的招生规模增长明显。随着我国护理学专业高等教育的快速发展，目前开展护理学本科教育的院校越来越多。二是培养结构变化，部分院校开始增加了助产、社区、老年、康复等方向的护理人才培养。三是从规模扩张到质量内涵建设。

知识链接

我国护理本科教育质量内涵建设期间的标志性节点

2007 年，在教育部的指导下成立了“教育部高等学校护理学类本科教学指导委员会”（简称护理教指委），开始着手研制护理学本科教育的质量标准，并于 2018 年正式颁布了《护理学类教学质量国家标准》，这一标准对护理学本科教育有着重要意义，标志着新时代开始，为护理学专业发展带来新的契机。2010 年，开始试点护理学本科教育专业认证，2019 年，为了进一步加强护理学本科教育认证工作，教育部成立了“护理学专业认证工作委员会”，在护理教指委指导下开展工作，截至 2020 年已经完成 41 所院校的认证。

2. 硕士教育 自 2011 年护理学成为一级学科之后，护理研究生教育进入快速发展期，特别突出的是专业型学位，截至 2021 年 8 月，其授权点率先实现了除港澳台外全国 31 个省、直辖市、自治区全覆盖；从授权点增长速度看，在硕士层面专业型学位研究生教育优先于学术型的发展，这也体现了护理是一个实践性学科的特点，与全国研究生教育的发展趋势相一致。2021 年，全国共有 78 所院校可招收学术型护理硕士，122 所院校可招收专业型护理硕士。

3．博士教育 至2021年，全国护理学一级学科和二级学科共有33所院校（含一级学科授权点28所）可招收护理学术型博士。

三、现代护理教育的发展趋势

科学技术的飞速发展，带动了信息速度的加快和信息量的增加，给多学科交叉的护理学提供了更广阔的发展前景。21世纪，人们对享有高质量卫生保健的需求与日俱增，特别是目前国内外对高层次护理人才的需求增加的大环境下，护理教育将面临新的机遇和挑战。

（一）护理学专业人才培养定位更加明确

随堂测 1-4

从国外护理教育的现状看，从事护理实践的护士以学士学位为主，从事护理教育、护理管理、护理研究等的护士则需要有硕士、博士学位，而且高学位的护士呈现越来越多的趋势。在我国，改变以中等教育为主，迅速扩大高等护理教育规模，提高护理教育层次的教育改革正在进行。高等职业护理教育将逐渐取代中等教育，临床第一线护士将以大专和本科层次为主。研究生教育立足于培养高层次、高水平的护理师资、护理管理人才和临床护理专家，适当扩大护理硕士研究生教育和开设博士研究生教育是护理教育的发展趋势。

为此，现代护理教育发展注重对学生进行全面素质教育，因材施教，鼓励学生个性发展，强化学生创新能力培养；护理教育向多层次发展，构建各种形式的终身教育体系；采用国际化的教育质量标准，建立与国际接轨的护理教育质量认证制度，培养具有国际交往能力的高素质人才；充分发挥中西医结合护理专业的优势和特色。

（二）护理学课程体系不断完善

护理专业课程设置和教学内容不仅要注重医学基础知识，还要注重社会科学、人文科学、信息科学和行为科学等知识。目前各高校不断进行课程改革，护理专业课程设置应体现现代医学模式要求。转变以学科为中心的课程观，建立以学生为主体，以专业系统知识和核心能力为中心的课程观，打破学科间壁垒，优化组合学科板块。在课程中增加了社会学、卫生法律、管理学、健康教育、伦理学、心理学等人文学科，并加强了人际沟通技巧的学习和训练，更好地突出了护理专业的特点。

新医科是国家为应对新科技革命和产业变革提出的“四新”之一。为适应新一轮科技革命和产业变革的要求，国家提出了从以治疗为主到兼具预防治疗、康养的生命健康全周期医学的新理念。护理人员不应局限于对住院患者的疾病护理，还担负着对患者、家属以及社会大众进行疾病护理咨询、健康教育、家庭访问、社区群体保健等任务。护理教育为适应社会对护理人员的培养，提出的新需求，学校要构建与临床实际紧密结合的课程体系和实践教学体系，体现生命全周期、健康全过程。护理的教学内容和实践改革需要与护理专业发展紧密结合，建立包括生理、心理、社会和人文等全方位的护理教育模式；社区护理已成为护理专业发展的一个重要领域，强化社区护理教育的必要性也日渐突出；护理教学方法和手段将进一步向多样化和现代化发展；高科技成果在教学中的应用，如网络座谈讨论、远程教学等，将给学生提供更多的主动学习机会，培养具有自学能力、勇于创新的新型护理人才。

（三）护理教育师资队伍建设需要不断加强

护理教师是提高护理教育质量的关键。在教师队伍建设方面，主要趋势是：制订护理教师专业标准和任用标准；重视护理教师的整体素质，培养护理教师积极的情感、态度和价值观；建设高水平双师型师资队伍，包括对临床专任教师教学能力的提升；充分利用国际和国内教育资源，加强护理教师的国际交流与合作，强化护理教师的在职培训，采取多样化的培养途径，优化教师队伍的学历结构和知识结构；提高护理教师的工资和福利待遇，稳定护理教师队伍等。

第三节 护理教育学的教学内容、研究任务和研究方法

一、学习护理教育学的意义

护理教学能力是护理学专业本科生必须掌握的三大基本能力之一。护理教育为学生今后从事护理学领域内教育教学活动，包括院校护理教育、临床和社区护理教学、健康教育等提供必需的教育和教学基本知识、基本理论和基本技能。因此，护理专业学生通过学习护理教育学应达到：①增加人文社科类知识，拓宽知识视野，养成多学科的思维方式，为将来从事临床、科研等工作奠定基础。②为从事教学打下基础，同时也为护理专业学生开展自学和培养能力素质提供科学的指导。③帮助护理专业学生选择适当的教育方法与手段，对不同年龄、社会背景、文化层次、身心状态的人群实施针对性强、耗时少、效果佳的健康教育。

二、护理教育学的教学内容

护理教育学以培养学生解决护理教育实际问题的能力为目的，通过参与教学过程，使学生了解护理教育的基本理论和过程，培养思维能力、创新能力、语言表达能力、沟通交流能力和团队合作精神，从而具备护理教育的基本能力。护理教育的教学内容包括教育学基本原理，护理专业的课程设置、教学方法、评估及评价在护理教育中的应用，临床教学组织与管理等。以护理教育学基础理论、基本技能和发展智力与能力为重点。为了推动现代化护理的发展，护理教育的内容必须反映现代科学、现代医学和现代护理学方面的最新成就，引导学生了解护理学科发展前沿。

三、护理教育学的研究任务

具体到护理教育学的研究任务，应包括以下几个方面：①护理教育理论的发展；②护理教育目标和教育哲理的制订；③课程设置的形成和发展；④教学方法的改革；⑤评估与评价在护理教育中的应用；⑥临床教学的组织和改革；⑦护理教育资源配置及护理教育的组织管理等。

四、护理教育学的研究方法

随堂测 1-5

护理教育学的研究方法是为了解释护理教育学现象或解决护理教育教学问题所采取的途径、诀窍和程序的总和。护理教育学的研究方法有很多种，主要包括如下几种。

（一）观察法

观察法（observational method）是人类认识周围世界的最基本方法，也是所有科学研究的最基本方法。它既可以单独使用，也可以配合其他研究方法运用，是其他研究方法的基础。而科学的观察法是研究者有目的、有计划地在一定的情境中，运用各种感官器官或借助于科学仪器等技术手段，对处于自然条件下的研究对象的言语、行为等外部表现进行系统考察，搜集事实材料并加以分析研究，从而获得对问题的较深入认识的研究方法。

观察法的步骤：第一，确定观察目的、内容和重点，确定观察的方式和手段。第二，记录观察结果，并把观察中的特殊情况记录下来，以备研讨。第三，及时整理观察材料，包括对大量的观察材料利用统计技术进行整理汇总和对典型材料进行分析。观察有时需要多次完成，甚至要作长期的追踪观察，以便比较。

（二）实验法

实验法（experimental method）是在人工控制护理教育现象的情况下，有目的、有计划地

观察护理教育现象的变化和结果的一种方法。它能使观察、研究更精密，便于弄清每一个条件下所产生的影响，保证研究工作的准确进行。实验法分为自然实验法和实验室实验法。教育研究多采用自然实验法。

自然实验法是在正常情况下进行，以取得更加准确的材料和数据。实验法一般可分为单组法、等组法和循环法三种。①单组法：是在一组或一个班中进行实验，进行施加某一实验因子前后的比较，或与施加另一实验因子之后的比较。②等组法：是将各方面基本相同的两个班或组，分别施以不同的实验因子，再来比较其效果，做出肯定或否定的评价。③循环法：是把各个不同的实验因子，按照预定的排列顺序，分别施加在不同的班或组中，然后把每个因子的几次效果加在一起，进行比较，做出结论。

（三）文献研究法

文献（literature）是记录已有知识和信息的一切载体，是把人类知识用文字、图形、符号、声频和视频等手段记录下来的所有资料。文献研究法（literature research）是根据一定的研究目的或课题需要，通过对文献进行查阅、整理和分析，全面、正确地了解所要研究的问题，并力图找寻事物本质属性的一种研究方法。

文献研究法要求的材料，最好是第一手原始材料。如果是间接的资料，首先要鉴别其真伪及是否准确。文献研究法的步骤为：第一，收集一切可收集到的文献，并从中选择出重要的和确实可用的材料；第二，详细阅读有关文献，认真审阅，并作摘录、分类；第三，分析研究材料，提出研究意见，确立大纲；第四，写出研究报告。

（四）比较研究法

比较研究法（comparative research method）是根据一定的标准，对两个或两个以上有联系的教育现象、过程、活动等进行考察，寻找其异同，探求教育之普遍规律及特殊本质，力求得出符合客观实际的方法。这是经常运用于护理教育研究的一种方法。比较的根本要求是同质相比，即在同一护理教育问题上由两个或两个以上的单位进行比较。进行比较的材料必须是同类范围的，采用的标准、处理方法必须都是同一的，否则就不可比。

比较研究法可分为：同时代的不同国度、民族、地区、学校等之间在某一课题上的横向比较；同一国家、民族、地区、学校等自身在某一课题上不同时期的纵向比较。比较教育研究工作可分四步：①描述：描述各个考察对象的某一护理教育现象或教育事实；②解释：主要是对所了解的教育情况进行解释，并从社会、经济、心理诸方面分析影响护理教育的各种因素；③并列：主要是把要比较的材料，按可比的形式排列起来，决定比较的格局，确立比较的标准，然后进行资料分析，提出比较分析假说；④比较：即全面地比较研究，验证假说，得出结论。

（五）统计法

统计法（statistics）是把通过观察、测验、调查、实验所得到的大量数据材料进行统计分类，然后对所研究的护理教育问题做出数量分析的一种方法。这是数理统计法在教育中的应用。教育统计分为描述统计和推断统计两大类。统计法一般分两大步骤：①统计分类：整理数据，列成系统；分类统计，制成统计表或统计图。②数量分析：通过数据进行计算，找出集中趋势、离散趋势或相关系数等，以便从中发现规律性。掌握统计法，必须学习统计学，以掌握科学推理方法和统计计算技术。

（六）调查法

调查法（survey method）是社会科学研究中广泛运用的一种基本方法，作为一种描述性研究方法，它是通过对原始材料的观察，有目的、有计划地收集研究对象的材料从而形成科学认识的一种研究方法。在护理教育研究中，作为收集和处理信息的基本方法，调查法是被普遍采用的研究方法。护理教育调查法研究的步骤可分为三个阶段：①准备阶段：包括提出问题、查阅文献、形成假说，制订调查计划，拟定调查提纲和设计调查表。②调查阶段：包括直接观察、收集书面材料、谈话、开调查会、问卷等调查方法。③资料分析阶段：包括资料整理、资料分析、形成调查研究的结论和撰写论文。

第四节 护理教育体系结构

一、护理教育体系的层次结构

我国现行的护理教育体系的层次结构，按照培养护理人才的等级分为中等护理教育、护理专科教育、护理学本科教育、护理学研究生教育四个层次。

（一）中等护理教育

中等护理教育（diploma nursing programs）的任务是培养“实用型”人才。招生对象为初中或高中毕业生。学校根据考生的中考成绩择优录取。修业年限一般为 3 ~ 4 年。学生按教学计划修完全部课程，考试合格，准予毕业，发给毕业证书。通过国家护士执业资格考试，取得护士执业证书后，能在各类医疗卫生、保健机构独立从事护理和预防保健工作。目前，中等护理教育的规模正在缩减。

（二）护理专科教育

护理专科教育（associate degree nursing programs）的任务是培养技术应用型护理人才。其办学形式多样，可由普通医科大学或二级学院开设，也可由专科学校独立设置，还可以由民办高校、职工大学、函授大学等开办。招生对象为高中毕业生或已参加护理工作的护士。修业年限一般为 3 年。《国务院办公厅关于加快医学教育创新发展的指导意见》（国办发〔2020〕34 号）指出，大力发展高职护理专业教育，加大护理专业人才供给。

（三）护理学本科教育

护理学本科教育（baccalaureate degree nursing programs）的任务是培养能在各类医疗卫生保健机构从事护理工作的高级应用型专业人才，是我国多层次护理教育体系中的一个重要的核心层次。目前我国护理学本科教育主要有两种形式，一是学生高中毕业后通过国家统一入学考试，进入医学院校或普通大学的护理学院（系）学习，学制为 4 年；二是已取得护理专科文凭，通过国家统一的自学考试、全日制专科升本科、函授专科升本科等教育形式，修业年限一般为 2 ~ 3 年。通过学习，学生应掌握较系统的护理学及相关的医学和人文社会学知识，具有创新精神、评判性思维能力、独立解决问题能力和自主学习能力，具备基本的临床护理能力，初步的教学能力、管理能力及科研能力。学生按课程计划规定修完全部课程，各门成绩经考试和考查全部合格，选修课达到要求学分者，准予毕业，发给毕业证书，按国家颁布的学位条例规定授予学士学位证书。

（四）护理学研究生教育

护理学研究生教育分为两个层次，即护理学硕士研究生教育和博士研究生教育。

1．护理学硕士研究生教育（master’s degree nursing programs） 任务是培养从事专科护理、护理管理、护理教学和护理科研工作的高级应用型或学术型护理人才。实施护理学硕士研究生教育的机构主要是获得护理学硕士学位授权资格的独立设置医学院校或综合大学的护理学院（系），招生对象是高等医学院校护理学专业或相关专业本科毕业生或具有同等学力者，经过国家统一考试，择优录取，学制一般为 3 年。学习期间，由研究生指导教师按照专业培养目标要求，制订研究方向、学习课程、时间安排、指导方式、考核和完成学位论文的期限、学位论文和培养方法等具体的培养计划。通过学习，研究生应具备坚实的护理学理论基础和系统的专业知识，了解本学科国内外发展前沿，具有科学的创新精神、评判性思维能力、独立研究能力和自我发展能力，在护理学专业某领域具有一定专长。研究生修满规定学分，各门课程经考试和考查，成绩合格，通过学位论文答辩，并经国家授权的硕士学位评定委员会批准，可授予硕士学位及研究生学历毕业证书。

2．护理学博士研究生教育（doctoral degree nursing programs） 是我国护理人才培养的最高层次，包括学术型护理博士和专业型护理博士，目前我国只有学术型护理博士。护理学博士研究生教育任务是培养具有坚实宽厚的基础理论知识和系统精深的专门学科知识，具有独立从事科学研究和教学工作能力，能够在科学和专门技术领域内做出创造性成果的高级学术型、专业型护理人才。实施护理学博士研究生教育的机构主要是获得护理学博士学位授权资格的独立设置医学院校或综合大学的护理学院（系），招生对象是已经获得硕士学位或具有相当水平的护理人员，修业年限为 3 ～ 4 年。入学后必须在导师的指导下，按照培养计划学习规定的课程，通过考试，并在导师指导下完成科研课题，写出具有一定的创新性和学术应用价值的学位论文，通过答辩方能毕业。凡符合《中华人民共和国学位条例》规定要求者，授予博士学位。

二、护理教育体系的形式结构

护理教育体系的形式结构是根据教育对象、办学形式和教育时间不同等所形成的教育结构。

（一）根据教育对象分类

1．基础护理学教育（basic nursing education） 过去称护理执业前教育（preregistration education），是建立在普通教育基础上的护理学专业教育，根据教育目标，分为中等护理学教育和高等护理学教育。高等护理学教育含护理学专科教育和护理学本科教育，其目的是为学生毕业后从事各类护理工作或进入后续教育层次做准备。

2．毕业后护理学教育（postgraduate nursing education） 是指在完成基础护理学教育，并取得注册护士资格后所实施的教育培训。根据我国和世界大多数国家现行的护理教育制度，毕业后护理教育采取两种方式进行，即注册后护理学教育（post-registration education）和研究生教育（post-graduate education）。其目的是：①岗前培训：即进入医院工作前的培训，了解医院规章制度，学习护理工作组织、规章制度、操作常规、护理标准、设备的使用和管理等。②在职结合临床病例学习，提高护理质量。③学习现代护理学及相关学科新知识，了解护理学专业的最新发展。④培养从事专科护理、护理研究、护理教育和护理管理的高级护理人才。

3．继续护理学教育（continuing nursing education） 是为正在从事实际工作的护理人员提供的教育，是以学习新理论、新知识、新技术和新方法为目标的持续终身的在职教育。自 20 世纪 50 年代以后，随着医学科学的迅速发展和卫生服务需求的改变及社会经济的发展，对护理教育提出了新的要求，如何使从事实际工作的护士能跟上科技进步，提供优质的护理服务，成为继续护理学教育的迫切任务。1970 年，美国护理学会正式成立了继续教育委员会，随后世界各国相继成立了继续护理学教育委员会，颁布了一系列继续护理学教育的规章制度和认可继续护理学教育项目的标准，把继续护理学教育作为保持护士个人工作能力、促进个人成长和业务水平提高的基本途径。1997 年 4 月，中华护理学会在无锡召开了全国继续护理学教育会议，对继续护理学教育的定义、对象及试行办法等给予了具体规定。目前我国的继续护理学教育已走向制度化、规范化，对促进护士个人成长和业务水平的提高起到了积极的作用。

（二）根据教育时间分类

1．全日制护理教育 指除节假日外进行的全日护理教育，护理教育体系中属于此类结构的有医学院校护理学院（系）、护士学校、中等卫生学校中的护士专业等。

2．业余护理教育 是利用业余时间进行的各种教育。目前，我国属于这一类型的护理教育机构有医学院校护理夜大学、护理函授大学自学辅导站。

（三）根据办学形式与教学方法分类

1. 护理学函授教育（nursing correspondence education） 是运用在线教育方式进行的远距离护理教育，实施机构为具有各类函授资格的医学院校或大学的函授部。学生以自学函授教材为主，并由函授学校给予书面辅导或必要的面授。函授教育源于19世纪60年代的美国大学，后逐渐推广。19世纪80年代，各资本主义国家开始设立函授学位。中国商务印书馆曾于1914年创办函授学社。目前，我国护理教育的函授系统有高等护理教育自学考试、大专升本科高等护理教育等。

2. 护理学进修教育（nursing advanced education） 是各级护理人员通过到条件较好的预防、护理、科研、教学单位进行有目的、有计划的学习，以提高业务能力的一种教育形式。由于护理学实践性很强，此类教育一般以实践为主。进修单位定期组织一定的理论教学，进修人员在水平较高的指导教师指导下从事实际的护理、教学、科研活动，此类进修教育和各种专门进修班的区别是后者组织规模较大，系统性比较强，理论教学比重较大，进修班修业期满，经考试或考核合格者，由进修单位发给进修结业证书。前者一般由选送单位向进修单位提出申请，填写进修人员登记表，写明进修目的和要求，经进修单位审查认可，即可按期进修，一般进修期间无严格的考试，仅在进修结束时，由进修单位对进修人员进修期内的表现做出评语和鉴定，寄往选送单位，通常不发结业证书。

3. 护理学短期培训（nursing short-term training） 主要作为继续护理学教育的一种形式，学习时间较短，为期数天至数周不等。每一个短期培训班主要讲习一个护理专题及相关知识，多为新理论、新知识、新技术和新方法的知识更新培训，既可以是提高性质的，也可以是普及性质的，内容深浅幅度差别很大，一般的学术讲座也属于此类教育。

总之，在统一的护理教育目的、教育方针指导下，有领导、有计划地采用多种办学途径，多层次、多形式地兴办护理教育，已经是护理教育体系结构的基本形态和走向。合理的护理教育体系应是一个上尖下宽的多层次、多规格及多类型的结构系统。它既是社会发展对护理人才需求定位的体现，也是人们智能发展不平衡规律的反映。护理教育者应该积极稳妥地改革现有的护理教育体系结构，并随着社会的进步、科技水平的发展、护理科学和卫生保健事业的发展，不断调整、优化护理教育体系结构，使之日趋合理、科学。

三、新时代本科教育新理念

（一）高等教育发展的新理念

教育部高等学校护理学类专业教学指导委员会制订的《护理学类教学质量国家标准（2018版）》（以下简称《国标》）在研制过程中，始终把握世界高等教育发展的最先进理念，突出了学生中心、产出导向、持续改进三大原则。

1. 学生中心 以学生为中心，以生为本，以学论教，从关注教走向关注学，注重激发学生的学习兴趣和潜能，创新形式、改革教法、强化实践，推动本科教学从“教得好”向“学得好”转变。

知识链接

《护理学类教学质量国家标准（2018版）》中“以学生为中心”的图景

《国标》中“以学生为中心”体现在多个方面，例如，学生支持与咨询方面，要求“建立相应机构，配备专门人员对学生提供基本的支持服务”“向学生提供课程选修、成绩评定等咨询和指导服务，对学生的身心健康、学习、生活和就业等方面给予指导”“在注重学生自我发展的基础上，加强创新创业教育，加强学生的护理职业生涯规划与发展教育”。“学生代表”部分要求“吸收和鼓励学生代表参与院（系）教学管理和监督、教学改革、课程计划的制订和评估以及其他与学生有关的事务”等内容。“考试结果分析和反馈”方面，在所有考试完成后运用教育测量学的方法进行考试分析，要将分析结果以适当方式反馈给相关学生，供学生参考用于改进学习。

2．产出导向 以产出为导向，关注学生的学习效果和结果，即学生最后学到了什么、学会了什么、学好了什么。护理教育要主动对接经济社会发展需求，科学合理地设定人才培养目标，完善人才培养方案，优化课程设置，更新教学内容，切实提高人才培养的目标达成度、社会适应度、条件保障度、质保有效度和结果满意度。

3．持续改进 人才培养不仅要达成教育结果，还要建立一种不断改进的机制。强调做好教学工作要建立学校质量保障体系，要把常态监测与定期评估有机结合起来，及时评价、及时反馈、持续改进，推动教育质量不断提升。

（二）金课建设的新理念

课程是人才培养的核心要素，是教育的微观问题，解决的却是战略大问题。课程是“立德树人成效”人才培养根本标准的具体化、操作化和目标化，也是当前中国大学带有普遍意义的短板、瓶颈和关键所在。

1．金课标准 2018年国家提出“金课”标准，即高阶性、创新性、挑战度，简称“两性一度”。“高阶性”就是知识、能力、素质的有机融合，是要培养学生解决复杂问题的综合能力和高级思维。“创新性”是指课程内容要反映前沿性和时代性，教学形式呈现先进性和互动性，学习结果具有探究性和个性化。“挑战度”是指课程有一定难度，需要跳一跳才能够得着，对老师备课和学生课下有较高要求。相反，“水课”是低阶性、陈旧性和不用心的课。

2．金课种类 包括线下、线上、线上线下混合式、虚拟仿真及社会实践课程五大类。打造“金课”，要充分重视课堂教学这一主阵地，努力营造课堂教学热烈氛围。要合理运用现代信息技术手段，积极推进慕课建设与应用，开展基于慕课的线上线下混合式教学。要抓好虚拟仿真实验实训项目建设，开辟“智能＋教育”新途径。要抓实两堂社会实践大课，一个是有温度的国情思政金课，即“青年红色筑梦之旅”，另一个是有激情的创新创业“金课”，即中国“互联网＋”大学生创新创业大赛。

小结

护理教育是为护理事业培养具有宽厚的医学、人文学、护理学等知识，并能为人类健康服务的专业人才的活动。护理教育的主要任务是培养合格护理人才、开展护理科学研究和护理教育研究，以及开展社会服务等。国外护理教育经过百年的快速发展，已形成了注册职业护理教育、证书护理教育、准学士学位护理教育、本科护理教育、硕士和博士学位护理教育。我国的护理教育呈现中等、专科、本科、研究生教育的多层次、多形式的护理学教育体系。探索教育规律常用的方法有观察法、实验法、文献研究法、比较研究法、调查法等。根据教育对象、办学形式和教育时间不同，护理教育的形式有多种。新时代本科教育理念是学生中心、产出导向和持续改进。

思考题

1. 教育、教育学和护理教育学这三个概念之间有何区别？
2. 结合国外护理教育，分析目前我国护理教育存在的问题。
3. 结合自己的学校和学习生活，思考当前我国护理教育改革的主要方向。
4. 高等教育发展的先进理念有哪些？

（孟庆慧）

第二章数字资源

第二章 教育学理论及在护理教育中的应用

导学目标

通过本章内容的学习，学生应能够：

◆ **基本目标**

1. 解释行为主义理论、认知理论、社会学习理论、人本主义学习理论、学习分类理论、建构主义理论中出现的基本概念。
2. 举例说明斯金纳强化理论的4种强化类型、保持记忆及减少遗忘的方法、学习结果分类的类型、操作技能的特征和建构主义理论关于学习环境的四大要素。
3. 阐述记忆的基本过程以及遗忘的规律、操作技能理论形成的三个阶段、学习合同的形成步骤、诺尔斯成人教育模式的过程设计和支架式教学的环节。
4. 比较行为主义理论、认知理论的主要代表人物及其所持主要观点的异同，以及成人教育模式与儿童教育模式的区别。

◆ **发展目标**

1. 将行为主义理论、认知理论、社会学习理论、人本主义理论、学习分类理论、成人教育理论、合作学习理论的主要观点综合运用到护理教育教学实践中。
2. 应用操作技能理论的主要观点指导护理实验课程及临床实践教学。
3. 应用建构主义理论指导护理翻转课堂的实施。

第一节 行为主义理论

案例 2-1

小杰是班里一位行为偏差比较严重的学生，课堂注意力、与同学交往能力等方面均存在一定的障碍，但小杰的周记写得非常仔细。有一次，当小杰认真写过周记后，老师对其周记进行认真批改，并赞赏他作文水平非常不错。结果第二次周记，小杰写得更加认真。虽有一些小毛病，但老师始终给予认可和鼓励的态度，并在班级上表扬小杰的这一优点。如今，小杰已经养成良好的周记习惯，作文水平亦不断上升。

请回答：

根据斯金纳强化理论，分析该案例中促进小杰写周记的刺激、所产生的反应及应用的强化类型。

一、行为主义理论的产生及主要代表人物

行为主义理论是20世纪初起源于美国的一个心理学流派。行为主义理论又称刺激-反应理论，其主要代表人物包括华生（J. B. Watson）、巴甫洛夫（I. Pavlov）、桑代克（E. L. Thorndike）和斯金纳（B. F. Skinner）等。行为主义理论认为，厘清环境刺激与行为反应之间的规律性关系，就能根据刺激预知反应，或根据反应推断刺激，达到预测并控制动物和人的行为的目的。其观点引起了人们对行为的关注，对心理学领域产生了持久的影响，特别是在儿童学习和心理发展方面得到了广泛应用。

二、行为主义理论的主要观点

以华生为代表的行为主义理论家的主要观点可以概括为以下几个方面。

1．在教育心理学研究中应该摒弃内省的方法，即放弃对学习的内在认知过程的研究。

2．观察和研究学习过程应只限于动物或人的学习行为，而且重点是客观实验，而不是主观推测。

3．动物的大多数学习行为是通过刺激-反应的联结学会的。从动物实验的结果可以推知到人类，因为动物与人的行为区别仅在于复杂程度的不同。

4．人类的学习是为了形成适应社会生活的行为，人的任何行为都是外在环境与教育的产物。

5．强调外显行为的变化，强调强化的作用，认为人的行为结果影响着后续的行为。

6．人的各种复杂情绪也都是通过条件反应而逐渐形成的。

三、桑代克的学习理论

爱德华·李·桑代克（Edward Lee Thorndike，1874—1949）是美国著名的心理学家，动物心理学的开创者，心理学联结主义的建立者和教育心理学体系的创始人，他的学习理论是第一个系统的教育心理学理论。他受达尔文进化论的影响并较早地对动物及人类的学习、教学原理和学习迁移进行深入的研究，认为人类是由动物进化来的，动物和人一样进行学习，只是复杂程度不同而已，被誉为“教育心理学之父”。

知识链接

有趣的行为主义心理学实验——把狗教成焦虑症

俄国著名生理学家巴甫洛夫在研究狗的消化过程中，首次发现了条件反射。巴甫洛夫发现，当他每次给狗吃肉时，狗看到肉便会流口水，这说明狗具有流涎反应。此后，巴甫洛夫发现，当狗听到助手送食接近它时，即使没有看到肉，也会流口水。于是，巴甫洛夫又做了经典条件反射实验，即每次给狗吃肉之前总是按蜂鸣器，狗逐渐“学会”在只有铃响但没有食物的情况下分泌唾液，即狗形成了条件反射。

在此基础上，巴甫洛夫用圆形的图片代替铃声，让经由条件化后的狗看到纸上所画的正圆形的图形就流口水，但看到椭圆形图形不流口水。假如实验者故意把圆形图片逐渐改变趋向于椭圆形，当图形变成既非正圆亦非明确椭圆形，即图形处于模棱两可难以判断的状态时，狗就会变得焦虑而乱吠，乱流口水，连简单的实验都无法完成。虽给予一段时间的休息，仍不能轻易恢复，犹如患了焦虑症一样。

（一）桑代克的动物实验

桑代克通过动物实验来研究学习，提出了联结主义的刺激—反应学习理论。他所设计的最为成功的实验之一就是“猫开门”的实验（图 2-1）：把饿得发慌的猫关进被称为迷笼的笼子，笼外放着食物，笼门用活动的门闩关着。被放进笼时的猫在笼子里躁动不安，在乱碰乱抓的过程中，偶然碰到那个活动的门闩，门被打开了，猫吃到了食物。如此反复，猫从笼中出来吃到食物所用的时间会越来越少。实验表明，所有的猫的操作水平都是相对缓慢地、逐渐地和连续不断地改进的。由此，桑代克得出了一个非常重要的结论：学习的过程是刺激情境与正确反应之间建立联结的过程，联结是通过盲目尝试，逐步减少错误（试误）而形成的。

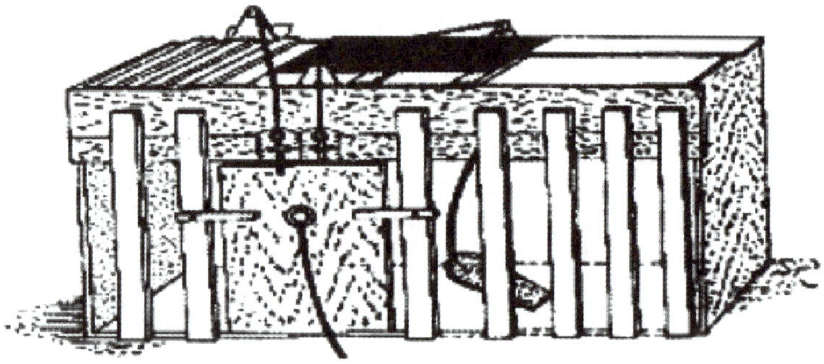

图 2-1　桑代克迷笼

（二）桑代克的主要理论观点（图 2-2）

1．学习是一种经过试误而建立刺激—反应联结的过程　根据实验研究，桑代克认为学习都不是突然发生的，而是通过一系列细小的步骤按顺序逐渐达到的一种渐进的、反复尝试的过程。在问题情景中，个体表现出多种尝试性的反应，直到一个特定的反应出现，将问题解决为止，即形成了固定的刺激 - 反应联结。这种从多种反应中经过反复尝试选择其中一种特定刺激 - 反应固定联结的过程，称为试误学习过程（trial and error learning）。在试误学习过程中，先是错误的反应多于正确的反应，随后正确的反应多于错误的反应，直到全部正确而无错误的反应出现。

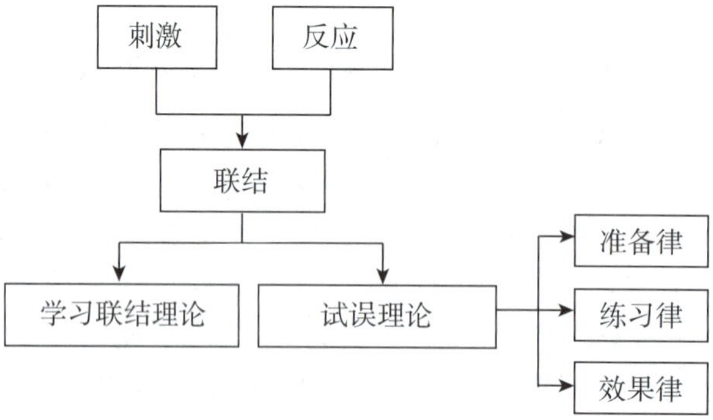

图 2-2　桑代克的行为主义学习理论

2．试误学习的规律　桑代克基于实验结果，提出了三条重要的学习基本规律。

（1）准备律（law of readiness）：指刺激 - 反应的联结，是学习者在学习开始时的预备定势，随个体的身心准备状态而异。当个体在准备状态下对某个刺激准备联结作出反应时，就会产生满足感，有过满足感的经验，以后在同样的情境下会作出同样的反应。当个体不准备对某个刺激作出反应时，就会产生苦恼，以后在同样的情境中也不会作出反应。

（2）效果律（law of effect）：指刺激 - 反应联结受反应结果的影响，即学习（learning）= 行为（behavior）+ 结果（consequence）。反应得到的结果是奖赏，联结的力量就会增强；反应得到的结果是惩罚，联结力量就会减弱。效果律说明，一个导致成功或奖励的行为比没有得到奖励的行为更可能被重复。效果律是最重要的建立刺激 - 反应联结的规律，后来桑代克发现惩罚并不一定削弱联结，其效果并非与奖励相对，于是，他取消了效果律中消极的或令人烦恼的部分。

（3）练习律（law of exercise）：指刺激 - 反应联结随练习次数的多少而增强或减弱，也就是练习和使用次数越多，刺激 - 反应（S-R）之间的联结就越来越得到加强，反之会减弱。但在桑代克后期的著作中，他修改了这一规律，桑代克发现没有奖励的练习是无效的，联结只有通过有奖励的练习才能增强。包括“应用律”和“失用律”。

1）应用律（law of use）：任何刺激 - 反应联结，通过应用或练习则可使之加强，练习得越多，则联结力越强；练习间隔越接近，刺激与反应间的联结力越强。

2）失用律（law of disuse）：指某一刺激 - 反应联结如果在一定的时间范围内失用（不练习），联结的力量就会减弱甚至消失。

四、斯金纳的操作性条件反射理论

美国著名教育心理学家伯尔赫斯・弗雷德里克・斯金纳（Burrhus Frederic Skinner，1904—1990）继承并发展了华生和桑代克的理论，进行了大量而持久的动物实验研究，提出了操作性反射理论，认为人或动物为了达到某种目的，会采取一定的行为作用于环境。此理论是从华生行为主义派生出来的一种新行为主义理论，其目标在于预测和控制人的行为，而不去推测人的内部心理过程和状态。

（一）斯金纳的动物实验

为了分析动物的行为，斯金纳专门设计了“斯金纳迷箱”。利用这一实验装置，斯金纳设计和完成了大量的动物行为实验，系统控制和分析了影响动物行为的因素，总结了动物操作性条件作用的原理，获得了巨大的成功。他的这一套方法体系被称为行为的实验分析体系。

“斯金纳迷箱”内部有一些动物可以通过某些操作获得奖励的食物（图 2-3）。他设计的实验装置是在迷箱内装一个小杠杆，小杠杆与传递食物丸的机械装置相连接，杠杆一旦被压动，一粒食物丸就会滚进食盘。实验时，斯金纳把小白鼠放入迷箱，与桑代克实验中的猫相似，小白鼠起初只是盲目地活动，当它踏上杠杆时，即有食物丸放出，从而获得了食物。再按压杠杆时，第二粒食物丸又滚进食盘。反复几次之后，这种条件反射很快就形成了。小白鼠会在箱内持续按压杠杆，反复取得食物，直到吃饱为止。

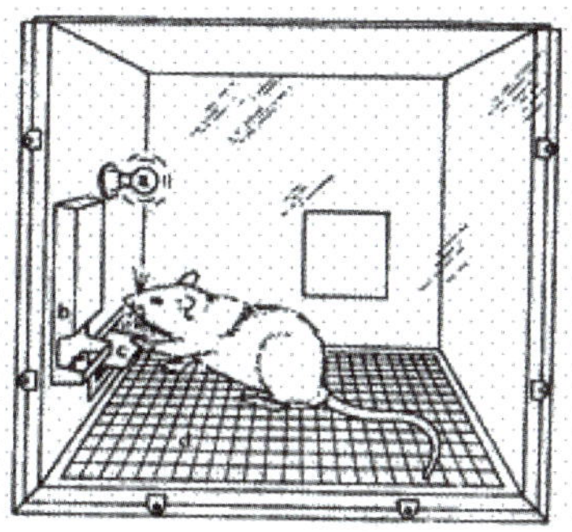

图 2-3　斯金纳迷箱

（二）斯金纳的主要理论观点（图 2-4）

1．操作性条件作用与学习行为 斯金纳认为心理学的任务就是要对行为进行直接的、描述性的研究。他所建立的行为公式是：$R=f(S)$，其中 R 表示行为反应，是因变量；S 表示刺激情境，是自变量。有机体的行为反应就是自变量和情境刺激的函数（f）。斯金纳认为操作性条件作用的学习过程是有机体在各种情境活动中，由于自发的反应而建立起的刺激 - 反应联结关系，主张行为的改变是操作条件作用的结果，并将人类的行为分为两种：应答性行为与操作性行为。

（1）应答性行为（respondent behavior）：应答性行为由已知的刺激所引发，是对刺激物的回答，这种行为比较被动，要受刺激物的控制。应答性行为所导致的是"反应性条件反射"，与巴甫洛夫的经典条件反射一致，也称为 S 型条件反射（强化是与刺激相联系的）。

（2）操作性行为（operant behavior）：操作性行为是有机体自身发出的反应，与任何已知刺激物无关。这种行为是主动的，代表着有机体对环境的主动适应。操作性行为可以有效地应付环境，而应答性行为做不到这一点。操作性行为所导致的则是"操作性条件反射"，与桑代克的工具性条件反射相类似，也称为 R 型条件反射（强化是与反应相联系的）。斯金纳认为，人类行为主要是由操作性反射构成的操作性行为，因此研究行为科学的有效途径就是研究操作性行为。

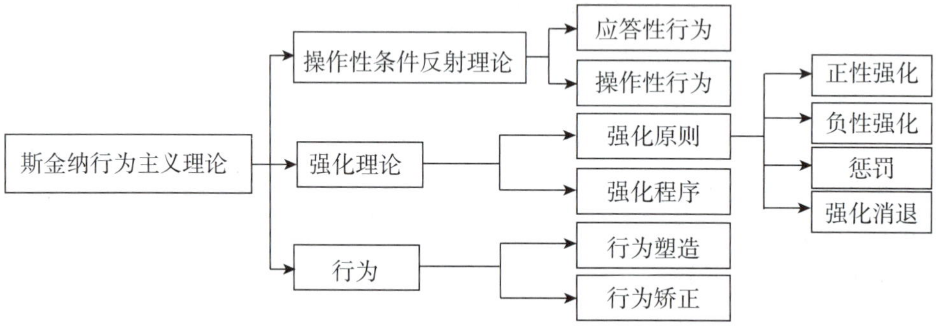

图 2-4　斯金纳行为主义理论

2．强化原则（principles of reinforcement） 操作性条件反射的建立依赖于两个因素：操作及其强化。操作性条件反射建立的规律是指如果一个操作发生后，接着给予一个强化刺激，那么其强度就增加。斯金纳认为，强化增强的不是某一具体的条件反射本身，它所增强的是这种反射发生的概率，或者说它增强了反射发生的倾向性。斯金纳通过实验，总结出操作性条件反射具有以下四个强化原则：

（1）正性强化（positive reinforcement）：又称积极强化，即指某种具体行为的效果是积极的，就能增加该行为重现的概率。在斯金纳箱内，小白鼠按压操作杆可以得到一个食物丸，从而增加了它产生这种反应的概率。当人们采取某种行为时，能从他人那里得到某种令其感到愉快的结果，这种结果反过来又成为推进人们趋向或重复此种行为的力量。例如，教师如果对表现良好的学生报以赞许的微笑，或者在记分册上给予肯定的评价，则可以促进学生良好表现的出现。正性强化还可通过给予金钱、荣誉、物品、情感、信息、关注、赞同等方式实施。

（2）负性强化（negative reinforcement）：又称消极强化，即指某种具体行为可以避开某种不愉快的结果，就会增加该行为重现的概率。在斯金纳箱里，当小白鼠被放置于某种不良刺激中，如电休克，它可以通过某一特殊的反应，如按压操作杆以关掉电源来逃脱这种不良的刺激。这种负性强化也增加了产生按压操纵杆这种反应的概率。例如，有些学生之所以努力学习，很可能是为了避免考试不及格被家长和老师批评等不愉快的结局。

（3）惩罚（punishment）：即指某种行为可以导致某种不愉快的后果，个体为了避免这种后果，会减少做出这种行为的概率。惩罚不同于负性强化的概念，正性强化与负性强化都有加强行为的效用，而惩罚是制止某种不当行为，这是惩罚与负性强化的主要区别。惩罚又可分为正惩罚和负惩罚，其中正惩罚是指施加一个消极刺激，而负惩罚是指去掉一个积极刺激。如果在斯金纳箱里，按压操作杆的行为会导致小白鼠的电休克，那么它按压操作杆这一行为的概率就会减小。如一个学生做了某种不良的行为而受到批评后，他会减小再次表现这种行为的概率。

（4）强化消退（omission of reinforcement）：又称自然消退和衰减，即指对原先可接受的某种行为强化的撤销。由于在一定时间内不予强化，此行为将自然下降并逐渐消退。在斯金纳迷箱里，如果小白鼠按压操作杆的结果不能得到食物这一强化剂，反应的概率就会逐渐减小。强化的消失最终导致反应的消失。

惩罚和强化消退的目的是减少和消除不期望发生的行为。上述四种类型的强化相互联系，相互补充，构成了强化的体系，并成为一种制约或影响人的行为的特殊环境因素。

3．强化程序（schedules of reinforcement） 斯金纳把强化程序分为两种类型：连续性和间断性。在连续性强化中，动物每一次反应都给予强化；在间断性强化中，强化不是每次反应后都给予。间断性强化还可以进一步分为比率强化和时间强化两种，前者强化取决于动物反应的速度，后者强化取决于时间。此外，每一种又可以按固定或变化的特点进一步进行分类。间断性强化分为以下四种类型（图 2-5）：

（1）固定间隔强化：指在固定的时间间隔内给予强化，而不管有机体在这一间隔内作出多少次反应。这种强化作用模式，容易使有机体在时距的开端反应较少，而在时距的终端反应增多，个体行为效率的曲线呈现“扇贝”的形状，这种现象被称为“扇贝效应”。

（2）变化间隔强化：指强化发生在变化的时间间隔里，有时长，有时短。例如，有时 2 分钟给予强化，有时 3 分钟给予强化。

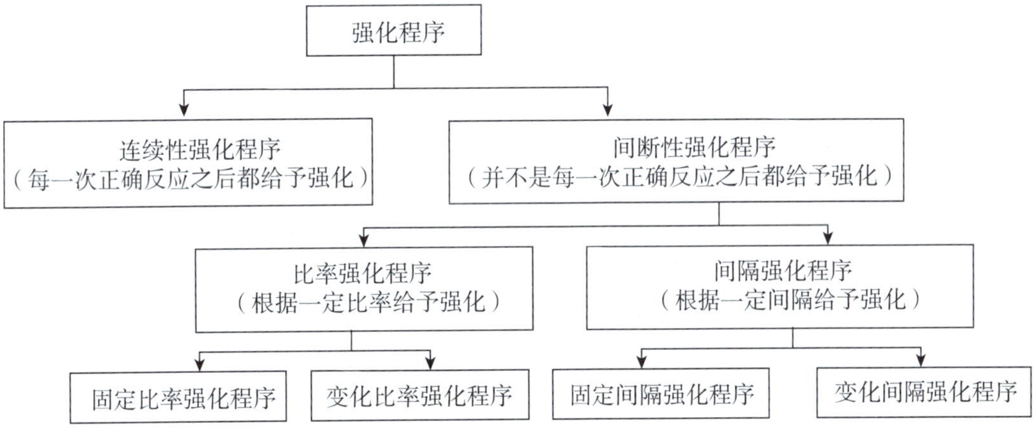

图 2-5　斯金纳强化程序的类型

（3）固定比率强化：指强化发生在预定的若干次反应之后，例如，小白鼠每次按压操作杆之后给予强化，或每按压 3 次操作杆之后给予一次强化。其效果与固定间隔强化类似，即在接近强化时，反应突然增多，而在强化后的一段时间里，反应则减少。

（4）变化比率强化：指强化发生在变化的反应次数之后，例如，有时在小白鼠按压了 8 次操纵杆反应后进行强化，有时却在按压了 2 次后给予强化。其作用比固定比率强化的作用大。

这四种强化模式对行为的影响有大有小，斯金纳认为，在对有机体进行强化时，不应只采用一种模式，而应联合使用多种模式。

4．塑造（shaping） 塑造是斯金纳理论中的另一个概念，指新行为的产生。行为的塑造可以通过上述四种方式，即正性强化、负性强化、惩罚以及强化消退来完成，其中，正性强化效果最佳，惩罚收效最少，负性强化居中。

斯金纳认为“教育就是塑造行为”。如何通过强化去塑造行为，斯金纳采用连续接近的方法，对趋向于所要塑造的反应的方向不断给予强化，直到引出所需要的新行为。例如，训练鸽子或老鼠头抬到一定的高度，只有到其头朝着实验所需的方向抬起来时才强化，下一次要求再多一点，直到全部达到所需的方向和高度。这时，新的行为就塑造形成了。

五、行为主义理论在护理教育中的应用

（一）桑代克的学习理论在护理教育中的应用

1．准备律的应用 准备律中的“准备”强调学习者在学习开始时的预备定势，强调激发学生学习动机，帮助学生形成学习准备心理。教师做好教前和学前的准备工作，应充分了解学生、钻研教材、精心设计教学过程的每一个环节，备齐各种教学文件。学生在课前复习旧课、预习新课，根据教师所规定的范围、内容和方法收集资料，明确课前学习内容，提高自学能力、自我管理能力，促进学生主动学习。

2．练习律的应用 对于学习者已形成的某种联结，在实践中正确地重复这种反应会有效增强这种联结。因此，练习内容以及练习方式的选择、练习数量的确定、练习时间的安排和练习结果的反馈是教学设计的重点。教学中应采用多种方式加强学生对知识和技能的掌握，包括应用信息化教学资源、自主探究、小组合作以及项目任务书引导，达到重点知识可视化，重点技能多巩固，实现“做中学”，通过教师演示、学生分组练习、学生代表回示，实现“做中教”。

3．效果律的应用 教师应及时给予学生积极的反馈，激发学生主动性，正确处理学习过程中产生的错误，充分挖掘学生学习潜力，提高教学效果。例如，操作掌握得好的地方，及时给予表扬和鼓励。使学生产生满足感，增加学习的兴趣，增强学习的效果即学习的联结。

（二）操作性条件反射理论在护理教育中的应用

1．强化原则的应用 教学中对学生行为进行强化时应遵循有效强化的基本要求。

（1）一致性原则：教师对学生强化的内容、性质、标准要坚持一致，强化所提供的各种反馈信息要前后一致。因此，教师首先需消除没有目的性的随心所欲的评价行为，克服不良情绪对强化的干扰。其次，需加强教师之间的沟通联系，确定共同的强化标准，形成教育的“合力”。

（2）客观性原则：教师对学生的强化行为需客观公正，科学合理，不能主观臆断，以致强化不符合实际情况。因此，教师应避免主观因素的干扰，避免以自己的主观意愿和偏见来评价学生。同时以发展的观点来指导强化，当学生比过去有所进步，都应予以肯定。

（3）及时性原则：教师在学生行为反应后及时给予信息反馈，以提高学生对强化的认识和理解。教师提供的反馈越及时、具体、明确，则对行为的强化效果越佳。及时的强化利于学生行为与强化之间建立直接联系，避免无关因素的干扰。因此对学生的强化行为应该要及时、明确。

（4）效能性原则：教师要充分发挥强化对行为积极有效的影响，尽量减少对学生发展的负面影响。例如过多的肯定性评价可增强学生的信心和相应行为，但滋生傲慢、自满的心理；过多的否定性评价能减弱或改变某些行为，产生消极的心理。

2．强化程序的应用 鉴于不同的强化程序可导致不同的习得速度、反应速度和消退速度，教师也可利用不同的强化程序，例如定期考核（固定间隔强化）或不定期小测验（变化间隔强

化），促进学生持续学习，提高教学的效果。

3．强化方式的应用　在教学过程中应该对学生所作出的正确反应给予即时肯定和鼓励——即时强化，可以提高其正向的反应能力。例如在慕课教学过程中将课程划分为短时长的讲解视频，视频结束立即提出相关问题以保持学生的注意，促进思考并得到即时的反馈，通过强化来巩固行为反应。同样，在教育中要注意强化理论使用的度，应当对事不对人，正性强化采用积极刺激促使良好行为的发生，但负性强化并不等于惩罚，而是去除个体厌恶的刺激，例如在学生表现良好时则取消对其惩罚。因此无论正负强化，其最终目的都是促进正向行为的发生。为了能有效地激励学生，应当注意需要综合应用多种激励强化物，不同的学生也需要不同的激励方式。

随堂测 2-1

第二节　认知理论

案例 2-2

许多老师在教学中会全面深入地分析教材的基本结构，引导学生加深对教材结构的理解；注意教学本身的新异性，难度不能过高或过低，以激发学生的好奇心和胜任感；根据学生的经验水平、年龄特点和材料性质，选取灵活的教学程序和结构方式来组织实际的教学活动过程；同时，还会注意有助于学生矫正和提高反馈信息，并教育学生进行自我反馈。

请回答：

该教学案例体现了哪种学习理论的应用？这种学习理论的主要观点是什么？

一、认知理论的产生及主要代表人物

认知心理学是 20 世纪 50 年代中期在西方兴起的一种心理学思潮，主要研究人的高级心理过程。学习的基础是学习者内部心理结构的形成或改组。因此，认知心理学派对学习的研究侧重于研究介于刺激与反应之间的心理过程，借助外显行为的变化来推测这种变化的内在机制或过程。对于认知心理学家来说，改变外部条件并不是目的，它只是揭示知识结构的辅助手段。认知学习理论的主要代表人物包括：托尔曼（E. C. Tolman）的认知目的学说，奥苏贝尔（D. P. Ausubel）的接受同化学习理论，加涅（R. M. Gagne）的指导学习理论，布鲁纳（J. S. Brunner）的发现学习理论等。本节将重点介绍对教育心理学影响较大的三个认知理论。

整合小提示

在认知学习理论视角下，从教学目标设置、教学对象分析和教学过程实施三个环节进行教学设计，为落实护理教育课程理念、优化护理教学提供参考。

二、认知理论的主要观点

1．认知理论研究人的高级心理过程，主要是认识过程，如注意、知觉、表象、记忆、思维和语言等。

2．以信息加工观点研究认知过程是现代认知心理学的主流，可以说认知心理学相当于信息加工心理学。它将人看作一个信息加工的系统，认为认知就是信息加工，包括感觉输入的变换、加工、存储和使用的全过程。

3．认知心理学家关心的是作为人类行为基础的心理机制，其核心是输入和输出之间发生的内部心理过程。

4．在心理学研究对象上，行为主义主张研究外显的、可观察的行为；认知心理学则把研究重点转移到了内部心理过程。

5．在研究方法上，行为主义强调严格的实验室方法，排斥一切主观经验的报告；认知心理学则既重视实验室研究，也重视主观经验的报告。对于认知心理学家来说，改变外部条件并不是目的，它只是揭示知识结构的辅助手段。

6．认知心理学企图把全部认知过程统一起来，它认为注意、知觉、记忆、思维等认知现象是交织在一起的，对于一组现象的理解有助于说明另一组现象。

三、布鲁纳的发现学习理论

布鲁纳是美国哈佛大学教育心理学教授，从事认知与发展心理学的研究。主要著作有《教育过程》《思维的研究》《认知心理学》《发现的行为》。在20世纪50年代世界性的教育改革及教育理论研究中，布鲁纳提出了结构教学理论。他认为人的学习是主动对进入感官的事物进行选择、转换、储存和应用，以形成认知结构，达到学习、适应和改造环境的目的。其主要观点：

1．学习是主动形成认知结构的过程 认知结构是指一种反映事物之间稳定联系或关系的内部认识系统，或者说，是某一学习者的观念的全部内容与组织。人的认识活动按照一定的顺序形成，发展成对事物结构的认识后，就形成了认知结构，这个认知结构就是类目及其编码系统。布鲁纳认为，人是主动参加获得知识的过程的，是主动对进入感官的信息进行选择、转换、存储和应用的。也就是说，人是积极主动选择知识的，是记住知识和改造知识的学习者，而不是一个知识的被动接受者。他还强调，学习是在原有认知结构的基础上产生的，不管采取何种形式，个人的学习都是通过把新得到的信息和原有的认知结构联系起来，去积极建构新的认知结构。

2．学习的过程 布鲁纳认为学习包括三种几乎同时发生的过程，这三个过程实际上就是学习者主动地建构新认知结构的过程，包括新知识的获得、知识的转化、知识的评价。

（1）新知识的获得（acquisition）：新知识的学习通常基于对某事物的了解，或者说是对已有知识的重新提炼。是与已有知识经验、认知结构发生联系的过程，是主动认识、理解的过程。

（2）知识的转化（transformation）：是对新知识的进一步分析和概括，使之转化为另一种形式，以适应新的任务，并获得更多和更深刻的知识。即理论与实际相联系。

（3）知识的评价（evaluation）：是对知识转化的一种检查，通过检查可以核对处理知识的方法是否适合新的任务，或者运用得是否正确。

3．重视学科的基本结构（即编码规律） 布鲁纳认为，知识总是有结构的，知识结构是人们对于客观事物构造出的一种主观模式。学校的课程设置应注重将学科内容结构化。学科的基本结构包括：①该学科的基本知识结构，即基本概念、原则与原理，以及它们之间的关系和联系。②学习该学科的主要方法和态度。因此，教学的重要目的是教授学生如何进行事物间的联系，通晓某一学术领域的基本观点，以及了解本学科的科研动态，并且注意培养独立解决问题的能力。

布鲁纳将复杂信息的学习称为编码系统。一个编码系统是由一系列类别组成的。人们可以用它们将有关世界的信息进行区分并分组。编码系统是按等级排列的，最特定的信息位于最低一级。在等级排列中，上一级的每个类别要比下一级的类别更具有普遍性。这样可以由上而下引出所有编码系统中的概念。在这种等级排列的系统中，最上面几级的类别包含了所学内容的普遍原理。学生在学习中，可以运用已掌握的普遍原理，不断加入新的内容，也就是不断地在下一级中加入新的特定类别，同时，也便于记忆编码系统中的事物（图 2-6）。

图 2-6 为骨折的信息编码系统，最特定的概念在底部，即骨折和较具体的一些分类。对编码系统的掌握受许多因素的影响，如一个学生在完成学习任务时的学习场所、学习动机以及对知识的掌握程度等。

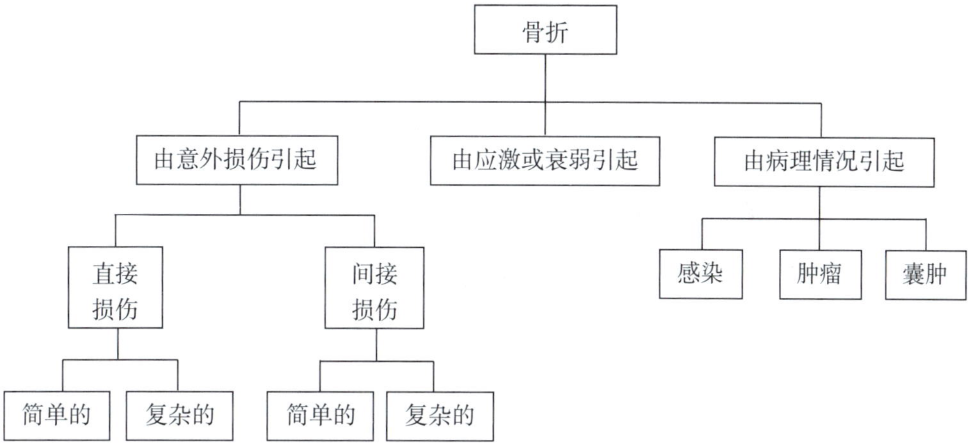

图 2-6　骨折的信息编码系统

4．主动发现形成认知结构，倡导发现学习法　布鲁纳认为，教学一方面要考虑人的已有知识结构、教材的结构，另一方面要重视人的主动性和学习的内在动机。他认为，学习的最好动机是对所学材料的兴趣，而不是奖励、竞争之类的外在刺激。因此，他提倡发现学习法（discovery learning），以便使学生更有兴趣、更有自信地主动学习。

发现学习法的特点是关心学习过程胜于关心学习结果。让学习者自己去探索、发现具体知识、原理、规律等，这样学生便积极主动地参与到学习过程中去，通过独立思考，改组教材。“学习中的发现确实影响着学生，使之成为一个‘构造主义者’。”学习是认知结构的组织与重新组织。他既强调已有知识经验的作用，也强调学习材料本身的内在逻辑结构。布鲁纳认为发现学习法的作用有以下几点：

（1）提高智能的潜力：学生运用发现学习法可以对遇到的新事物进行组织及分析，以发现其规律和相关性，并按一定的原理使信息条理化，保证信息在需要时随时发挥作用。

（2）使外来动机向内在动机转移：学生最好的学习动机莫过于对所学材料具有内在兴趣，而且有新发现的自信感。

（3）学会发现：发现学习法就是让学生独立思考，重新组织材料，自行发现知识的一种学习方法。

（4）有助于知识的记忆：布鲁纳认为记忆的首要问题不是储存而是检索，而检索的关键在于组织，也就是知道去何处寻找信息和如何获取信息，即发现。他曾用三组 12 岁儿童记忆一套 30 对的配对词做实验，甲组只要求记住，乙组、丙组则要求利用中介词把配对词联系起来，其中乙组的中介词由教师讲解，丙组的中介词由学生自行设法联系记忆。结果表明，在出现第一个词后能记起第二个词的百分比，甲组最低，丙组则最高。因此，按照一个人自己的兴趣和认知结构组织起来的材料，才是最有希望在记忆中“自由出入”的信息。

知识链接

内部动机

布鲁纳特别注意和强调认知需要和内部动机在学生知识学习动机方面的作用。他认为不管知识的获得形式如何，都是一种积极的过程。这种积极的学习过程显然受学生强烈的认知需求的驱使。学生的学习除了受生理的内驱力驱动之外，更重要的是受认知需求的驱使。布鲁纳认为与学习相关的认知需要主要包括：①从加快了的认知和理解中获得满足；②发挥个人全部心理能力的迫切要求；③正在发展着的兴趣和专注；④从个人与他人的认知一致中获得满足；⑤从个人在认知或智力方面的优势中获得愉快；⑥对个人能力或成就的感觉；⑦“相互关系”的发展，其中包括个人对其他人的反应，以及同他人为共同达到某个目标而共同工作的需要。

四、奥苏贝尔的接受同化学习理论

奥苏贝尔特别着重于对学生课堂学习的性质、条件、过程和机制的探讨，提出了接受同化学习理论。他的基本观点如下：

（一）有意义接受学习是学习的主要形式

有意义学习（meaningful learning），是符号所代表的新知识与学生认知结构中已有的适当知识建立非人为的（非任意的）、实质性的（非字面的）联系的过程。有意义接受学习，简称接受学习（reception learning），是将以定论形式表示的有意义材料与学生业已形成的有关认知结构有机联系、加以融会贯通的学习。有意义接受学习是课堂学习的主要形式。

（二）有意义学习的标准

1．新的符号或符号代表的观念与学习者认知结构中的有关观念具有实质性联系。

2．新旧知识的非人为的联系，即新知识与认知结构中的有关观念在某种合理的或逻辑基础上具有联系。

（三）有意义学习的条件

1．有意义学习的外部条件 学习材料必须具备逻辑意义。逻辑意义指的是学习材料本身与人类学习能力范围内的有关观念可以建立非人为的和实质性的联系，亦即在人类能力范围内可以被理解。

2．有意义学习的内部条件

（1）学习者认知结构中必须具备适当的知识基础。这一条件有时也称为学习者的知识基础或知识准备状况。

（2）学习者必须具有有意义学习的心向，指学习者积极主动地把符号所代表的新知识与学习者认知结构中原有的适当知识加以联系的倾向性。类似于学习动机和学习积极性。

（四）有意义学习的类型

1．表征学习 表征学习是学习单个符号或一组符号的意义。表征学习的主要内容是词汇学习，即学习单词代表什么。

2．概念学习 有意义学习的另一类较高级的形式称概念学习。概念学习，实质上是掌握同类事物的共同的关键特征。

3．命题学习 对句子中逻辑关系的学习。根据新学习的命题与已有概念之间或命题之间的关系，可分为三种类型的命题学习：下位学习、上位学习、并列组合学习。例如，在学习“圆的直径是半径的2倍”这一命题时，如果没有“圆”“直径”和“半径”等概念，便不能获得这一命题的意义。

（五）有意义学习的结果

有意义学习的结果是形成认知结构。认知结构指学生现有知识的数量、清晰度和组织结构，它是由学生当下能回想出的事实、概念、命题、理论等构成的。

（六）有意义学习的同化模式

同化（assimilation）指所学的新知识与原有认知结构相互作用，原有认知结构包含了新知识并扩大自身，形成更高度分化的认知结构的过程。新旧知识相互作用的同化模式有以下几种：

1．下位学习 指新的学习内容类属于学生认知结构中已有的、包摄面较广的观念，有两种形式：

（1）派生下位学习：当新的学习材料作为原先获得知识的特例，或作为原先知识的证据、例证而加以理解时，便产生了派生下位学习。新知识只是旧知识的派生物，学习结果导致的不是原认知结构的质变，而只是扩大。

（2）相关下位学习：新的材料类属于原有的具有较高概括性的材料中，原有的观念得到扩展、精确化、限制或修饰，新的概念或命题获得意义。新学习的材料与具有较高包摄性和概括性的类属结合并发生相互作用，但前者的意义并未完全蕴含在后者之中，也不能为后者所代表。新知识使旧观念发生部分质变，要么是限制，要么是扩充，要么是修改。

2．上位学习 当学习一种包摄性更广，可以把一系列已有的观念从属于其下的新知识时，新知识便与认知结构中已有的观念产生上位关系。

3．并列结合学习 当新知识相对于原有认知结构既不存在上位关系，又不存在下位关系，只是和认知结构中的某些观念具有一般的吻合性时，新知识则可用原有知识进行类化，并与原有认知结构产生一种并列的组合，可能产生联合意义，这种学习称为并列结合学习。

（七）接受学习

奥苏贝尔认为学习应该是通过接受而发生。教师给学生提供的材料应该是经过仔细考虑的、有组织的、有序列的、完整的形式，因此学生接受的是最有用的材料，他把这种强调接受学习的方法称为接受学习，这种教学方法称作“讲解教学”。奥苏贝尔主要关注的是成就动机，即学生试图获取好成绩的倾向。成就动机主要由三个方面的驱力所组成。

1．认知驱力 认知驱力是一种求知的需要，是成就动机三个组成部分中最重要、最稳定的部分，它大都是内在于学习任务本身之中的。奥苏贝尔认为，若要形成学生的认知驱力，必须重视认知和理解的价值，而不应把实利作为首要目标。

2．自我增强驱力 自我增强驱力既指向获得眼前的学业成绩和名次等，也指向未来的学术或职业生涯。个体将来能获得什么工作取决于其学业成绩。因此，自我增强驱力中一个很重要的成分是焦虑，即担心因学业失败而失去社会地位和自尊，这对于学生为维持学业成就而长期努力来说，也是一种必需的动机。

3．附属驱力 附属驱力是指学生为得到家长和教师的赞扬而学习的需要。

五、信息处理学习理论

信息处理学习理论（information processing theory of learning）认为认知学习过程是信息的收集、加工、储存和需要时提取加以运用的过程。信息处理是不能直接观察的内在心理过程。此过程具有三个特点：①信息处理是阶段性的；②各阶段的功能不同，前者属于暂时性，后者属于永久性；③信息处理不是单向进行的，而是个体与刺激之间发生复杂的交互作用。在这种交互过程中，环境中本属于物理事件的刺激，影响个体感官时先转换为生理事件（神经传导），而经感觉器官的登记后转换为心理事件。

1．人类的记忆系统 按照信息加工的观点，记忆是信息的输入、编码、贮存和提取的过程，它能更全面地体现信息加工系统的工作流程，所以它也是信息加工心理学研究的核心内容之一。记忆在学习中具有重要的意义，个体知识经验的积累及行为的逐渐复杂化都是以记忆为基础的。记忆有三级信息加工模式，认知心理学家一般将信息处理分为感觉记忆、短时记忆及长时记忆三个阶段，每个阶段代表不同形式、不同性质的记忆。

（1）感觉记忆（sensory memory）：又称瞬间记忆，是信息处理的第一步。在信息加工过程中，外部信息首先通过感觉器官进入感觉记忆，这里对信息保持的时间非常短，只有 1 秒钟左右，信息保留原状，保存容量大，其中受到注意的信息获得识别，进入短时记忆。

（2）短时记忆（short-term memory）：也被称为工作记忆、初级记忆或短期储存，是一个信息加工的缓冲器，其中的信息处在意识活动的中心。其特点：①信息保存的时间短暂：短时记忆在有限的时间内，接受经过感觉器官记忆的信息，并作出适当反应，而且信息保留的时间也只有 1 分钟左右。②信息容量有限，一般人在一瞥之下平均只能记忆 7 位数字，个体差异上下限分别为 9 位及 5 位（7±2 个信息组块）。③承担感觉记忆和长时记忆的中间纽带：不经过短时记忆适当的加工，长时记忆所保持的信息就不能直接被人认识。④具有运作性：短时记忆对来自感觉记忆及长时记忆的信息进行两方面的有意加工。一方面，它通过注意接受从感觉记忆传入的信息，为当前的认知服务，并作出适当的反应。反应过后，如果已经达到目的，短时记忆的作用消失，不再作进一步的处理。如果个体认为所处理的信息是重要的，就采用复习（rehearsal）的方式，使之保持较长的时间，然后输入长时记忆。另一方面，它又根据当前认知活动的需要，从长时记忆中提取储存的信息进行操作。

（3）长时记忆（long-term memory）：指保存信息长期不被遗忘的永久记忆。其特点：①信息保留的时间长，一般在 1 分钟以上，包括数年、数月，甚至终生，跨度极大；②信息的来源为经过短时记忆加工过的内容；③容量很大，是具有备用功能的信息库，人积累的大量知识经验都贮存在长时记忆中，其中不用的内容处于一种潜伏状态，需要时可以在激活信号的作用下回到意识状态，被提取到短时记忆中进行处理。

2．记忆的基本过程 记忆是一个复杂的心理过程，包括识记、保持和回忆三个阶段。从信息加工的角度看，这一基本过程是信息的输入（编码）、储存和提取。

（1）识记（memorizing）：是人们识别并记住事物的过程，即认识某一事物，并在头脑中留下印痕的过程。它是记忆的第一环节，要提高记忆，必须具有良好的识记。

识记有不同的分类方法，根据识记的目的性及意志力程度，可以划分为无意识记（involuntary memorizing）和有意识记（voluntary memorizing）。无意识记是指事先没有预定目的，不需要意志努力的自然识记，也称不随意识记。这类记忆是最大量的。它的特点是不易疲劳，但有很大的被动性、偶然性和片段性。有意识记是指事先有预定目的，并经过一定意志努力的识记，又称随意识记。它具有主动性特点，适宜完成系统性和针对性的识记任务，是学习活动依靠的主要识记类型。

根据识记的理解性及方法，可以划分为机械识记（rote memorizing）和意义识记（meaningful memorizing）。机械识记是指在不理解材料意义的情况下，采用多次机械重复的方法进行的识记。这种识记的效率相对较低，而且容易遗忘，但准确性高、使用面广，仍是识记活动中不可缺少的种类。意义识记是指在理解材料意义的基础上，依靠材料本身的内在联系进行的识记。这种识记和积极的思维活动密切联系，又往往运用已有的知识经验，因而提高了识记的效率和巩固性。

在日常生活中，有意识地利用意义识记，并辅之以机械识记，达到在理解的基础上熟记，是最好的记忆方法。

（2）保持（retention）：是识记的事物在头脑中储存和巩固的过程。它是记忆的第二环节，是实现回忆的必要前提。保持并非是原封不动地保存头脑中识记过的材料的静态过程，而是一个富于变化的动态过程。这种变化表现在质和量两个方面。质的变化反映为个体并没有原封不动地保持识记信息的原样，而是不断地受个体已形成的心理结构制约，对信息进行主观加工；量的变化一般表现为识记的内容随着时间的进程呈减少的趋势，甚至遗忘。

（3）回忆（recall）：是对头脑中保持事物的提取过程。这也是记忆的最后一个阶段。分为两个不同的水平：再现及再认。再现（reproduction）是当识记过的事物不在时能够在头脑中重现。这是一种高水平的回忆，如学生在做闭卷问答题时，回忆学过的内容。再认（recognition）是当识记过的事物再度出现时能够把它识别出来。人们往往以为不能重现识记过的事物就是遗忘，其实，能识别再度出现的事物，也是回忆。

3．遗忘（forgetting）　遗忘是对识记过的材料不能再认或再现，或者发生错误的再认或再现。遗忘是与保持相反的过程，是记忆内容的消失。遗忘是一种自然的正常合理的心理现象。因为没有必要全部记忆感知过的事物，任何识记的材料都有时效性，同时遗忘也是人心理健康和正常生活所必需的。遗忘有其规律性，主要表现在以下几方面：

（1）先快后慢的遗忘进程：艾宾浩斯最早对遗忘现象进行研究。他用无意义音节作实验材料，自己作被试。在识记材料后，每隔一段时间重新学习，以重学时所节省的时间和次数为指标，测量遗忘的进程。他将实验结果绘制成一条曲线，这就是心理学上著名的艾宾浩斯遗忘曲线（图 2-7）。该曲线反映了遗忘变量和时间变量的关系，揭示了遗忘的规律：遗忘的进程是不均衡的，在识记后的最初阶段遗忘速度很快，以后逐渐缓慢，即遗忘的进程是先快后慢。例如，在学习结束 20 分钟后大约忘记了 41.8%，保持住 58.2%；1 天 1 夜后，忘记 66.3%，保持 33.7%；第 6 天，忘记 74.6%，保持住 25.4%；而到第 31 天，遗忘的量却与第 6 天相差不大。因此，遗忘的规律是先快后慢。

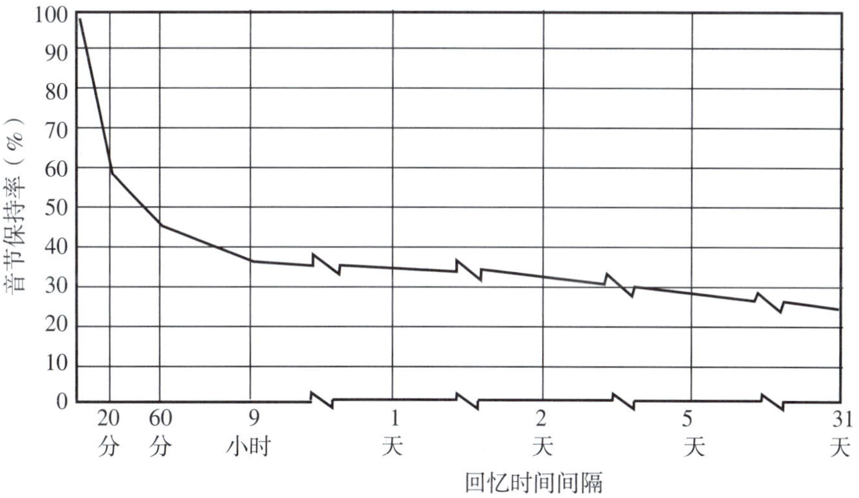

图 2-7　艾宾浩斯遗忘曲线

（2）识记材料的特点对遗忘有显著影响：熟练的技能遗忘得最慢，形象材料比抽象材料更容易长久保持；有意义材料比无意义材料遗忘慢；理解的内容遗忘慢，不理解的内容遗忘快；识记材料很多时遗忘快，较少时遗忘慢。对于系列材料，首尾容易记住，中间部分容易遗忘。这是因为在学习两种不同但又彼此类似的材料时容易产生倒摄抑制和前摄抑制两种遗忘中的抑制现象。倒摄抑制是指后来的学习对先前学习资料的记忆产生干扰的倾向。前摄抑制是指先前学习的材料对后学习的材料的识记和回忆引起干扰作用。开头部分只受倒摄抑制的影响，结尾部分也只受前摄抑制的影响，所以首尾容易记住。中间部分同时受前摄抑制和倒摄抑制的影响，所以保持的效果最差。

（3）学习程度对遗忘的影响：学习程度越高，遗忘得越慢。对材料记得越牢固，遗忘得自然就越慢。研究证明，过度学习能提高保持的效果，减少遗忘。所谓过度学习是指在学习进行到刚刚能回忆起来的基础上进一步地学习。一般来说，过度学习所用时间以 150% 为效果最佳。这样既不浪费学习时间，也能取得好的保持效果。研究结果表明，超过 150% 并不再更多地改善保持状态。

六、认知理论在护理教育中的应用

（一）布鲁纳的发现学习理论在护理教育中的应用

1．重视学科的基本结构 教师在讲授新内容之前，首先应解释最基本的结构和原理，重视学科基本原理和概念的学习。教师在讲授一门新课程时，最初阶段应先描述教材基本的轮廓结构、主要内容和单元构成，把握学科的基本原理和学科框架，而不是细节性的具体内容。如外科护理学，在学习时首先介绍这门课程的特点、教材的单元构成，先学习外科护理学共性的理论知识，再学习具体专科护理知识，如每个系统的各个疾病的护理。

2．促进学生的发现学习 护理教师要有正确的观点，重视学习的过程，而不单是学习的结果。教学过程中要进行充分设计，注意启发和引导，首先让学生发现、找出在学习有关科目内容时所遇到的一系列问题，然后激励他们利用资料去寻求答案，这种方式可以使学生从主动学习中得到能力的训练，充分发挥学生的智慧潜能。发现学习法也可以用于实验室的讨论活动，学生会努力去解释为什么会产生某些反应和现象，使教学过程成为探索知识的过程。在护理临床教学中，教师应更广泛地应用发现学习法，以激励学生去探索广大的未知领域。在创新型护理人才培养模式中，尤其要提倡发现学习法的运用。从中可以培养学生发现问题、提出问题的能力，并培养学生的逆向思维和评判性思维。

3．激发学生的内部动机 布鲁纳强调内部动机对学习的促进作用。内部动机是指个体对学习活动本身感兴趣所引起的动机，以获得知识为满足。内部动机对学习活动影响强烈、持久。护理教师应向学生提供准确、全面的国内外护理专业信息，向学生介绍成功学习的经验和经历，注意培养学生对学习护理学知识的兴趣，帮助学生树立高度的自信心，激发学习的内部动机。

（二）奥苏贝尔的接受同化学习理论在护理教育中的应用

1．在课堂教学中渗透元学习教学 在课堂教学中，在传授知识的同时注重学习方法和学习策略的渗透教学。元学习的实质是通过认知结构的改善，来改善学习本身，优化学习品质。因此，在护理课堂中培养学生的元学习能力非常重要，不仅能调动学生的学习积极性和自觉性，还能培养学生的学习自主精神和责任心。

2．发现教学与接受教学相结合 护理教师在教学时应根据具体情况把发现教学和接受教学结合起来使用。如针对小班和学习速度较快的学生，护理教师可采用发现教学。当学习材料难度较大时，或在应教授的知识范围内但学生的能力不够时，护理教师应采用有意义接受学习。只有结合实际选择，才能发挥两者的优势，避免其不利的方面。

（三）信息处理学习理论在护理教育中的应用

1．合理安排教学活动，以加强学生对知识的记忆及保持。这是信息处理学习理论在护理教育中应用的主要体现。

（1）保持学生的注意力：护理教师在教学过程中，应采用有效的教学策略，如生动的临床案例、富有感染力的讲解、直观鲜明的教具和教学媒体等，吸引和保持学生的注意力。

（2）适当调节教学进度，给予学生适当的知识量：教师应根据教学内容的复杂程度调节每节课的教学进度，对重点及难点应安排较长的教学时间。注意控制每节课的信息量，以防信息量过大影响学生的识记、保持及回忆结果。

（3）合理安排课程：尽量避免将性质相近或相同的课程安排在一起，以减少同类课程之间对记忆的干扰，有利于提高学生的注意力及记忆力。

（4）保证课间休息：课间休息有利于学生巩固上一节课中记忆活动所留下的记忆痕迹，提高保持效果，同时也有利于减少前后课程内容之间的相互干扰。

（5）学习材料要适量：如果一次记忆的材料太多，记忆的效果就不会好。例如，一个学生在平时不注意预习、复习，到期末考试时才开始背书，他不可能在短时间内记住整个学期所教授的知识。

2．运用加强记忆的方法　为了巩固学习的效果，教师可教授一些增强记忆的方法，帮助学生寻求和发展最适合自己的记忆策略。

（1）定位法（地点法）：将外界事物的视觉形象与要记忆的事物结合起来以帮助记忆。运用这个方法时，学习者首先在脑海中想象一个熟悉的地方，例如家里或工作场所，然后挑选一系列的房间作为记忆地点。然后在每个房间描绘所要记忆的项目，直到所有的项目均与房间相对应。每当要回忆这些内容时，学习者只需做一次思想漫游，穿过每一个房间，在适当位置找到那些所记忆的项目。例如，学生想要记住护理程序的各个步骤，他可以利用四个有特别顺序的房间进行记忆。当他回忆这些内容时，就相当于做一次思想旅行：在家里客厅的桌面上找到评估的内容，在卧室找到护理计划，在厨房找到实施内容，并在长沙发上找到评价的表格。

（2）关键词法：这种方法在学习专业英语词汇时十分有用，同时在学习大段文章时也有效。

（3）谐音法：利用相近或相同的读音把所记内容与已经掌握的内容联系起来记忆。例如中文里讲的“年年有鱼（余）”“碎碎（岁岁）平安”；英语里的 2 和 to、4 和 for。把谐音用于记忆也是很常见的。谐音法用来记忆数字可以取得非常好的效果。例如，有人把圆周率 3.14159 谐音为“山巅一寺一壶酒”即是绝佳的记忆实例。

（4）口诀法：将记忆材料编成押韵的顺口溜使之易读易记的方法。例如，关于 12 对脑神经，可用口诀“一嗅二视三动眼，四滑五叉六外展，七面八听九舌咽，迷走及副舌下全”来记忆。

（5）联想法：利用事物之间的相似、接近、对比等帮助记忆。例如，儿科教学中主动脉骑跨为法洛四联症 4 种畸形之一，学生较难理解其含义，可以将之联想成“脚踏两只船”。“脚”指代主动脉，而两只“船”分别是左心室和右心室，从而实现轻松记忆。

（6）首字母缩略法：把每个单词垂直排列，将其中每个单词的首字母组成一个词或短语。例如，目标管理的五大原则，可简化成 SMART 原则，具体内容是：

S（specific）　　明确的
M（measurable）　可衡量的
A（attainable）　可实现的
R（relevant）　　相关的
T（time bound）　有时限的

（7）特征法：是通过对事物或文字的观察、比较，辨别其差异，找出主要特征，达到准确记忆的方法。

（8）列表法：是通过制表的方法将复杂的学习材料由繁化简的记忆方法。

（9）系统法：是将学过的知识分门别类加以整理使之系统化的方法进行记忆。

（10）推理法：是通过推理的方法找出材料之间的逻辑关系以强化记忆的方法。如在识记颅内压增高的病因时，可引导学生联想生活中的塑料袋里面压力增大的方法，利用因果关系记忆可提高记忆效果、完善知识结构、提高学生的自学能力。

3．合理组织复习，以强化记忆，巩固记忆痕迹。

随堂测 2-2

（1）及时与经常复习相结合：因为遗忘有先快后慢的趋势，复习必须及时，同时配合经常性的复习，以防止不断的遗忘。

（2）分散复习与集中复习相结合：对学习内容进行分散多次的复习比集中一次复习效果好，学生若只在考试前进行集中复习，会造成身心疲劳，而且记忆效果差。

（3）反复阅读与尝试回忆相结合：复习时要避免单纯阅读、重复，应尝试合上书本，进行回忆，使大脑处于活跃状态会增强记忆。

第三节　社会学习理论

案例 2-3

小明看到姐姐期末考试没考好，但是父母没有责怪她，因此他以为“考试没考好不会被惩罚”，所以对学习不重视，慢慢地就不好好学习了。小明的同学小红，看到哥哥考试没考好受到父母严厉批评，于是她知道考试考不好会被父母惩罚，便开始好好学习。

请回答：

根据社会学习理论，分析该案例中小明和小红在观察学习中的行为。

一、社会学习理论的产生及主要代表人物

社会学习理论兴起于 20 世纪 60 年代，试图阐明人如何在社会环境中学习，从而形成和发展自己的个性特点和才能，它在行为派和认知派之间架起一座桥梁，称为认知行为主义理论 - 社会学习理论。该理论的主要代表人物是美国斯坦福大学心理学家阿尔伯特・班杜拉（A. Bandura，1925—2021）。他着眼于观察学习和自我调节在引发人的行为中的作用，重视人的行为和环境的相互作用。按照班杜拉的观点，以往的学习理论家忽视了社会变量对人类行为的制约作用，总是通过物理的方法开展动物实验以建构其理论体系，这对于研究社会背景下人的行为具有一定局限性。由于人总是生活在一定的社会条件下，因此班杜拉主张在自然的社会情境中而非实验室里研究人的行为。

班杜拉指出，行为主义的刺激—反应理论无法解释人类的观察学习现象。因为刺激—反应理论不能解释为什么个体会表现出新的行为，以及为什么个体在观察榜样行为后，这种已获得的行为可能在数天、数周甚至数月之后才出现等现象。如果社会学习完全是建立在奖励和惩罚结果的基础上，那么大多数人都无法在社会化过程中生存下去。因此，班杜拉在一系列科学实验的基础上建立起了社会学习理论。

知识链接

波波玩偶实验

该实验首先让儿童观察成人榜样对一个充气娃娃拳打脚踢，然后将儿童带到一个放有充气娃娃的实验室，让其自由活动，并观察其行为表现。结果发现，儿童在实验室里对充气娃娃也会拳打脚踢。这说明成人榜样对儿童行为有明显影响，儿童可通过观察成人榜样的行为而习得新行为。然后，实验人员对上述研究进行延伸以了解以下两个问题：

①榜样攻击行为的奖惩后果是否影响儿童攻击行为的表现；②儿童是否能不管榜样攻击行为的奖惩后果而习得攻击行为。实验将儿童分为三组，首先让儿童观看电影中成年男子的攻击行为。在影片结束后，第一组儿童看到成人榜样被表扬，第二组儿童看到成人榜样受批评，第三组儿童看到成人榜样的行为既不受奖也不受罚。随后，将三组儿童带到一间游戏室，里面有成人榜样攻击过的对象。结果发现，榜样受奖组儿童的攻击行为最多，榜样受罚组儿童的攻击行为最少，控制组居中。这说明榜样攻击行为所导致的后果是儿童是否自发模仿这种行为的决定因素。

二、社会学习理论的主要观点

1．主张人类大部分学习发生在社会环境之中 通过观察他人的行为表现，人们习得知识、规则、策略、技能及态度等。每个人也从观察其模仿对象的行为及其后果中了解到特定行为的效果与确切性。

观察学习包括注意、保持、复制和动机四个子过程。

（1）注意过程：即观察者注意并知觉榜样情景的过程。实验中，儿童看到成年人的行为，这一过程即为注意。

（2）保持过程：即观察者记住从榜样情景了解的行为，以表象和言语形式将他们在记忆中进行表征、编码以及存储。保持就其内涵来说就是记住，实验中，儿童记住了成年人的行为以及由其带来的结果，这一过程就是保持。

（3）复制过程：即观察者将头脑中有关榜样情景的表象和符号概念转为外显的行为。复制是指别人怎么做，我也怎么做，就是学习别人的做法，实验中成年人怎么做儿童也怎么做，这一过程就是复制。

（4）动机过程：即观察者因表现所观察到的行为而受到奖励。儿童做出来与材料中榜样一模一样的行为并得到强化就是动机过程。

2．注重个人内部认知因素对行为的影响 社会学习理论强调个人对环境中的人、事、物的认识及看法，以及个人在学习行为中扮演着重要角色。该理论还认为，一个人对自己应付各种情境能力的自信程度，在人的能动作用中起着重要作用。它将决定一个人是否愿意面临困难的情境、应付困难的程度以及个人面临困难情境的持久性。如果一个人对自己的能力有较高的预期，在面临困难时往往会勇往直前，愿意付出较大的努力，坚持较久的时间；如果一个人对自己的能力缺乏自信，往往会产生焦虑、不安和逃避行为。

3．强调在社会情境中个体行为受别人的影响而形成 该理论认为人的社会行为是通过观察学习获得的，是对他人行为、态度和各种反应的模仿和认同。班杜拉认为学习环境中的刺激有两种不同的性质。①名义刺激（nominal stimulus）：指刺激所显示的外部特征是客观的、可以测量的，其性质对情境中的每个人都有同样的意义；②功能性刺激（functional stimulus）：指刺激所显示的特征使情境中的人产生不同的认知及解释，人在与周围情境相互作用中形成个性行为。

4．注重学习过程中的自我控制及调节作用 人的行为不仅受外界行为结果的影响，而且更重要的是受自我引发的行为结果的影响，即自我调节的影响。自我调节主要是通过设立目标、自我评价，从而引发动机功能来调节行为的。

5．重视榜样的作用 人的行为可以通过观察学习过程获得，但是获得什么样的行为以及行为的表现如何，则有赖于榜样的作用。榜样是否具有魅力、是否拥有奖赏、榜样行为的复杂程度、榜样行为的结果和榜样与观察者的人际关系都将影响观察者的行为表现。个体不仅通过已知的榜样来学习，而且能够通过综合利用许多榜样的特征进行独立性及创造性学习。班杜拉注意到了三种强化因素（外部强化、替代强化和自我强化）对学习的影响，尤其强调替代强化和自我强化的重要作用。

（1）外部强化：指直接对行为结果产生作用的外来强化，如物质奖励、精神鼓励、升职加薪等。在此过程中，学生会根据行为结果的受奖惩的情况来增加或减少某种行为。例如，某护士在交班过程中汇报清晰，护士长在晨会上予以表扬，该护士的行为得到鼓励，以后的每次交班汇报更加认真仔细。

（2）替代强化：指通过他人行为所获奖惩结果而调整自己行为的过程。他人被肯定的行为是自己需强化的行为，他人被否定的行为则是应减少或避免的行为，从而形成与榜样一致的行为。如甲护士交班汇报认真清晰而受到护士长在晨会上的表扬，此后乙护士的交班也表现得更为认真和逻辑清晰。

（3）自我强化：指通过自我反省、自我惩罚等形式来调节自己的行为。如果超过了自己设定的标准则自我奖励，属于正性强化；如果未达到则自我惩罚，属于负性强化。如某学生为自己的期末考试设定了考分标准，如果每门课考试均到达 85 分以上则奖励自己买一双新的球鞋。

整合小提示

了解并运用班杜拉社会学习理论的相关概念，立足于其自身特点和与护理教育的教学对象和教学方法之间的共通性，该理论在护理教学中的运用具备一定的可行性。

三、社会学习理论在护理教育中的应用

1．重视护理教师的榜样角色作用 无论是在学校教育，还是在临床见习或实习过程中，护理教师都是学生观察、模仿和学习的对象。因此，护理教师要以身作则，给学生树立良好的专业角色榜样。

2．利用榜样的作用对学生进行积极的引导 护理教师除了自身作为学生的榜样，还要积极宣扬很多正面的榜样，如对学生宣传、介绍在临床护理工作中作出突出成绩的优秀护士，以帮助学生形成积极的学科态度、高尚的职业情操和娴熟的专业技能。由于每个个体都是独特的，榜样的选择要因人而异。

3．提供学习者重现榜样行为的机会 在一些以临床实践为基础的学习经验中，学生们认为在当前的学习环境中难以将在榜样中观察到的行为和策略付诸实践，因此在护理教育过程中，带教老师要注意理论、示范与实践之间的有机结合，让学生拥有充分的机会重现观察学习到的行为。

4．榜样与学习者相互促进 社会学习理论在护理本科生早期临床体验中有一定的效果，对于培养学生职业情感具有重要意义，同时能够促进导师在专业技能、人际沟通等方面积极进取以提升自身能力，榜样与学习者都能够共同进步、共同发展。

随堂测 2-3

第四节　人本主义理论

案例 2-4

李女士与丈夫王先生因在广州务工，一直将儿子小海留在老家，由爷爷奶奶照顾。夫妻俩只有到了春节才回去与孩子团聚。由于爷爷奶奶之前过于宠爱小海，小海养成了任性、自大的个性，在校与同学打架、经常撒谎，还时而偷家里的钱，王先生和李女士的多次教育未果，于是找到了班主任。

请回答：

1. 小海面临哪些方面的问题？
2. 如何从人本主义的角度对小海进行教育？

一、人本主义理论的产生及主要代表人物

20 世纪 40 年代末期，马斯洛（A. H. Maslow）对当时盛行的行为主义心理学研究取向日益不满，开始发表一些“不合正统”的心理学观点，这被学术界视为美国人本主义心理学的萌芽。20 世纪 60 年代为人本主义心理学的形成时期。20 世纪 70 年代以后，人本主义心理学迎来了一个迅速发展的黄金时期。1971 年，美国心理学会建立第 32 个分会，这标志着人本主义心理学正式取得了美国心理学界的合法地位。人本主义理论的主要思想是强调学习应以人为本。主要代表人物包括马斯洛（A. H. Maslow，1908—1970）和罗杰斯（C. R. Rogers，1902—1987）。

知识链接

人本主义学习理论的理论基础

人本主义学习理论是根植于其自然人性论的基础之上的。人性来自自然，自然人性即人的本性。凡是有机体都具有一定内在倾向，即以有助于维持和增强机体的方式来发展自我的潜能；并强调人的基本需要都是由人的潜在能量决定的。但是，人具有不同于动物本能的似本能（instinctoid）需要，并认为生理的、安全的、尊重的、归属的、自我实现的需要就是人类的似本能，它们是天赋的基本需要。在此基础上，人本主义心理学家进一步认为，似本能的需要就是人性，它们是善良的或中性的。恶不是人性固有的，它是由人的基本需要受挫引起的，或是由不良的文化环境造成的。

二、人本主义理论的主要观点

（一）强调情感、态度和价值观在学习中的重要作用

人本主义心理学强调学习行为中人的因素，认为情感、情绪、志向、态度、价值观等在学习中起重要作用。学习是人自我实现的过程，相信学习者都能自己教育自己，发展自己的潜

能。学习不是机械的刺激和反应之间的联结的总和；学习是一个心理过程，是个人对知觉的解释。

（二）重视人的价值和人格的发展

人本主义理论认为必须关心和尊重人的尊严、人的各层次需要，必须充分重视人的主观能动性、自身价值和创造性，学习过程能促进人类的成长、个体的满足以及自我实现等。

（三）强调教育要以学习者为中心

人本主义者认为必须把学习者作为学习活动的主体，在学习上，应给学生自己选择学习方式的机会。教学的任务是创造一种有利于学生发挥潜能的情境，使其学习潜能得以充分发展。同时，学校的课程应该为学生探测情感、考察态度与情绪、明确价值观、学习有效人际交往提供指导和机会。

整合小提示

从人本主义学习理论出发分析护理教学过程中师生的角色分配问题以及护理教学过程中存在的问题。

三、罗杰斯的学习理论

罗杰斯在给人们进行心理治疗时，发展了以患者为中心的心理治疗原则。罗杰斯认为病人有自我实现的潜能，因此“患者中心疗法”的基本做法是鼓励患者自己叙述问题，自己解决问题。有效运用患者中心疗法，使患者潜在的自我得到实现，必须具备三个基本条件：①无条件地积极关注（unconditional positive regard）；②真诚一致（congruence）；③移情性理解（empathic understanding）。罗杰斯认为治疗师与患者之间的这种关系也同样可以用于教师和学生之间，提出了以学生为中心的教育理念，并提出了一系列以自由为基础的学习原则。

1．以学生为中心的教学理念 罗杰斯确立了“以学生为中心”的教育观点，认为教育的宗旨和目标应该是促进人的变化和成长，培养能够适应变化和成长的人，即培养学会学习的人。教师的任务是为学生提供各种学习资源，提供促进学习的气氛，让学生自己决定如何学习。在促进学生学习的过程中，最关键的是培养学生良好的态度、品质及人格。

2．以自由为基础的学习原则 罗杰斯提出要建立良好的师生关系，确立以自由为基础的学习原则。良好的师生关系应具备真实、接受和理解三个基本条件。

（1）主张以学生为中心，强调发挥学生的内在潜能。

（2）强调学习内容应是对人有价值、有意义的知识。

（3）在压力较小的情况下学习效果最佳。

（4）学习是一种自觉的心理过程。

（5）最有用的学习是掌握学习方法及过程。

（6）自己评价学习效果可以培养学生的独立思维能力及创造能力。

（7）重视对学生能力的培养以使其适应将来的社会生活。

（8）教师在学习中主要起促进者作用。

四、人本主义理论在护理教育中的应用

（一）重视学生的价值和人格的发展

1．在日常教育过程中注意培养学生健全的人格 将人格教育理念融合在护理学各学科的教育活动中，使学生在潜移默化的过程中形成健全的人格。

2．在教学中贯穿良好的道德观念及价值取向　护理服务的对象是人，养成良好的护理道德观念是护理教学的一个重要内容，教师在教学中应该注意应用直接的教学方法如回答问题或讨论的方式，鼓励学生分析自己的行为与价值观，以澄清自己的价值观念。鼓励学生对有争议的社会问题进行讨论，如目前医疗卫生中的“红包”问题、护理工作中的伦理问题等，使学生有机会思考并认知道德问题的复杂性。教师在教学中应以身作则，为学生树立遵守各种道德规范的榜样，并应公正地评价学生的行为。

（二）重视师生关系，让学生参与教学活动

护理教师应该真诚地面对学生，信任并接受学生，同时能够从学生的角度来理解事物；创造机会让学生参与决策，以便促进学生个人价值感的发展。例如，邀请小组代表参加学习计划会，给予学生机会参与考试时间、作业截止日期、教学方式等问题的讨论，以增加学生教学的参与感。

（三）接受学生的个体差异

护理教师应该持续地意识到学生是不同的个体，应鼓励学生保持独特的态度和价值观，尊重学生的自主需要。当发现学生的错误时，有时不必当众直接指出，以免使学生感到受挫折，教师应该促进学生的自我反省。例如，在护理技能考试时，某个学生的表现明显落后于其他学生，在排除外部原因后，教师可了解学生平时的练习情况，借此引导学生反省自己的学习情况，并对自己的学习产生责任感，发展学习自主性。

（四）教师是帮助者和促进者

人本主义者认为教师的角色是帮助者和促进者，而非信息的传递者。换言之，教师应成为学生的另一个学习资源。因此，当学生提出问题时，教师不应简单地提供信息或忠告，而应以同情、认可、鼓励等方式来协助学生解决问题。

（五）重视课堂气氛

人本主义理论在教学中十分强调课堂气氛，课堂的气氛应该使学生感到平静并产生心理安全感。教师可通过重新安排座位、应用小组讨论等方法改善与学生之间的关系。

（六）使用学习合同

使用学习合同为学生提供对自己学习负责的机会。例如，在学期开始，学生和教师应共同讨论本学期的学习目标，以使学生明确要完成的学习任务，以及应遵守哪些规章制度。特别是对实验室练习和临床实习部分，教师和学生应制订出具体的原则，如出勤制度、考核制度和行为规范等。最后，如果教师和学生都对合同表示同意，大家应在合同上签字。

随堂测 2-4

第五节　学习分类理论

案例 2-5

父母给幼儿讲大灰狼假扮兔妈妈，闯进小白兔家里想吃小白兔的故事。故事中的大灰狼狡猾、凶残。故事多次重复后，幼儿一听到大灰狼这一名称就感到憎恶，说要打死大灰狼。一提到小白兔，幼儿就表现出愉快、想接近它的神态。

请回答：

根据加涅的学习分类理论，分析该案例中幼儿属于哪种学习结果。

知识链接

加涅的生平

罗伯特·米尔斯·加涅（Robert Mills Gagne，1916—2002）是美国教育心理学家，1916 年出生于美国马萨诸塞州北安多弗。从中学时代起加涅就立志要成为一位心理学家。1933 年，加涅进入耶鲁大学主修心理学。1937 年成为布朗大学实验心理学的研究生。1939 年和 1940 年，加涅先后获得了布朗大学的理科硕士学位和哲学博士学位。1940 年，加涅在康涅狄格女子大学任教，开始研究人类学习，但因资金不足和到部队受训而中断。1958 年，他应聘到普林斯顿大学担任心理学教授，重新研究学习问题。1962—1965 年，加涅在美国科研工作协会担任研究主任，并担任加州大学伯克利分校教育心理学教授。1969 年，加涅担任佛罗里达州立大学教育系教授。1974 年获“桑代克教育心理学奖”；1982 年又获美国心理学会颁发的“应用心理学奖”。

一、学习分类理论的产生及主要代表人物

学习分类研究的思想起源于第二次世界大战期间。当时许多心理学家被征调入伍，利用行为主义学习理论来指导军事人员的训练，但许多训练计划的效果都不理想。因此，心理学家开始认识到人类的学习是极其复杂的，决不能以偏概全地利用局限的理论解释一切学习现象。这种认识对教学论研究的启示是：如果人们想利用学习论原理来改进教学，则首先必须注意研究学习的类型。因此，产生了一种被称为任务分析教学论的思想。任务分析教学论的基本观点是：人类的学习有不同类型的学习结果、学习过程，有效学习的条件也不同，必须根据不同类型的学习规律来进行教学过程和教学方法的设计以及教学结果的评价。

从 20 世纪 50 年代中期开始，西方从事学习分类问题研究的心理学家对学习的分类作出理论概括。布卢姆（Benjamin Bloom）、加涅（Robert Mills Gagne）和奥苏贝尔（David P. Ausubel）等提出的学习分类学说对教学实践很有指导意义。

二、加涅学习分类理论的主要观点

加涅是美国教育心理学家、信息加工学的代表人物。在其学术生涯的后期，他吸收了信息加工心理学的思想和建构主义认知学习心理学的思想，形成了既有理论支持、又有技术操作支持的学习理论。

（一）学习的分类

1. 按学习水平分类 1965 年，加涅根据产生学习的情景，按学习水平由低到高，将人类的学习分为 8 类：信号学习、刺激 - 反应学习、连锁学习、言语联想学习、辨别学习、概念学习、规则学习和解决问题。并顺次排列成一个层次，低级学习向高级学习发展，高级学习以低级学习为基础。

（1）信号学习：学习对某种信号作出某种反应，如巴甫洛夫经典条件反射作用。

（2）刺激 - 反应学习：如斯金纳操作性条件反射。

（3）连锁学习：刺激 - 反应的系列联合。

（4）言语联想学习：指形成一系列言语刺激与反应行为的顺序组合反应，是一种言语连锁反应。

（5）辨别学习：知觉学习，即知觉分化，识别多种刺激的异同并作出反应。

（6）概念学习：对事物的抽象特征进行学习，对刺激进行分类，对同种刺激作出相同

反应。

（7）规则学习：了解概念之间的关系，学习概念之间的联合。

（8）解决问题：学习在不同条件下应用规则解决问题。

前四类是基础性的学习，后四类学习以前四类为基础，说明学习是累积性的。这种分法的心理原则清楚，对教学序列设计具有指导意义。1971年，加涅重新将人类学习分为6类：连锁学习、辨别学习、具体概念的学习、定义概念的学习、规则的学习、解决问题的学习。

2．按学习结果分类　根据加涅的学习结果分类理论，学习可分为言语信息学习、智慧技能学习、认知策略学习、动作技能学习和态度学习。

（1）言语信息学习：言语信息（verbal information）指有关事物的名称、时间、地点、定义以及特征等方面的真实信息。言语信息学习解决"是什么"的问题，受教育者掌握的是以语言传递或学习的结果可用语言表达出来的内容，如1860年南丁格尔创立了世界上第一所护士学校，护理程序包括评估、诊断、计划、实施和评价五个步骤。

（2）智慧技能学习：智慧技能（intellectual skills）又称智力技能，指个体运用符号或概念与环境交互作用的能力。智慧技能学习解决"怎么做"的问题，如根据氧流量如何计算氧浓度，护理目标的动词如何写才能保持目标的主语是患者。

（3）认知策略学习：认知策略（cognitive strategies）指个体调控自己注意、学习、记忆、思维等内部心理过程的技能。与智慧技能的不同在于：智慧技能定向于处理外部环境，而认知策略则是在应对外部环境时支配自身的行为。如在考试中发现前面题目用时较多，则在处理后面题目时加快速度。

（4）动作技能学习：动作技能（motor skills）指个体通过动作的质量（敏捷、准确、有力和连贯等）不断改善而形成的整体动作模式。动作技能是能力的组成部分，如基本护理操作技能、医疗器械操作技能等。

（5）态度学习：态度（attitude）是通过学习形成的影响个体对人、事或物进行反应的心理倾向。态度通过与外界的人、事或物相互作用的结果而习得，一般需相当长的时间才能形成或改变。如通过接受护理教育，护理学专业学生对学习护理学的态度从"家长让我学"转变为"我自己喜欢学"。

在此基础上，加涅分析了影响这五类学习的学习条件。他将学习条件分为必要条件与支持性条件（表2-1）。必要条件是学习必不可少的前提条件，缺少它，学习便无法产生；支持性条件是一般有助于学习的条件，缺少它，学习不一定不能产生，但可能学习效率不高。加涅揭示了五种学习结果的必要条件和支持性条件，供设计教学活动时参考。

表2-1　五种学习结果的必要条件和支持性条件

学习结果分类	必要条件	支持性条件
智慧技能	较简单的智慧技能的构成成分（规则、概念、辨别）	态度 认知策略 言语信息
认知策略	某些基本心理能力和认知发展水平	智慧技能 言语信息 态度
言语信息	一套有组织的有意义的信息	言语技能 认知策略 态度
态度	智慧技能（有时） 言语信息（有时）	其他态度 言语信息

续表

学习结果分类	必要条件	支持性条件
动作技能	部分技能（有时） 操作程序规则（有时）	言语信息 态度

加涅认为不同的学习结果导致了教学在操作水平上的差异，即教学技术的差异（表2-2）。

表2-2　五种学习结果的差别教学

学习结果	教学技术
智慧技能	说明活动的概念、规则或应用过程
认知策略	描述或说明该策略
言语信息	说明学习者将阐明什么
动作技能	说明所期待的操作
态度	学习者以后被告知

（二）加涅教育目标分类理论的特点

1．以能力和倾向作为教育目标分类的统一基点　加涅认为“学习是人的倾向或能力的改变”。因此，学习结果是使人的各种作业成为可能的持久状态。为强调这些状态具有习得的持久性质，加涅将之称为能力和倾向。鉴于预期的学习结果即教育拟达到的目标，这便为教育目标分类确定了统一的基点。

2．以习得各种能力所需学习条件的异同作为划分教育目标类别的依据　加涅认为不同种类的习得结果需要不同的学习条件，包括内部和外部的学习条件。内部学习条件是指学习者本身具有的、影响习得新能力的变量，如已经习得的能力等。外部学习条件是指由教学提供的、用以支持或加强习得能力的变量，如教师的期待、教师创设的教学情境等。

3．把智慧技能分成由多个层次组成的阶梯　智慧技能是人们利用符号处理环境或做事的能力。个体运用符号的能力水平存在差异。各种习得能力由简单到复杂排列成层次，较低层次能力的习得是更高一层次能力习得所必需的先决条件，较高层次能力是在累积低层次能力的基础上而习得的。

整合小提示

思考加涅的学习分类理论对护理教学的启示，如何建立清晰明确的教学目标，形成高效有序的教学设计，促进护生的自我检验以及科学有效的教学评价。

三、学习分类理论在护理教育中的应用

（一）护理教育中要强调均衡发展五类学习

在护理教学过程中应针对不同类型的学习来设计教学，包括确定目标、任务分析、教学过程及结果测评。通过这五类学习，不断完善学生的知识结构，从而发展学生的创新型学习，使学生的学习具有能动性、独立性、超前性、参与性。

（二）护理教育应把智慧技能的学习放在首位

无论是智慧技能的学习，还是言语信息、认知策略、态度或动作技能的学习，都需要有智

慧技能的参与。因此，在护理教育中应当充分重视学生对智慧技能的学习。这一阶段智慧技能的学习将为其学习、工作和生活创造良好的内部条件。

（三）护理教育应通过实践培养学生的品德

品德培养的一个突出观点是品德是通过行动形成的，通过实践或强化要求的行为可以加强或改变组成品德的特殊习惯。

（四）护理教育要从学生出发，注重个体差异

护理教育应坚持以学生为中心，充分发挥教师的主导作用，最大程度激励学生的主观能动性。部分内容可采用“做中学”的方式，使学生以最佳的方式获取最好的学习效果。充分考虑不同学生在进行上述五类学习时的个体差异，针对学生特点因材施教。

随堂测 2-5

第六节　成人教育理论

案例 2-6

某三甲医院王护士，主管护师，本科学历，在临床工作过程中虽然发现了亟待解决的科研问题，但自觉缺乏申报课题和科研论文写作等方面的经验。考虑到工作的需要，小王选择了报考护理在职研究生。

请回答：

思考王护士本次学习的特点，并应用成人教育理论来分析。

一、成人教育理论的产生及主要代表人物

自 20 世纪初以来，进步主义成为美国成人教育理论界最具影响力的流派，主要代表人物为林德曼和诺尔斯，前者致力于探索成人教育哲学，被誉为“成人教育精神之父”，后者致力于建构完整的成人教育理论，被誉为“成人教育之父”。成人教育的对象是以自我内化为主要学习方式，并能独立自主影响、改造外部世界的成人。广义上，成人教育是指成人实施的建立人与世界认识关系的实践活动。狭义上，成人教育是指成人为满足自身工作、学习、生活及个性发展需要，所开展的一种有计划、有组织地建立人与世界认识关系的实践活动。

二、诺尔斯成人教育理论的主要观点

成人教育研究是马尔科姆·诺尔斯（Malcolm S. Knowles，1913—1997）构建成人教育理论的基础和起点。诺尔斯曾对成人与儿童学习方法进行了比较研究，指出两者之间存在显著性差异，并在此研究过程中创造性地提出了成人教育模式。

（一）提出了自我指导的成人教育模式

诺尔斯提出了自我指导学习模式。自我指导学习是指一种过程，在这一过程中，个体无论有无他人协助均能主动诊断学习需要、提出学习目标、确认学习人力和物力资源、选择并实施适当的学习策略、评价学习结果。自我指导学习模式最主要的贡献在于，其深刻地揭示了成人与儿童相比在学习上的本质特点，即自我指导性。作为一种新的学习方法，成人教育模式与传统儿童教育模式在对学习者的假说上有五个方面的区别：学习者的概念、经历、学习意愿、学习倾向性以及学习动机（表 2-3）。

表2-3　成人教育模式与儿童教育模式的不同假说

假说	儿童教育模式	成人教育模式
学习者的概念	依赖型：教师控制了学习中所有主要的决策	自我指导型：希望他人将自己看成是独立的人，学生对自己的学习全面负责
学习者的经历	大多数学生的生活经历对学习活动几乎没有作用，而依赖于教师的传递	学生的生活经历对学习活动有很大的作用，取决于成人不同的角色
学习的意愿	与年龄有关：取决于生物年龄阶段以及年级水平	与需要有关：学生知道做某事的需要
学习的倾向性	以内容为中心：课程设置以学科为中心	以任务为中心：课程设置以任务、问题为中心
学习的动机	外在的：来源于外部的压力，如父母和教师	内在的：出于自尊和自信的需要

儿童教育模式与成人教育模式看似矛盾，但两者并不对立。从学习的适用性来看，两种模式可能对儿童和成人的学习都适用，只是它们分别适合于不同的学习阶段。例如，当一个原来对钢琴知识一无所知的成人开始学习钢琴时，就可应用儿童教育模式，而当一个已经学习钢琴多年的儿童要继续深造时，教师则应考虑使用成人教育模式，满足其需要。

（二）成人教育模式的过程设计

关于儿童教育模式的课程设计，诺尔斯认为主要是“内容设计”模式，即以教师为中心人物，由其判断并决定学习内容、教学内容呈现顺序和教学方法。而成人教育模式的课程设计应当为“过程设计”模式，教师在此模式中起到调动学习者积极主动参加教学活动的作用，最终达到学习者最佳学习效果的目的。“过程设计”主要包括以下七个方面：

1．营造一种有利于成人学习的气氛　学习气氛指学习环境的质量，包括物质环境和心理环境。物质环境包括教室的布置与装饰、座位的安排等，成人教育需要更舒适、宽松的物质环境；心理环境是指使成人感到受尊敬、信任、支持以及愉快等的气氛。

2．创造一种组织结构，以便让学习者参与计划的制订　通过邀请一些学员参加如小型课程、研讨会、行动项目等，共同讨论计划，使学习计划尽可能满足学员的需求。

3．诊断学习需要　学习者的需要与教育机构的需要之间通常存在着一定的差距，因而两者之间需要仔细协商，诺尔斯偏爱于采用以能力为基础的学习模式。

4．形成学习目标　与学习者进行协商，应用学习合同，最后形成学习目标。只有当学生将学习目标视为自己的目标时，才能激发其学习的热情。

5．设计学习计划　这也是学习合同的一个组成部分。它包括设计学习的进度、选择合适的学习方法和学习材料，以及制订评价的基本标准。

6．帮助学习者完成学习计划　这也属于学习合同的一个组成部分。

7. 评价学习结果与再诊断学习需要　通过与预期行动模式对照，学习者评价自身所发生的变化，这种评价既包括定性评价也包括定量评价。同时要诊断现有行动模式与下一预期行动模式之间的差距。

整合小提示

专科护士与在校学生学习存在诸多不同之处，结合成人教育理论及成人教育特点，思考如何使专科护士培训变得更有针对性和实用性。

（三）强调学习合同

诺尔斯的成人教育模式十分强调学习合同，认为学习合同是帮助学习者组织其学习的一种非常奇妙有效的方法，是最适合培养学习者自我指导学习能力的工具之一。学习合同，通常是指由教师和学生通过对外部需要和期望与学习者的内部需要和兴趣进行协商而拟定成的一种书面协议。学习合同的出发点是充分尊重学习者的个性化特征，使学习者通过参与课程设计，把学习计划视为自己的职责，并能够主动地负起责任。同时，学习合同可以使以工作为基础的学习者和工作监督人明确学习目标。形成学习合同的步骤包括：第一，诊断学习需要；第二，确定学习目标；第三，确定学习资源和方式；第四，确定完成目标的期限；第五，确定成绩的证据；第六，确定如何判断证据；第七，与咨询员一起检查学习合同；第八，执行合同；第九，评价学习结果。

知识链接

诺尔斯的专业成长历程

诺尔斯于1913年出生在美国的一个兽医家庭。1934年哈佛大学毕业后，他进入了美国的国家青年管理部，工作职责主要是训练失业青年获得工作技巧。当时美国的成人教育正处于起步阶段，诺尔斯与其他成人教育工作者一样，只能在实践中摸索教学方法。工作后不久，他就根据自身经验发表了成人教育工作的系统手册《求职的系统工作》。在实践中，他通过对课程中发生的情况以及教师表现的观察，逐渐注意到成人学习的特殊性，促使他萌发出构建成人学习理论的想法。1949年，诺尔斯进入芝加哥大学攻读成人教育专业硕士学位，其间他在基督教青年会中心担任成年人教育项目的教师，专业践行能力也因此得到进一步加强。1960年，诺尔斯通过自主学习获得博士学位，并在同年被任命为波士顿大学成人教育教授。1979年，65岁的诺尔斯退休，但职业生涯的结束并不意味着对专业发展追求的终止，他频繁地被各类成人教育机构邀请，召开成人教育发展研讨会，与成人学习者座谈，带领学生开展科研，将其影响力扩展至世界各地。

三、成人教育理论在护理教育中的应用

成人教育的使命是“培养有能力的人，即能把知识用于变化着的环境中的人”。成人教育的指导方法不是告诉学习者他所需要的全部知识，而是为其自学提供帮助。因此，应用成人教育理论时，护理教师和学习者之间应该是一种合作关系，教师应积极建立有效的学习环境，帮助学生掌握、获取知识。

1．尊重成人学习的自主性　在教学中应使学生意识到自己不再是知识的被动接收者，根据学生的年龄和不同层次，应用学习合同或协商的方法，促进自我定向，使学生对自己的学习负责。

2．重视经验，并将经验作为学生学习的源泉　教师在教学过程中应特别注意学生的知识积累、生活经历及工作经验，特别是临床工作经验，充分利用学生的这些丰富经历，在教学方法上采用小组讨论、经验学习、反思日记等提高学生的教学参与度，增进教学效果。

3．强调成人教育课程的选择要与人生发展阶段任务相适应　成人护生往往有其特定的学习需求，在设置相应课程时应充分纳入考虑。例如，针对护理学专升本学生的课程设置，要选择拓展性课程，例如护理管理学、护理教育学等。针对专科护士的培训，课程则以提高其课题申请、论文撰写的能力等为目标。

4．注重教育过程的设计　教师应为学习者营造轻松的学习氛围，共同参与学习计划的制订，并与学习者建立协作关系。

随堂测 2-6

目前西方许多学校和医院的护理教育项目都是基于成人教育模式。而随着我国护理教育改革的不断深化，越来越多的护理教育者认识到护理教育模式由传统的以教师讲授式学习向学生自主学习转变的必要性，成人教育理论在我国有着相当广泛的应用价值。

第七节 合作学习理论

案例 2-7

李老师决定对“内科护理学”课程中的某一章节内容使用翻转课堂结合合作学习的教学方法。她让学生自由组合成6人一组，共同学习该章节内容。周一上完课她给每组规定了一部分内容，并让其在接下来的2周内进行小组合作，届时各组向全班进行PPT汇报。但李老师发现学生分组时大多为一寝室同学组成了一组。一些小组立刻投入完成任务的工作，另一些小组则等到截止日期前几天才开始讨论。李老师通过课堂提问等方式可以了解到小组内有些学生做了绝大部分工作，而另一些学生则无任何贡献。教学结束后，每组的汇报质量参差不齐。

请回答：

为什么李老师的合作学习没有想象中的成功？怎样设计一个不同于李老师的合作学习教学单元？

一、合作学习理论的产生及主要代表人物

合作学习理论是20世纪70年代初兴起于美国的一种教学流派，主要代表人物包括：罗伯特·斯莱文（Robert Slavin）、约翰逊兄弟（David W. Johnson，Roger T. Johnson）和斯宾塞·卡甘（Spencer Kagan）等。不同的合作学习理论研究者从社会学和心理学的角度研究了合作学习的不同方面，但都强调合作学习是以学生为中心的小组活动。在这种教学模式中，教师是课堂教学的设计者和促进者，教师应在教学活动中鼓励全体学生共同进行学习，加强学生之间的相互交流，从而达到全体学生共同发展、师生教学相长的目的。

二、合作学习理论的主要观点

1．合作学习的概念 合作学习（cooperative learning）是指一种以学习小组为主要组织形式，旨在促进学生在小组中互助合作，达成共同的学习目标，并以小组总体表现为奖励依据。

2．合作学习的基本要素 合作学习形式在实践运用中多种多样，侧重点也各有不同，但约翰逊兄弟认为下列这五个要素是不可缺少的。

（1）积极相互依赖（positive interdependence）：学生们知道他们不仅要为自己的学习负责，而且还要为同组其他同学的学习负责。

（2）面对面的促进性互动（face-to-face promotive interaction）：学生们有机会面对面互相解释所学的知识，以及互相帮助去理解和完成学习任务。

（3）个人责任（individual accountability）：小组中每个成员承担一定的学习任务，并要掌握所分配的任务。

（4）社会技能（social skills）：教师通过教会小组学生进行有效沟通、建立信任关系以及

解决冲突等的技巧，来帮助小组进行高质量的合作。

（5）小组自评（group processing）：各小组必须定期评价共同活动情况是否良好，以及应如何更好地提高其有效性。

3．合作学习的原则

（1）信息互动原则：要求教师树立正确的互动观，处理好师生信息交流及生生信息交流等多向信息交流的关系。

（2）目标导向原则：要求教师树立正确的目标观，在教学过程中处理好情感、认知与技能，以及人际交往等各个目标之间的关系。

（3）激励启发原则：要求教师树立正确的师生观，教学中把大量问题和时间留给学生，当好指导者、促进者、咨询者，以及参与者的角色，处理好教师与学生的关系。

（4）合作与竞争互补原则：要求教师树立正确的情境观，教学中突出合作的主导地位，同时正视个人价值，鼓励个人在合作中的优秀表现，表彰组与组之中的优胜者，处理好合作与竞争的关系。

（5）集体性与个体性统一原则：要求教师树立正确的形式观，以小组活动为基本形式，成立异质合作学习小组，而在集体授课时则应为后续小组活动留有足够空间，注重处理好班级与小组活动的关系。

（6）标准参照评价原则：要求教师树立正确的评价观，将教学评级的目标与尺度从常模参照改为标准参照，指导学生将目标定位在超越过去的自己，争取不断进步与提高上；把小组总体成绩作为奖励和认可的依据，促进组内成员合作和组间成员竞争，帮助学生处理好成功与成长的关系。

科研小提示

从护理教育角度出发，思考合作学习是否可以结合其他教学方式来共同提高护理教学效果。

三、合作学习理论在护理教育中的应用

（一）合作学习模式

依分组方式、运作方式和评价方式的不同，合作学习在护理教学中的应用可有如下几种模式。

1．拼图法（jigsaw）　首先将学生安排到6人组成的小组内，学习事先已被分割成片段的教学内容，每个小组成员学习和练习分配给自己的任务，然后，不同小组中学习同一内容的学生组成“专家组”，集中讨论他们所学习的那部分内容，随后学生们返回各自的小组，轮流教他们的组员自己所掌握的那部分内容。最后，小组成员一起练习，完成学习任务。

2．小组调查法（group investigation）　学生们按照对某一论题的共同兴趣组成2～6人的合作学习小组，然后共同对这一论题进行积极研讨，并从中确定出一个子课题，各小组再将子课题分割成个人任务，落实到每个人身上，最后，小组综合和总结他们的工作，并做介绍或展览，同全班交流他们的成果。

3．小组游戏竞赛法（teams-games-tournament，TGT）　要求分组时设法使各组的实力、性别、种族及社会背景相当。先由教师授课，然后学生在各自小组内学习，通过竞赛而不是测验的方式评价学习效果。此模式强调小组内合作、小组间竞争。

4．小组协助个人法（teams-accelerated-instruction，TAI）　此模式是让异质团体共同学

习后，个别学生接受测验，并将学生测验得分形成小组成绩，作为每一名成员的学习成绩，强调小组共同学习，共同分享小组成员的学习成果。

5．学习圈法（circle of learning） 由老师按学生不同能力、性别及种族混合分组。同一小组的同学围成圆圈面对面就座，学习材料发给每个小组，而非个人。组员必须分享资讯及教材，共同学习。组间为竞争或合作关系，由教师安排设计。

（二）分工方法

组内每个成员被指定担任一种特定的角色。如领导者负责引导小组活动，确保学习任务全部按时完成；激励者负责激励所有小组成员参与活动，要求小组成员各抒己见；记录者负责记录小组讨论结果；检查者负责检查每个成员的掌握度等。各种角色轮流担任，实现小组角色相辅相成，增进学生间互助的有效性。

随堂测 2-7

知识链接

合作学习中的误区

第一，小组学习不等于合作学习。简单随意地组成学习小组，合作目标不明确，且教师在教学过程中不指导学生交流互动、不监测学生组内学习表现，这样的小组学习只是流于形式，而非合作学习。

第二，合作学习不等于分组学习。组内成员如果没有构成相互依赖、荣辱与共的合作关系，就不能称为合作学习。

第三，合作小组不是避风港。教师如果没有扮演好组织者、参与者与协调者的角色，学习小组内就容易出现部分学生逃避学习责任的情况。

第四，合作小组不是微缩课堂。合作学习的目的是让小组成员能分享各自不同的认识和观点，从而对事物形成丰富、深刻、全面的理解，应当避免出现“好学生讲、差学生听”的小组交往模式。

第五，合作学习不是课间休息。合作学习倡导师生、生生的多边互动，在此交流过程中可能会产生各种新问题，教师应当全面掌握学生合作情况，及时进行引导。

第八节　操作技能的教学原理

案例 2-8

吴老师对“护理学基础”的实验课程进行改革，她要求学生在课前预习护理学操作技能，课堂中向学生讲解操作技能的目的、任务、操作要点后进行现场演示和指导，课后开放实验室给学生大量的时间自行练习，并要求学生拍摄操作视频。吴老师组织学生对所拍摄视频进行自评、互评和教师评价，并将操作中的问题逐一反馈给每位学生。结果证明，实验课程改革后，学生操作的规范性以及期末实验成绩有了明显提升。

请回答：

吴老师在实验课程改革中应用了哪些教学策略？学生操作技能的获得包含了哪几个阶段？

一、概述

护理学是一门综合性、实用性很强的学科，护士不仅需具备丰富的专业知识，还需要熟练掌握各项操作技能。因此，护理专业的教师和学生必须了解操作技能学习的过程、规律及心理特点，以便有效地进行操作技能的教与学。

（一）操作技能的概念

操作技能（procedural skill）是指以程序性知识为基础，借助骨骼肌运动，经过学习和训练实现将一系列外部动作以完善合理的方式进行组合，并趋于高度自动化时形成的一种技能，用于解决客观世界中存在的具体问题。

（二）操作技能的特征

1. 操作技能是后天习得的　操作技能是以感知系统与运动系统间的密切协调为必要条件的动作活动形式。反射性运动，如遇强光眯眼、听到响声转过头，以及一些只需要简单肌肉反射的动作，如摇头、握拳等，均不属于操作技能。只有那些通过后天练习并能相当持久地保持下去的动作活动方式才属于操作技能，如写字、驾驶车辆以及游泳等。

2. 操作技能在时空结构上具有不变性　操作技能是由若干动作按照一定的顺序组成的动作体系。任何一种操作技能都具有时间上的先后动作顺序和一定的空间结构。动作的顺序性是不变的。

3. 操作技能的运用主要由任务所确定　人对操作技能的运用是主动的，它主要受当前的任务所驱动，当任务需要时才表现出某种操作技能。

4. 熟练程度越高，操作技能越自动化、越完善　操作技能是通过练习，从低层次的感知系统与运动系统的协调关系向高层次的协调关系发展，最终达到高度自动化和完善的熟练程度。熟练程度越高的操作技能，越能自动化地、轻松完善地完成。

（三）操作熟练的特征

操作熟练的特征包括精确度、速度、效率、时间安排、一致性、预感性、适应性和洞察力，见表 2-4。

表2-4　操作熟练的特征

项目	特征
精确度	能精确地执行操作技能
速度	动作敏捷、充满自信
效率	动作经济（即无多余动作，遵循省时、省力的原则）
时间安排	精确计时，顺序正确
一致性	保证每次操作都能获得一致的结果
预感性	能敏锐地预感到操作过程中可能发生的事件，并能作出恰当的反应， 对操作的动作进行适当调整
适应性	能使技能适应当时的情况
洞察力	能够从较少的线索中获得最多的信息

二、操作技能的形成

根据心理学家费茨（P. M. Fitts）和波斯纳（M. I. Posner）的理论，操作技能的形成过程分为以下 3 个阶段：

1. 认知阶段　此阶段是操作技能形成的初期阶段。学习者通过教师的指导或观察别人的动作示范，或自己按照操作说明的要求，试图领会所学技能的任务、性质及要点。认知阶段的长短取决于动作技能的性质和复杂程度，动作技能越复杂，其认知阶段就越长。例如，静脉输液技术的学习与口腔护理的学习相比，其认知阶段更长。在此阶段，学习者的注意范围较狭小，只能集中于个别动作，而不能控制动作的细节和局部，在学习中难以发现错误和缺点，表现为精神和全身肌肉紧张，动作忙乱、缓慢、呆板而不协调，多余动作凸显，以及动作的连贯性差等，需要较多的意识控制。此阶段主要强调对任务的认知，即知觉和理解动作的术语、要领、原理或规则，以及做动作时应知觉的线索。

2．联结阶段 此阶段是操作技能形成的中间阶段。学习者开始将认知阶段学到的一系列局部动作形成一个连贯的操作并付诸实施，但各个动作的结合尚不紧密，动作转换不够连贯。此阶段，学习者注意和记忆的紧张度有所降低，动作之间的矛盾和干扰减少，多余动作逐步消失，发现和矫正错误动作的能力加强。此阶段的重点是使学生将动作的各个组成部分建立起固定的联结，纠正错误的动作，排除旧习惯的干扰。

3．自动化阶段 此阶段是操作技能形成的最后阶段。学习者已经能将操作技能的各个局部动作联合成一个有机的整体并巩固下来，操作技能达到熟练自然的程度。学习者无需思索就能熟练完成整个动作，执行动作时多余动作和紧张状态消失，并能根据情境变化而迅速、灵活、准确地完成整套动作，且无需特殊注意与纠正。

三、影响操作技能获得的教学条件

（一）指导与示范

言语指导结合示范是帮助学生掌握操作技能的有效方法。

（二）练习

1．练习曲线（practice curve） 也称为学习曲线，是操作技能随练习时间或次数的变化而变化的图形。练习曲线一般用横坐标表示练习次数，根据纵坐标的不同可呈现出 3 种练习曲线：如以每次练习的错误数或所需时间为纵坐标，练习曲线呈下降趋势（图 2-8A、B）；以单位时间内完成的工作量和正确数为纵坐标，练习曲线则呈上升趋势（图 2-8C）。

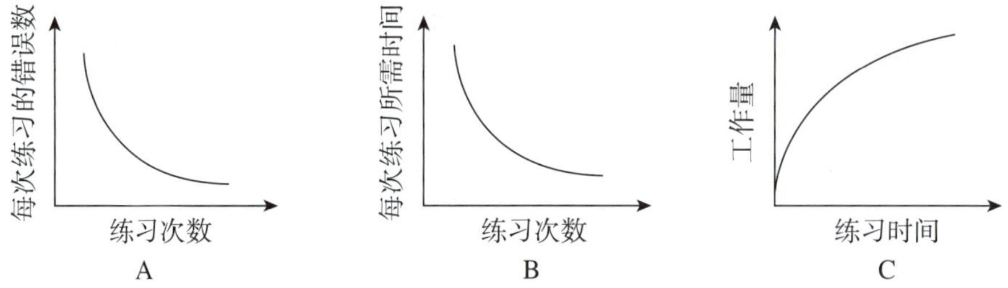

图 2-8 典型的练习曲线

A．表示每次练习的错误数与练习次数的关系；B．表示每次练习所需时间与练习次数的关系；C．表示工作量与练习时间的关系

由于操作技能练习内容的性质、难易程度、练习方法不同，练习的进步情况也不尽相同，表现在练习曲线上既有共同趋势，又存在个别差异。练习的共同趋势表现为：

（1）练习的进步先快后慢：一般情况下，练习初期操作技能的进步较快，以后逐渐减慢。主要原因是：开始练习时可利用旧的经验和方法进行练习，学生的练习兴趣较浓；教师把复杂的操作分解为一些简单的局部动作，使练习容易掌握；后期可利用的已有经验相对减少，学习任务越来越复杂，学生的进步就比较缓慢。

（2）高原现象：复杂的操作技能形成过程中，往往会出现练习中期进步暂时停顿的现象，称为“高原现象”。产生高原现象的原因为：①技能的进一步提高需要改变旧的行为结构和完成动作的方式，而代之以新的活动结构和方式；②身体素质的发展难以满足技能掌握的需要；③练习兴趣的下降，产生情绪厌倦，身体疲劳等。

（3）起伏现象：在技能形成过程中，会出现练习成绩时而上升、时而下降的起伏现象。主要是由学习环境、练习工具、教师指导方法等方面的变化，以及学生的主客观状态（如注意、兴趣、情绪、意志、学习方法和身体状况等）的变化而造成的。

按练习者练习进步的速度和质量，练习曲线存在着个别差异，可概括为四种类型：①速度较快，质量较好；②速度较快，错误较多；③速度较慢，错误较少；④速度较慢，错误较多。

2．练习方式

（1）集中练习与分散练习：集中练习指将练习时间安排得很近，从练习开始至结束，中间仅有短暂休息或完全没有休息。分散练习指练习期间有较长的休息时段将练习分开。集中练习法适用于简单的或不连贯的或是已学会的操作技能；分散练习法适用于复杂的或连贯的操作技能。

（2）部分练习与整体练习：若一项完整的操作技能均可分解成若干个局部技能，各部分技能之间不存在相互协调的问题，适合采用部分练习法；但如果连续性操作技能的各部分需相互协调，仅孤立地练习局部动作，则无助于整个技能的学习。

（三）反馈

对学生的操作技能进行反馈，可帮助学生及时调整自己的动作，促进其操作技能的形成及提高。根据不同的分类方法，有不同类型的反馈：

1．按照信息的来源　可分为内反馈和外反馈两种：①内反馈（intrinsic feedback）是指来自于学习者本身的反馈，指学习者通过自身各种感觉通路获得对自己练习效果的信息；②外反馈（exterior feedback）是指由教师、同学或其他临床工作者等作出的提示，或者观看有关操作技能的图表或录像得到的动作信息的反馈。

2．按照提供信息的时间　可分为同时反馈和延缓反馈：在完成操作过程中提供的信息反馈为同时反馈；在操作结束后或动作完成间隔一定时间后所提供的信息反馈为延缓（定期发生的）反馈。

四、操作技能学习理论在护理教育中的应用

（一）操作技能教学前准备

1．提供有助于学习的环境　使学生能在轻松愉快、安全无压力的环境中学习各项操作技能。

2．评估学生的起点行为　教师应了解学生学习新的操作技能的准备程度，包括是否学过此项操作，是否已经具备临床经验等。

3．明确目的、任务　教师要指导学生理解学习的目的和任务，使学生对所需掌握的操作技能建立一个明确的期望和目标，促进其学习的自觉性和积极性。

（二）有效的讲解与示范

1．使学生注意示范者演示　在操作技能学习的认知阶段，教师的讲解、示范与学生操作相结合，加强学生对操作技能的正确理解和记忆。

2．分解示范　教师将各个操作步骤分解，使学生清楚观看每个示范动作，并准确地掌握动作的结构与特点，以便于其观察、理解与模仿。

3．防止信息负担过重　在操作技能学习的认知阶段，示范动作的速度要慢，防止因信息量过大导致学习不能进行。

4．利用视听手段以促进技能学习　充分利用录像、视频或多媒体光盘等形式呈现操作技能的全部过程及分解动作，以便学生反复观察操作的完整过程及复杂局部动作。

5．引导学生回忆并利用已掌握的有关技能。

（三）合理的练习

1．了解练习曲线 了解练习过程的共同特征和个体差异，有助于合理分析和处理技能训练中出现的问题。

2．恰当分配时间 根据技能的复杂性和连贯性合理选择集中练习和分散练习。分散练习遵循先密后疏的原则，从练习初期每次练习的时间和间隔时间较短，逐步延长每次练习的时间和各次练习的时距。

3．合理安排进程 根据操作的难易程度合理安排整体练习和部分练习。各部分相互协调的简单操作技能可采用整体练习法。复杂的操作技能可采取在整体学习基础上进行部分练习，再回到整体练习的方法，即整体→部分→整体。

4．变换练习的形式 教师应设计各种操作技能练习的变式，如实验室练习与临床实际操作相结合、操作技能与实际病例相融合等多情境练习，以更好地促进操作技能的学习。

5．心理练习与身体练习相结合 心理练习指仅在头脑中反复思考操作技能的过程和程序。身体练习是指操作程序的重复练习。将心理练习与身体练习有机结合以打破时间和空间的限制，促进操作技能的改进。但从未进行过身体练习的操作不宜做心理练习，且心理练习的时间不宜过长，以免产生厌倦情绪。

（四）给予及时合理的反馈

教师应对学生的操作技能学习及时反馈，并根据练习的阶段合理安排反馈的形式和时机以提高操作技能的练习效率。

1．即刻反馈 在操作练习的起始阶段应以同时反馈为主，即教师在学生练习操作的过程中即刻进行反馈。

2．阶段性反馈 在进行某一阶段的教学之后，教师可以课后小结、阶段性教学小结或成绩考核的形式提供阶段性反馈。阶段性反馈不仅能指出学生操作的错误，而且能分析产生错误的原因，是对即刻反馈的重要补充。

3．发展学生的内反馈 教师应鼓励学生对自己所做的操作进行分析、评定，并加以校正，提高学生的内反馈能力。教师可通过提问的方式确定学生是否能够有效进行自我评价。教师应逐渐减少外反馈，鼓励学生通过内反馈形成自我反思总结的能力。

随堂测 2-8

知识链接

操作技能的迁移

操作技能的迁移是指一种操作技能的掌握对另一种操作技能的形成产生影响。操作技能的迁移现象多种多样，可从不同的角度进行分类。

根据技能迁移的性质分为正迁移及负迁移。正迁移是指一项技能对另一项技能产生积极的促进作用；负迁移是指两种操作技能的学习之间相互干扰、阻碍，产生消极、抑制的作用。

根据技能迁移的时间顺序分为前摄迁移及倒摄迁移。前摄迁移是指已有的技能影响新技能的学习，大部分迁移属于此类迁移；倒摄迁移是指新技能影响已有的技能和经验结构，使原有的技能得到充实、修正、重组或重构。

第九节　建构主义理论

案例 2-9

何老师在“健康评估”课程正式授课前都会设定一些问题情境，激发护理本科学生探索学习的兴趣；讲课过程中她会设计一连串的问题帮助学生达到对知识的掌握，并鼓励学生在上课前进行预习和查阅相应的文献资料；实践课程中则让学生在自我学习后直接对简易标准化病人进行身体评估并由其与其他同学进行点评；课余时间则让学生组成多个学习小组，共同解决理论与实践中遇到的困难与问题。经过一学期的学习，她所带班级的健康评估成绩在同年级护理专业中排名第一，学生们也表示收获很大。

请回答：

根据建构主义理论的主要观点分析案例中何老师和学生各自在教学中的角色。

一、建构主义理论的产生及代表人物

建构主义（constructivism）最早由瑞士著名心理学家皮亚杰提出，后经维果斯基、斯滕伯格等学者的深入研究，得到进一步的丰富与完善。20 世纪 70 年代末，以布鲁纳为首的美国教育心理学家将维果斯基的思想介绍到美国以后，对建构主义理论的发展起到了极大的推动作用。20 世纪 90 年代以来，强调以“学”为中心的建构主义理论在多媒体计算机和基于因特网的网络通信技术的保障下兴起并迅速风靡欧美，且以惊人的速度波及各个学科领域，被称为是继认知主义之后教育心理学的又一场重要变革。建构主义理论的主要代表人物包括：皮亚杰（J. Piaget）、科恩伯格（O. Kernberg）、斯滕伯格（R. J. Sternberg）、卡茨（D. Katz）、维果斯基（L. Vygotsky）。

二、建构主义理论的主要观点

1．学习是一个积极主动的建构过程　学习不是简单的信息输入、储存和提取的过程，而是学习者以已有的经验为基础，通过与外界的相互作用主动地和有选择性地建构对知识新的理解的过程。在学习过程中，学习者扮演信息意义主动建构者的角色，而教师则扮演学生建构知识过程中忠实支持者、积极帮助者和引导者的角色。

2．知识是个人经验的合理化，而不是说明世界的真理　知识不是纯粹的对现实世界的客观描述，而是个体在有限的经验基础上对客观世界的一种解释与假设，即知识具有高度主观性，它不能绝对准确无误地概括世界的法则，也不能提供对任何活动或问题解决都实用的方法。

3．知识的建构并不是任意的和随心所欲的，而要受到社会文化因素的影响　知识的应用具有情境性。在面对现实问题时，个体需要针对具体问题对其已有知识进行调整和修改。在此过程中，不可避免地要受到当时社会文化因素的影响。

4．学习者的构建是多元化的　由于事物存在复杂多样性，学习情感存在一定的特殊性，个体的先前经验也存在独特性，每个学习者对事物意义的构建将是不同的。

三、建构主义理论的基本内容

（一）关于学习的含义

建构主义认为，学习是在一定的情境下即社会文化背景下，借助其他人的帮助即通过人际间的协作活动而实现的意义建构过程。因此，建构主义学习环境的四大要素或四大属性为情境、协作、交流和意义构建。

1. 情境 学习环境中的情境设计包括学习活动的组织、心理氛围的营造及课堂文化的建设等。在建构主义学习环境下，创设有利于学习者对所学内容意义构建的学习情境是教学设计中最重要的内容之一。

2. 协作 指的是学习方式，在一定意义上是协商的意识，它应该贯穿在学习过程的始终。教师与学生之间、学生与学生之间的协作，对学习资料的收集与分析、假设的提出与验证、学习成果的评价，直至意义的最终构建均有重要作用。

3. 交流 是协作过程中不可缺少的环节。学习小组成员间必须通过交流来商讨如何完成规定的学习任务以达到意义构建的目标，以及如何更多地获得教师或他人的指导和帮助等。此外，协作学习的过程就是交流的过程，在此过程中，每个学习者的观点都为整个学习群体所共享，这对于推进每个学习者的学习进程起着至关重要的作用。

4. 意义构建 是整个学习过程的最终目标。它是指学习者在学习过程中根据原有的经验对当前学习内容进行积极主动的选择与加工，从而对学习内容所反映的事物性质、规律以及事物之间的内在联系达到较深刻理解的过程。

（二）关于学习的方法

建构主义提倡在教师指导下的“以学生为中心”的教学模式。在这一模式下，学生是知识的主动构建者和教学的积极参与者，而教师在教学过程中则担任意义建构的帮助者、促进者和合作者的角色，而不是知识的传授者与灌输者。教学被认为是一种培养学生主体性的创造活动。学生要成为意义的主动构建者，就要求学生在学习过程中从以下几个方面发挥主体作用：

1. 要用探索法、发现法去建构知识的意义。

2. 在构建意义过程中要求学生主动去搜集并分析有关的信息和资料，对所学习的问题要提出各种假设并努力加以验证。

3. 要把当前学习内容所反映的事物和自己已经知道的事物相联系，并对这种联系加以认真的思考。“联系”和“思考”是意义建构的关键。如果能把联系与思考的过程与协作学习中的协商过程（即交流、讨论的过程）结合起来，则学生意义建构的效率会更高、质量会更好。协商有“自我协商”和“相互协商”两种，前者是指自己和自己争辩什么是正确的，后者则指学习小组内部相互之间的讨论与辩论。

教师要成为学生建构意义的帮助者，就要求教师在教学过程中从以下几个方面发挥指导作用：

1. 激发学生的学习兴趣，帮助学生形成学习动机。

2. 通过创设符合教学内容要求的情境和提示新旧知识之间联系的线索，帮助学生建构当前所学知识的意义。

3. 为了使意义建构更有效，教师应在可能的条件下组织协作学习，如开展讨论与交流，并对协作学习过程进行引导，使之朝着有利于意义建构的方向发展。引导的方法包括：提出适当的问题以引起学生的思考和讨论；在讨论中设法把问题一步步引向深入，以加深学生对所学内容的理解；要启发诱导学生自己去发现规律、纠正和补充错误的或片面的认识。

（三）建构主义教学模式

在建构主义学习理论影响下形成的教学模式主要有：脚手架教学（scaffolding instruction）、

抛锚式教学（anchored instruction）、随机进入教学（random access instruction）等，下面介绍脚手架教学。

脚手架教学是指教师基于学生已有的知识，为帮助学生进一步深层次理解教学内容提供一种有效理解知识的概念框架（脚手架），使学生能够逐渐发现和解决学习中遇到的问题，掌握学习知识，提高解决问题的能力，成为一个独立的学习者。它是以苏联著名心理学家维果斯基的“最近发展区”（zone of proximal development，ZPD）理论为依据的。脚手架教学由以下5个环节组成：

1. 搭建脚手架　根据“最近发展区”的要求按照学生现有水平，围绕当前学习主题，建立概念框架。

2. 进入情境　提供一定的情境，再现书本知识所表现的实际事物或背景，将学生引入一定的问题情境。

3. 独立探索　逐步放手让学生自己独立探索。教师的引导在这一过程中应当由大到小，从有到无。

4. 协作学习　小组团结协作共同完成任务。通过小组成员间团结合作和互动讨论，使原来多种意见相互矛盾且态度纷呈的复杂局面逐渐变得明朗，加深对知识的理解，解决独立探索时的疑问，最终完成对所学知识的意义建构。

5. 效果评价　教师引导学生共同进行效果评价，包括学生个人的自我评价和学习小组对个人的学习评价。评价内容包括：①自主学习能力；②小组协作学习中的贡献；③是否达到意义建构要求。

四、建构主义理论在护理教育中的应用

1. 强调以学生为中心　教学设计应强调以学生为本，在教学过程中护理教师应倡导启发式、探究式的学习方式，让学生充分发挥其主动性，要能培养学生的主体意识、创新精神和创新能力；在教学中，教师应利用各种临床情境，创造学生应用所学知识的机会，并帮助其形成对客观事物的认识和解决实际问题的方案。

2. 强调“情境”对意义建构的重要作用　护理教师应围绕教学目标和主题，创设与主题相关的、尽可能真实的、富有挑战性的情境，及时呈现需要解决的问题，并利用认知过程的心理活动规律进行教学，避免纯理论的讲授。目前，护理院校尝试开展的情境教学法即是建构主义理论的应用。例如，在急危重症护理学“心肺复苏”内容的教学中，教师可以先播放心肺复苏抢救真实案例视频并提出问题，也可以让学生去急诊科见习，生动、形象的情境有利于学生的意义建构。

3. 强调“合作学习”对意义构建的关键作用　建构主义强调学生对学习内容的理解（即意义构建）是通过与周围环境的相互作用实现的。协作交流是建构主义的核心理念。学生们在护理教师的组织和引导下，针对某一主题一起讨论和交流，共同建立起学习群体，并成为其中的一员。

4. 强调对学习环境的设计　护理教师应该为学生创设可以在其中进行自由探索和自主学习的场所。在此环境中学生不仅能得到教师的帮助与支持，而且学生之间也可以利用各种工具和信息资源（如书籍、音像资料、多媒体课件等）相互协作和支持来实现自己的学习目标。护理教师在开展基于问题的学习法（problem-based learning，PBL）时一定要创设相应的学习环境。

5. 强调利用各种信息资源来支持“学”　护理教师要为学习者提供各种信息资源（各种类型的教学媒体和教学资料）以及信息资源获取方式、获取途径和信息资源使用方法等知识，以支持学生主动探索和意义建构。

随堂测 2-9

6. 强调学习过程的最终目的是完成意义建构 护理教师在整个教学设计过程中应紧紧围绕“意义建构”而展开，不论是学生的独立探索、合作学习，还是教师辅导，最终所有的学习活动都要有利于完成和深化对所学知识的意义建构。例如，对于“心肺复苏”一节的教学，不论教师让学生独立探索，还是协作讨论、师生对话，教学的最终目的是让学生能够掌握心肺复苏操作流程及操作要点，实现心肺复苏理论知识和操作技能的意义建构。

小 结

本章介绍了行为主义理论、认知理论、社会学习理论、人本主义理论、学习分类理论、成人教育理论、合作学习理论、操作技能教学原理和建构主义理论的主要观点及其在护理教育中的应用。桑代克的学习理论提出准备律、效果律和练习律三条基本规律。斯金纳的操作条件反射理论介绍了学习行为、强化类型、强化程序和行为塑造。布鲁纳的发现学习理论强调学习是主动形成认知结构的过程，提倡“发现学习法”。奥苏贝尔的接受同化学习理论指出有意义接受学习是学生学习的主要形式。班杜拉的社会学习理论重视榜样的作用，认为个体可以通过观察而习得新的行为。罗杰斯的学习理论强调以学生为中心的教学理念和以自由为基础的学习原则。加涅的学习分类理论根据学习水平的高低以及学习结果的层次对学习进行分类。诺尔斯的成人教育理论提出了自我指导的成人教育模式及其过程设计。合作学习理论包括积极相互依赖、面对面的促进性互动、个人责任、社会技能和小组自评5个要素。操作技能一般要经历认知、联结和自动化阶段才能形成。建构主义理论认为学习是一个积极主动的建构过程。

思考题

1. 认知学习理论的主要观点包括哪些？该理论的主要贡献是什么？
2. 社会学习理论的教育意义是什么？如何评价班杜拉的社会学习理论？
3. 人本主义学习理论的研究主题是什么？如何评价人本主义学习理论？
4. 根据加涅的学习分类理论对不同的学习水平进行分类。
5. 简述诺尔斯成人教育理论的贡献及局限性。
6. 合作学习的意义有哪些？
7. 请根据操作技能的教学原理，叙述肌内注射的教学过程。
8. 简述建构主义学习环境的四大要素。

（孙宏玉　董超群　凌　敏）

第三章 课程与课程设置

第三章数字资源

导学目标

通过本章内容的学习，学生应能够：

◆ **基本目标**

1．理解课程在学校教育中的意义。
2．复述课程（广义与狭义）、学科课程与经验课程、分科课程与综合课程、课程设置的定义；泰勒关于课程设置的四个基本问题。
3．区别不同的护理课程设置模式的优缺点。

◆ **发展目标**

1．根据给定的情境，依据学习的理论知识设计适用的护理学课程。
2．依据布鲁姆的教育目标分类系统，编制课堂教学目标。
3．举例说明健康中国战略对护理教育改革的影响。

课程是在教学活动中为了实现教育目标的主要载体，教育主体即教师与学生，需要以课程为主线来有效地完成教学活动。课程不仅对教学内容形成了明确规定，而且还决定了如何选择教学方法和教学组织形式，同时也是进行教学评价的重要依据。而护理教育必须符合护理学科的发展与临床模式，因此护理学课程设置必须符合本专业的特点。

第一节 课程概述

一、课程的概念

（一）课程的定义

在中国，“课”指课业，或者说教育内容；“程”是程度、程序、程限、进程之意，课程是指课业及其进程。在西方，“课程”的英文名称是 curriculum，源自拉丁文 currere，是跑道、跑马场的意思。根据这一词源意思，课程（curriculum）被理解为学习的进程。在不同的教育情境中，根据不同的理论基础对课程有不同的理解，可从广义和狭义两方面对课程进行定义。

1．广义的课程 课程指学校为使学生达到预期学习目标，从学科的教学内容扩展到学校指导之下提供给学生的全部经验，它是学科教学与学生活动的集合体。包括合理的学科设置、符合规律的教学活动、有计划的教学进程、有组织的课外活动以及良好的学校环境和氛围。

2．狭义的课程 课程指学校为实现培养目标而规定的教学科目，以及每一门教学科目的目的、内容、范围、分量、进程等的总和，主要体现在课程计划、课程标准和教材。

（二）课程与教学

1．西方关于课程与教学关系的观点 课程与教学关系的研究最早是由美国著名教育家杜威提出的：教学与课程彼此间水乳交融，相互作用，动态统一。20 世纪 90 年代，美国课程论专家奥利瓦对课程与教学之间的关系进行了系统研究，指出课程与教学的关系主要存在四种不同的观点，形成了四种不同的模式。

（1）相互独立模式：即课程与教学是两个相互独立、互不交叉的系统，在互不影响的情况下各自发生变化。

（2）相互交叉模式：即教学与课程虽然是两个相互独立的系统，但二者之间又存在着相互交叉的关系，教学包含着课程的一部分，课程也包含着教学的一部分。

（3）相互包含模式：主要有两种情形。一是教学包含课程，即“大教学论”；二是课程包含教学，即“大课程论”。

（4）循环联系模式：即课程与教学虽然是两个相对独立的系统，但二者之间又存在着密切的相互联系，构成一个更大的循环系统。其中，课程不断地作用和影响着教学，教学也不断地作用和影响着课程。

2．我国关于课程与教学关系的观点

（1）教学论包含课程论：这是传统的课程与教学关系的观点，该观点认为课程都是在教学范畴内被讨论的，课程被认为是教学内容的选择和组织，即教学论包含课程论。这种观点从教学论的立场出发，将课程视为教学内容，认为“没有教学内容的教学论是空洞的，课程事实上接受着也应该接受教学过程规律的支配”。

（2）并列论：课程论与教学论之间相互独立。有学者提出：“课程论与教学论应是教育科学下属的两个独立分支学科，各有特定的研究对象和不同的特点，构筑理论体系的相关概念也不相同，需要分别进行深入研究”。这种观点的提出，深化了人们对课程与教学问题的思考，改变了我国长期以来重教学轻课程的状况。

（3）课程论包含教学论：即“大课程观”。这种观点主张把教学作为课程实施，将教学论从属于课程论。如“课程本质上是一种教育进程，课程作为教育进程包含了教学过程”；“课程的属性和类型是多方面的，包含了学科课程与活动课程、显性课程与隐性课程，也就包含了课堂教学与课外教学、模仿教学与陶冶教学”；“教师也是课程的研制者，从而构建课程包含教学的主体机制”。该观点的提出，表明了人们思考和解决课程问题与教学问题的立场和取向开始了根本性的转变，逐渐将重心由教学转移到课程。

3．课程与教学的关系

（1）课程与教学相互联系：课程通过教学得以实施，教学则是在一定范围内实施课程的过程，两者共同服务于人的发展与传播社会文明及促进社会发展。

（2）课程与教学相互交叉：教学并不完全是实施课程的过程，而课程也并非仅仅是通过教学得以实施的，教学之外的其他活动也有实施课程的职能。由于课程的编制过程与实际的教学过程有时是部分重叠的，所以两者又存在着相互交叉的关系。虽然课程与教学密切联系，不可分割，但是并不能将二者混为一谈。只有厘清各自理论和实践的思路，使各自的理论更加深化和丰富，使课程和教学实践更有针对性，才能最终促进课程与教学论的整体发展。

二、课程的目标与功能

（一）课程目标

课程目标是指课程本身要实现的具体目标和意图。它规定了某一教育阶段的学生通过课程学习以后，在发展品德、智力、体质等方面期望实现的程度。广义上的课程目标的涵义定位于教育与社会的关系，是一个比较大的视角，涵盖面是全层次的。它是教育意图，包含了国家层面制订的“教育方针”和“教育目的”、学校层面制订的“培养目标”“课程教学目的”“教学目标”。

狭义上的课程目标的涵义定位于教育内部的教育与学生的关系，是一个相对狭窄而具体化的视角，它的涵盖面是特定的，主要指教学目标（objective of teaching）。教学目标是指教学中师生预期达到的学习结果和标准，是教学双方都应努力去实现的。教学目标总是以一定的课程内容为媒介，其确定与学生的需求、课程内容的选择和组织紧密联系，并和具体的教学内容一起呈现给教师和学生。

（二）课程的功能

课程是学校实现人才培养目标的主要体现，对学校教育具有重要意义，主要表现在以下几个方面：

1．课程是教育教学活动的基本依据　课程主要体现在课程计划、课程大纲及教材上，它们是课程的具体化。在教学过程中，教学的主体必须根据课程大纲要求和教材的要求，确定教学活动的基本内容、进程及教学方法和手段。

2．课程是实现学校教育目标的基本保证　根据学科特点及学科整体性的观点，教育目标被有效地拆分为各门课程，学生需要通过课程的学习获得必备的知识、相应的技能和思想态度，实现教育目标，从而保证人才培养的质量符合社会的需求。

3．课程是学校一切教学活动的中介　课程是根据各学科特点将知识进行系统化的整合，学校的一切教学活动都围绕课程进行，便于更好地把握培养目标。

4．课程为学校进行管理与评价提供标准　学校教育的质量主要针对学生各门课程的学习成绩进行有效评价，来考查是否达到培养目标。因此，课程是评估教学质量的重要内容。

三、课程的类型与应用

（一）课程类型

受不同教育思想的影响，课程有不同的类型，了解课程在学校教学中的表现形式，对于发挥其作用至关重要。

1．学科课程与经验课程　从课程内容所固有的属性出发，将课程分为学科课程与经验课程。

学科课程（subject curriculum）是以文化知识（科学、道德、艺术）为基础，按照一定的价值标准，从不同的知识领域或学术领域选择一定的内容，根据知识的逻辑体系，将所选出的知识组织为学科。学科课程使相同或相近学科领域的基础知识连贯起来，形成逐步递进、内容连续的逻辑系列，有利于人类文化的传承；所授知识和技能具有完整性、系统性和严密性；便于老师教学和发挥教师的主导作用。基本特点是：分科设置；课程内容按学科知识的逻辑结构来选择和安排，重视学科内容的内在联系；强调教师的系统讲授。学科课程是最古老、使用范围最广的课程类型，如数学、物理、化学等课程均属于学科课程。学科课程的主导价值在于传承人类文明，使学生掌握、传递和发展人类积累下来的文化遗产。

经验课程亦称活动课程（activity curriculum），是围绕学生的需要和兴趣、以活动为组织方式的课程形态，即以学生的主体性活动的经验为中心组织的课程。经验课程以开发与培育主体内在的、内发的价值为目标，旨在培养富有个性的主体。经验是经验课程的基本内涵，在于学生总是生活在特定的社会和文化之中，所以为了提升学生的经验和价值，经验课程也把学生感兴趣的当代社会生活问题以及学科知识转化为学生的经验，作为课程内容。相对于系统的学科课程，经验课程是侧重于学生直接经验的课程，这种课程的主要特点在于动手“做”，在于手脑并用，在于脱离开书本而亲身体验生活的现实，以获得直接经验。基本特点是：强调学生的自主性和主动性，强调通过学生自己的实践活动获得直接经验，强调训练学生的综合能力及个性养成。经验课程的基本着眼点是学生兴趣和动机，以动机为课程与教学组织的中心，如通过游戏、活动作业、手工、烹调、表演和实验等来获得与社会相适应的经验。经验课程的主导价值在于使学生获得关于现实世界的直接经验和真切体验。

两者的关系：学科课程与经验课程两者是对立、互补的关系。

2．分科课程与整合课程 分科课程（branched curriculum）是一种单学科的课程组织模式，它强调不同学科门类之间的相对独立性，强调一门学科逻辑体系的完整性。从课程开发来说，分科课程坚持以学科知识及其发展为截止点，强调学科知识的优先性；从课程组织来说，分科课程坚持以学科知识的逻辑体系为线索，强调学科自成一体。

整合课程（integrated curriculum）是指一种课程取向，有意识地运用两种或两种以上学科的知识观和方法论去考察和探究一个中心主题或问题。如果这个中心主题或问题源于学科知识，那么这种整合课程即是“学科本位整合课程”（或“综合学科课程”）；如果这个中心主题或问题源于社会生活现实，那么这种整合课程即是“社会本位整合课程”；如果这个中心主题或问题源于学生自身的需要、动机、兴趣、经验，那么这种整合课程即是“经验本位整合课程”（或“整合经验课程”“学生本位整合课程”）。

两者的关系：整合课程是与分科课程相对应的课程范畴，这两种课程组织形式各有其存在价值，因为学科发展本身就是分化与整合并驾齐驱的。分科课程在掌握知识的系统性、逻辑性和专业性方面的价值是整合课程无法替代的；整合课程在反映知识间的内在联系方面的价值也是分科课程无法取代的。它们具有互补性。

3．显性课程与隐性课程 显性课程（dominant curriculum）是列入课程计划或课程设置中所包含的正式课程。显性课程是教育系统或教育机构要求学生必须学习并通过考核以达到明确的教育目标，从而获取特定教育学历或资格证书。显性课程具有直接的目的性，以教学为根本途径。

隐性课程（hidden curriculum）也可称为“隐蔽课程”或“潜在课程”等，是在学校教育中无课程指南或学校计划中未明文规定，但却显然是学校教育经验中经常的和有效的部分的实践和结果。换言之，隐性课程是一个教育系统或教育机构中，学生在显性课程以外获得的所有学校教育的经验，不作为获取特定教育学历或资格证书的必备条件。隐性课程包括：①物质性隐性课程，如学校建筑和其结构和内涵、校园生活水平及其结构和内涵等。②制度性隐性课程，如人际关系准则，包括教师、学生、职工、领导相互之间的关系准则，学术交往、朋友交往、恋爱交往等准则。③心理性隐性课程，如师生特有的心态、行为力和价值观念等。隐性课程作为一种体验性教育经验，是以学生自我体验为根本途径，具有特殊性，即使学生获得特殊的教养，成为有特殊教养的人。隐性课程具有两种存在形态：一是非预设的隐性课程，在这种课程中，对学生产生影响的因素是自发的、没有经过精心组织的，课程计划中没有明确规定的、无形的，但在学校教育中对学生的发展起着重要作用的课程。二是预设的隐性课程，即影响学生的因素经过了有意图的设计、组织，因此，预设的隐性课程是指精心设计的、不具有实际形态，但对学生的发展产生潜在影响的课程，其主导价值在于通过渗透的方式对学生的发展产生熏陶作用，以影响和改变学生的思想意识。

两者的关系：显性课程与隐性课程是整体课程的两个方面或两个部分。显性课程培养学生的独立性、主动性、创造性；隐性课程培养学生适应环境、社会的能力，同时隐性课程能够提供更多的锻炼与实践环节。

4．必修课程与选修课程 必修课程（required curriculum）是教育系统或教育机构法定性的要求全体学生或某一学科专业学生必须学习的课程种类，通常包括公共课程、基础课程和专业课程。如护理学类专业课程计划中的体育、英语、思政课程、解剖学、药理学、基础护理学等。

选修课程（optional curriculum）是教育系统或教育机构法定性的，学生可以按照一定规则自由选择学习的课程种类，分限制性选修课与非限制性选修课。前者指在规定的范围内选修的课程，如必须在指定的若干组课程中选修一定组数的若干课程，或在若干门指定的课程中选修一定门数的课程；后者指不加限制，由学生自由选读的课程。如护理学类专业课程计划中的美学概论、古诗鉴赏等。

两者的关系：必修课程与选修课程是一对课程范畴，适应学生共同需要的必修课程与适应学生不同需要的选修课程相互结合，形成有机整体。

（二）课程类型在护理教育中的应用

1．护理课程类型　课程定义和课程相关理论可以告诉人们课程产生的缘由以及发展轨迹，同时需要知道课程在学校教育中的现实价值和功能，了解课程在学校教学中的表现形式以及文本规格，这对于发挥其作用至关重要。常见护理课程类型包括：

（1）以学科为基础的护理课程：是护理教育中传统的课程模式，即全部课程按学科分设。尽管各护理院校的课程计划不甚相同，但从总体结构上来看，基本是由普通教育、基础医学、护理学三大领域的课程组成。通常以疾病为中心，从病理学、病原学、治疗学和护理学等方面进行讲述。按系统划分疾病，包括核心课程和选修课程两大类型，并不断引进护理科学的新知识和新技能。

（2）综合性护理课程：是 20 世纪 50 年代后在医学教育改革中采用的一种新的课程结构。一般按照问题或人体系统进行学科内容组合，从而形成了一种跨学科的综合课程模式。课程的综合一般采用以下几种方法：

论证法：按照护理理论或其他相关学科的理论作为课程结构框架设置课程，如 20 世纪 70 年代早期产生了“以患者为中心”的课程设置模式。20 世纪 80 年代初，美国一所大学护理学校创立了“以健康问题为中心”的课程模式。有些学校通过论证人体发育和衰老的过程，把从出生到死亡的概念作为组织课程的基础。课程始终以人为中心，把各部分知识综合成较大的整体。按照这种课程结构，学生首先学习正常的生长发育、婴儿或成人的护理、预防医学和社区卫生，然后再学习疾病从加重到危重以至死亡的发展，目的是强调把患者作为整体，进行身心两方面的护理。

操作法：根据学生的需要组织教学，由学生根据自己的情况，选择适合于本人需求的活动。这种课程没有一定的结构，先让学生在医院观察，再决定他们需要学习的技能，然后再让他们进行以专题为中心的学习。

专家咨询法：经过护理专家的审定并确定护理实践中的各种问题，根据这些问题构建以问题为中心的综合性课程。这种综合性课程通过系统地向学生提出的问题和解决问题的过程，使学生学到解决各种护理问题所需的知识和技能。

综合性护理课程的特点在于课程结构是根据学生的需要和兴趣来决定的，重点放在学习解决问题的过程。学生在追求兴趣的过程中会碰到某些必须加以克服的困难和障碍。这些困难则构成了学生学习过程中想要解决的问题，成为学习的动力。同时，综合性护理课程也存在着一些缺点，如内部缺乏被确定的水平结构，不能充分体现课程设置的组织原则，同时也缺乏内部连续性。课程设置的顺序由多种因素决定，除学生的兴趣外，还有成熟性、经验背景、既往的学习经历、效果和难度等因素，但是综合性护理课程不能充分体现这些相关因素。

（3）以能力为基础的扩展课程：是根据国家卫生事业的目标和服务的需要，以及发展服务的策略来确定护理人员的预期能力，每门课程所规定的应是解决护理问题所必需的知识、技能和态度，全部课程组合达到发掘学生所必需的护理能力及解决问题能力的目标。

2．护理课程设置的基本原则

（1）科学技术和现代护理学的发展是护理课程演变发展的动力：科学技术是推动社会发展的动力，也是推动教育和课程发展的动力，历史上每次科技革命都带来了教育和课程的改革。现代科学技术迅猛发展，对人类社会各方面都产生了巨大影响，如信息和数字技术使人类的沟通、信息获取和数据库管理更便捷，生物技术、人工智能的发展对护理提出了挑战，必须调整护理教育的课程与内容以适应科学技术的发展。

医学护理学的发展促进护理学课程的更新。随着科学技术的发展、人民生活水平的提高，人们对医疗护理服务的需求随之提高，从基本的防病、治病拓展到优生、优育、健康、长寿。这要求护理学的知识体系要拓展到如何提高成人的健康水平，如儿童健康、妇女健康、老年健康，研究环境因素、社会因素、心理因素对人类健康与疾病的影响，进而推动护理心理学、护理教育学、护理康复学等护理学科的发展，促进护理学课程设置与内容体系的更新。

（2）培养目标是护理课程设置的根本依据，护理教育的培养目标是护理院校根据国家总的教育目的、任务制订的培养护理人才的具体质量规格与培养要求，它是护理课程设置的根本依据。护理学课程设置必须依据我国社会主义教育方针，正确处理德、智、体、美、劳的关系，在课程设置上进行全面合理的安排，使受教育者在德、智、体、美、劳等方面得到发展，成为有社会主义觉悟、有文化的劳动者。

护理学课程设置必须根据护理学专业培养目标的层次和规格，确定不同特点的课程系列。研究生教育是在本科层次的基础上，进一步培养具有研究、教育、管理和创新能力的专门人才，其基础知识应比本科生广博，专业知识比本科生精深；本科教育是培养高级应用型专门人才，要具有扎实的理论基础和较强的实际运用能力；高等专科教育是培养高等技术应用型护理人才，要求具备一定的理论基础，在应用型知识和技能方面的要求接近本科；中等专科教育在理论基础、应用知识和技能方面，要求比高等专业教育低。这些特点应在护理课程设置的科目与时间分配中得到充分体现。

护理学课程设置必须从护理学专业的角度考虑，应在充分认识课程对专业的适应性、更新性、发展性和坚持突出护理专业特色的原则基础上，确定护理专业的理论基础课程、主干课程、选修课程和整个课程体系。护理学课程设置必须与培养目标规定的学制相一致。按培养年限来确定课程设置：年限长的课程多，年限少的课程少。

（3）教育科学的发展是影响护理学课程设置的重要条件

1）教育理念的更新对护理学课程的影响：现代教育思想认为教学过程应具有传播知识和技能，发展学生的智力、能力，使学生形成辩证唯物主义世界观和培养学生的共产主义道德品质的功能。因此，护理学课程设置必须具有与此相适应的结构。

2）教学原则对护理学课程的影响：教学原则是对教学过程客观规律的反映。几乎所有教学原则对护理学课程设置都有制约作用，例如护理学课程的设置必须跟上科学发展的步伐，适应社会对护理人才培养的需要，同时又要有利于护理教学的正常进行，这就需要认真处理好科学文化知识的无限性和护理学课程的有限性的矛盾，既要考虑符合科学性与思想性相结合的教学原则，又要考虑量力性的原则。

3）课程载体变化对护理学课程的影响：随着科学技术的发展，课程载体除了传统的教科书、教学资料和图表之外，还包括网络资源、投影以及视频、音频及电脑磁盘等现代化载体。课程载体的变化必然带来护理学课程结构的改变及教学方法、手段的现代化。

随堂测 3-1

第二节　课程设置及护理学专业课程设置

案例 3-1

A 市拟新建一所护理学院。在该学院的初创阶段，教师们对学院的专业课程如何设置产生了分歧。有些教师认为应该与兄弟学院的课程设置保持一致，具体做法就是参考国内重点院校护理学专业课程设置，它们开什么课程我们也开什么课程，这样可省时省力。另有部分教师认为，因为本学院的护理学专业学员的就业范围以 A 市为主，应该对本市的社区情况、医院和其他医疗机构对护理人才的需求进行调研，在此基础上设置专业课程。这样做虽然需要消耗一定的时间和精力，但这样进行课程设置有一定的针对性，毕业生更能够适应社会的需求。两种观点的支持者相持不下。

请思考：

如果由你来设置课程，你会怎么做？

课程设置是课程理论与课程实践的重要桥梁，是课程领域的一个重要的核心问题。课程设置模式是指根据一定的课程理论指导和丰富的课程实践经验，为设计和组织课程而形成的一套较为稳定的课程设置活动结构框架和活动程序。不同的学者依据不同的理论，发展了多种课程设置模式，如行为目标模式、过程模式、文化分析模式、自然模式和实践折中模式等。

一、课程设置的原理

（一）泰勒原理

1949 年，泰勒（Tyler）在其撰写和出版的《课程与教学的基本原理》（*Basic Principles of Curriculum and Instruction*）中树立了课程研究领域的一个里程碑，对世界课程理论的发展产生了深远的影响。在书中泰勒中提出了关于课程设置的四个问题，被称为“泰勒原理”。泰勒原理也称为行为目标模式，被教育学家们普遍认可，并被广泛应用于学校和课堂教学，该模式对护理教育的发展也有着深远的影响。

课程设置过程中的四个基本问题为：①学校应该达到哪些教育目标？②学校应该提供哪些课程方能达到这些教育目标？③学校应该如何对这些课程进行有效的组织和安排？④我们应该如何对这些课程进行评价？

泰勒指出课程要包括“目标、内容、方法、评价”四个的基本要素，课程设置包括“叙述目标、选择课程、组织课程、评价”四个步骤，如图 3-1 所示。

叙述目标 ➡ 选择课程 ➡ 组织课程 ➡ 评价

图 3-1　泰勒课程设置步骤图

1．目标（objective）

（1）确定目标的意义：教育目标是指教师所预期的学生变化。教育目标的确定可以保证教学活动始终按照计划向预期目的进行，也是组织教学内容、确定教学方法的前提和依据，又是评价教育结果的标准。例如，当教育目标确定为“学生能够独立完成导尿操作”，则教学活动应始终围绕此目标，教学内容应以导尿操作为主题，并依据此目标，选择适当的教学方法，如讲授、示教、反示教等。当评价结果时，此目标可作为评价标准，如学生能独立完成导尿操作，则达到预期教育结果；若学生不能独立完成，则未达到预期的教育结果，因此制订教育目标极为重要。

（2）教育目标的层次：泰勒根据教育目标的性质及其与课程的关系，从宏观到微观，将教育目标分为以下三个不同的层次：

1）总体目标（general goal）：是目标系统中层次最高的目标，它在目标系统中起决定性的作用，所有的具体目标都是根据教育总目标制订的。它反映了特定社会对合格成员的基本要求，与该社会最根本的价值观一致。如我国高等教育总目标是把青年学生培养成精神充实、道德完善、学识渊博、智能高超、身体健康、精力充沛的人。它是我国关于高等专门人才的规格标准的具体标志，反映了一定的教育观、人才观和质量观，体现了国家对教育的期望和对年轻一代的培养要求。因而，它是制订教育政策、教育规划的依据之一，是健全高等教育体制、完善高等教育结果的重要因素。同时，它也是不同类型的高等教育制订具体目标的根本依据。无论是什么性质的高等教育机构，无论是哪个专业的高等教育，都是在保证总体目标实施的前提下，根据各自不同的要求和特点，确定自己的具体要求，设计不同的教育方案。高等教育的总体目标始终以其宏观调控的特有功能而显示出左右全局的重要意义。

教育的总体目标具有内容广泛、要求科学的特点。例如，我国高等教育总体目标的内容结构完整、全面，涵盖范围广泛，包含了对学生在德、智、体、美、劳等各个方面的要求，尤其高等教育培养的人才在素质的主要方面无遗漏或残缺。另外，我国高等教育总体目标也体现了需求的科学性，即对高等专门人才的规格要求科学准确、标准合理。既没有降低标准，把接受高等教育的人降低到中等教育以下程度，也没有无限拔高，用一流学者的水平要求学生，而是规格适当，难易适中，充分估计到学生在接受高等教育期限内可以达到的潜能阈值。

2）第二层次目标（secondary-level goal）：是将总体目标再进行详细分类，对总体目标进行特定性具体的解释，从而形成具体的目标框架。例如，我国的《护理学类教学质量国家标准》对培养目标的描述是“护理学专业本科教育的培养目标是培养适应我国社会主义现代化建设和卫生保健事业发展需要，德、智、体、美全面发展，比较系统地掌握护理学的基础理论、基本知识和基本技能，具有基本的临床护理工作能力，初步的教学能力、管理能力、科研能力及创新能力，能在各类医疗卫生、保健机构从事护理和预防保健工作的专业人才”。

3）特定行为目标（instructional objective or terminal objective）：指某一门课程的特定目标，是对组成学习活动的行为进行准确的陈述，其实质是对第二层次目标的进一步分解。特定行为目标的组成应包括描述学习者为达到目标进行学习活动的行为动词。例如，某学校护理学专业妇产科护理学的课程目标是：完成本课程的学习后，学生能够：①叙述妊娠、分娩及产褥期母体生理心理变化；②执行产前保健措施，并识别高危妊娠个案；③描述女性生殖系统的自然防御功能，识别妇科常见疾病的临床表现，并为护理对象提供有效的护理措施及自我护理指导等。

从以上教育目标分类可以看出，只有确定了教育的总体目标，才能够确定第二层次目标，之后再根据第二层次目标确定特定行为目标。例如，要确定护理学专业学生本科教育的课程目标，首先要确定本科生教育的总体目标，形成具体的目标框架，最后根据此目标，确定护理学专业本科生每门课程的特定行为目标。

（3）确定学校教育目标的依据：Tyler 认为，与其说是制订目标，不如说是选择目标。要对课程目标做出正确的选择，必须具备来自三个方面的信息：一是对学生的研究；二是对当代生活的研究；三是学科专家的建议。

1）学习者本身：Tyler 认为，教育是改变人类行为方式的一种过程，这个行为是广泛的，包括外在行为，同时又包括内在的思想与情感。研究学习者本身，可以提供教育的目标。首先需要调查了解目前学生的状况，然后把这种状况同标准进行比较，它们之间的差距就是学生的需要，也就是课程所追求的目标。例如，当确定护理学专业本科生的教育目标时，需要考虑学生自身的状况，对他们现有的知识水平、逻辑思维能力和分析判断能力等诸多方面进行调查，然后与本科生的标准进行比较，两者的差距体现了改变学生行为的需要，也就是护理学本科教育要达到的目标。

2）社会的需求：教育是为社会服务的，教育培养出来的人才必须是社会所需要的。根据社会需要，学校才能明确所培养的学生达到什么目标、应该具备哪些知识和能力等。在世界卫生组织世界医学教育大会报告中曾提出，医学教育的最高标准在于最好地满足当地的卫生需求。因此，了解社会的需求对于制订目标、保证学校培养社会所需人才来说是非常重要的。

社会对于护理学专业的需求，大致可以从以下几个方面进行了解：学校的地理位置和周围环境，所服务地区的医疗保健机构任务、数量和分工，所服务地区的经济状况，所服务人群的健康状况和需求，包括平均寿命、疾病谱、人口构成等，人才需求情况和就业机会等。例如，一所护理学院所在的城市是一个老龄化的城市，但课程设置中未开设老年护理学这门课程，教育目标也未提到学生需要具备老年护理的相关知识和技能。为满足这一社会需求，学院可以考虑增设相关课程，从而相应增加“学生初步具备老年护理的知识和技能”的教育目标。

3）学校的哲理：学校的办学宗旨和教师对本专业的理解构成了学校的哲理。教育目的和培养目标反映了学校领导和全体教师对培养人才的具体意图，也体现了教育者的价值观，即学校的哲理。哲理是通过全体教学人员对某些概念的一致认可体现的。如对教育的认识，对医学模式的认识，对护理学的四个基本概念——人、健康、环境、护理——的认识等。这些概念构成了确定培养目标的框架，也成为概念框架，随后一系列课程内容的确定、教学方法的选择、考核评价的实施，都在此框架内进行。因此，在确定学校教育目标之前，应首先评估以下内容：学生的背景，包括年龄、文化程度、地区、学习态度、动机等；学校的宗旨及教育思想；学校的教育层次，如中专、大专、本科等；学校的硬件及软件条件，包括教学资源、教学设备、教师队伍等；社会需求等。

（4）教育目标的特点

1）相关（relevant）：上层次的目标对下层次的目标有制约作用，下层次目标要保证达到上层次的目标。如某医学院护理学专业的培养目标是：培养适应我国医药卫生事业需要的，德、智、体、美、劳全面发展的，具有较扎实的护理学理论知识和技能，从事临床护理、护理教育、护理科研工作的高级护理人才。若其下一层的各门课程的课程目标并未包含这些内容，那么就会出现上、下两层的目标不一致的矛盾，这样确定的教育目标是失败的。

2）明确（clear）：即目标含义清晰，不模糊。教育目标是教学活动按计划向预期目的进行的保障，也是组织教学内容、确定教学方法的前提和依据。因此，含义不清、令人费解的教育目标难以发挥上述作用，也就失去了确定目标的意义。

3）可测量（measurable）：即目标可观察、可衡量。教育目标是评价教育结果的标准。如果标准无法测量，教育结果也就无法评价了。

4）可行（feasible）：即符合实际。具有可行性的教育目标在实际工作中才有意义。如将本科教育目标确定为“掌握本学科坚实、宽广的基础理论和系统深入的专业知识；具有独立从事科学研究工作的能力；并做出创造性成果”，显然这一目标对本科生的要求过高，不符合实际，在现实教育中不可行。因此这样的目标也没有意义。

（5）教育目标的构成：在泰勒原理中，教育目标由“一个表明学习者行为的动词、学习者实现目标所需具备的条件、评价学习者行为的标准”三部分构成。

1）表明学习者行为的动词：在目标组成中，必须有描述学习者行为的动词，而且学习者的这种行为不是抽象的，应是可观测的行为。例如：教学目标“学习者在不参照书本和笔记的情况下，描述或书写骨骼的结构”，“描述”这个行为动词表明了学习者可观测的行为；教学目标“学生能够在模型上独立演示灌肠操作”，“演示”这个行为动词也表明了目标的可观测性。

2）实现目标所需具备的条件：这些条件通常指时间的限制、资料的使用或特殊的场景等。例如：教学目标“学生能够在10分钟内完成麻醉床的准备工作”，“在10分钟内”这一时间限制就是实现该目标的条件。在上一段中的例子中，实现目标的条件分别是“在不参照书本及笔记的情况下”和“在模型上”。

3）评价行为的标准：以“用无菌技术清除患者伤口腐烂的组织，不会给患者造成危险及不适”这个教学目标为例，行为动词是“清除”，实现目标的条件是“用无菌技术”，评价行为的标准是“不会给患者造成危险及不适”。

陈述教育目标时应注意：①学生是预期行为目标的唯一主体；②教育目标是预期结果，而不是实施过程；③不要将两个或两个以上的预期行为结果列入同一目标。

2．内容（content） 在行为目标模式实施过程中，一旦目标确定，就应考虑下一主题——内容，即如何选择与目标相一致的课程。Tyler认为教师的作用在于安排一定的情境，以帮助学生达到预期目标。因此选择课程的中心问题可以归结为如何安排各种情境，以保证使学生能够获得自己期望的学习经验。这需要遵循以下几条原则：①必须使学生有机会去实践目标中所包含的行为。②必须使学生在实践上述行为时有满足感。③所选择的课程应在学生力所能及的范围内。④可采用多种形式的课程达到同一个目标。⑤同一课程也可以产生多种结果。

Tyler还指出，课程必须具备以下特征：能够发展学生的智力；有助于获得构成各种知识的原理、原则，以及这些原理和原则的各种实验、证据、观念、事实等；有助于发展学生的社会态度和兴趣。

3．方法（method） 对课程进行有效的组织和安排是在制订了目标和内容之后的第三阶段工作。要使课程组织有成效，必须符合以下三条标准：①连续性，即课程设置应使学生对于所学的能力或技能有不断重复练习和继续发展的机会。②程序性，即后面的课程必须在前面课程的基础上更加广泛和深化。③统合性，指横向联系，需要考虑各门课程的关联性和学生行为与所学内容的统一和连贯，即把学生某一学科的能力作为学生全部能力的重要环节并加以促进，而不是仅仅把它作为孤立的能力。

例如，在某护理学院的课程设置中，将医学基础课和护理学基础作为临床课程的前期课，体现了课程组织的连续性，即学生在护理学基础课程中，所学到的知识和技能仍可以在临床课程的学习中得到重复、练习和发展的机会；程序性，即学生对医学基础课的学习是进一步学习临床课程的前提和基础；统合性，即临床课程（内科护理学、外科护理学、妇产科护理学和儿科护理学等）横向彼此相关联，学生能够为护理对象提供整体护理是这些课程共同的培养目标。

4．评价（evaluation） 评价是按照一定的标准，采用一定的方法、途径对课程各方面的价值和特点做出判断的过程。课程评价具有多种功能，如检查功能、反馈功能、激励功能等。课程评价的对象可以包括课程计划、课程内容和教材等。只有通过评价，才能发现课程在哪些方面产生了效果，在哪些方面还有待改进。

课程评价贯穿课程设置始终，依据评价的时间点和所起的主要作用不同，可以分为以下三种类型：

（1）诊断性评价：是为了使课程适合于学习者的需求和背景而在一门课程开始之前对学习者所具有的认知、情感和技能方面的条件进行的评价。其目的是了解和掌握评价对象的基础和情况，为制订课程做准备。

（2）形成性评价：或称过程评价，是在课程设置过程中进行的系统性评价，目的是及时了解活动进程的效果，及时反馈信息，以便及时修正，及时调整。在课程实施阶段，能够检查学生是否有效地掌握某一特定课程内容，或者提出达到目标还需要进一步学习哪些内容。

（3）终结性评价：是一种事后评价，是在课程实施后，为了解并确定其成果而进行的评价，目的是对课程质量有整体的把握。

行为目标模式在课程设置过程中占主导地位，是一个循环往复的过程。随着社会政治经济和科学技术的发展变化以及新的教学研究成果的不断出现，课程将永远处于变化状态之中。行为目标模式有其独特的优越性，对课程设置有广泛的影响，但模式本身也存在不足之处。表3-1对行为目标模式的优点和局限性进行了概括。

表3-1　行为目标模式的优点和局限性

优点	局限性
1．为学生学习提供了明确的方向	1．使教育的领域变得狭隘
2．促使教师更加详细地检验目标	2．确定高水平的目标很难，因此学习只集中在低水平的目标上进行
3．通过观察学生的行为，使学生较为容易达到目标	3．要在情感领域确定明确的目标几乎不可能
4．目标可以帮助学生进行自我指导性学习	4．忽视了对不可预测结果进行指导
5．为课程设计提供了一个比较合理的系统	5．不可能陈述每一个学习结果的目标
6．学生更喜欢有明确的目标来指导其学习生活	6．只能反映训练的领域，不能反映教育领域
7．可以为不同机构相似课程的比较提供基础	7．只促进同一性而忽略了差异性
8．为教师提供了评价学生行为的系统	8．对个别教师及个别学生应有不同的目标

（二）布鲁姆教育目标分类

1956年，美国著名心理学家、教育学家本杰明·布鲁姆（Benjamin Bloom）出版了《教育目标分类学：认知领域》。他把教育目标划分为三大领域：认知、情感和精神运动，即布鲁姆教育目标分类体系。这种分类方式使教育工作者在考虑教育目标时能够更加清晰和明确，在描述目标时，能够用更精确的语言更有效地对目标进行评价。

1．认知领域（cognitive domain） 认知领域涉及的是一些心理及智力方面的能力和运算。按认知领域的复杂性，分为“记忆、理解、应用、分析、综合、评价”6个水平，其中，记忆在认知领域中处于低级水平，综合、评价为高级水平。不同水平的目标反映了对学生不同的要求，在描述中所用的动词也不同。

20世纪90年代，以认知心理学家Lorin Anderson（曾为Bloom的学生）为代表的团队，更新了认知领域的目标，以适应21世纪的教育现状：将分类词汇由名词（如application）修改为动词（如apply）；将综合能力（synthesis）修改为创造（create），并将其提升至最高层次等。如图3-2所示。

（1）记忆（remember）：是对先前学习过的材料的记忆。记忆水平的目标要求学生记住即可。如目标定为“学生能够复述女性生殖系统的组成”，“复述”一词反映了学生只要记住便可达到目标，属于认知领域中知识水平的目标。知识水平目标的常用动词有：定义、描述、复述、陈述、列出、背诵等。

（2）理解（understand）：是把握知识材料意义的能力。理解水平的目标要求学生有一定程度的理解，不只停留在记忆的水平。如目标为“学生能区分前置胎盘和胎盘早剥的临床表现”，“区分”一词反映了学生需要在记忆前置胎盘和胎盘早剥的临床表现的基础上，进一步

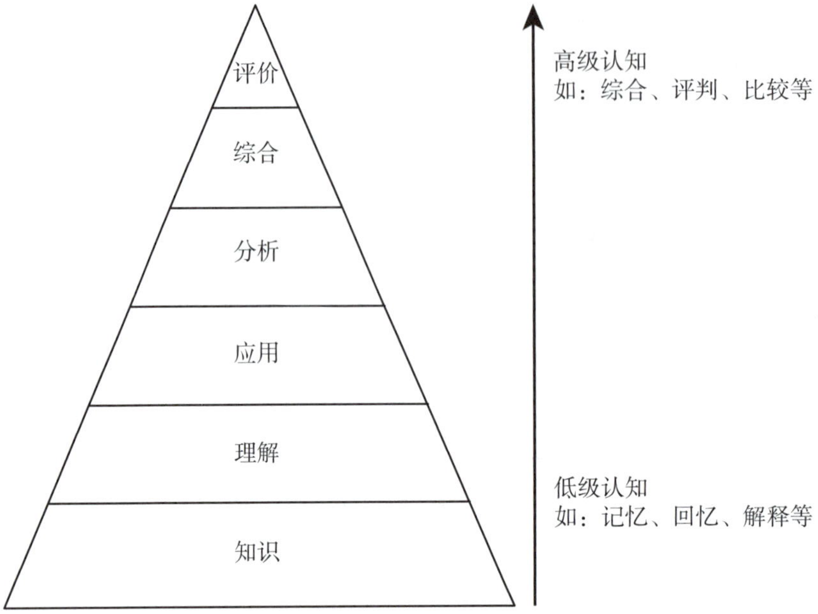

图 3-2 基于 Lorin 等的 Bloom 分类法

加深理解二者的异同。理解水平的常用动词有：解释、区分、举例、总结等。

（3）应用（apply）：此水平的目标要求学生能将以前所学的知识应用于实践，它测量学生独立解决问题的能力。如"学生能够运用小儿营养计算法，正确地为特定年龄和体重的儿童计算入量"。常用的动词有：计算、演示、操作、使用、修改、运用、执行、应用、联系等。

（4）分析（analyse）：是把复杂的知识整体材料分解为组成部分并理解各部分之间联系的能力。分析水平的目标要求学生能够对事实、观点、假设或判断进行分析，从而进行比较和对比。如"学生能够分析急性心肌梗死患者现存的主要护理问题"。常用的动词有：分析、指出、区别、识别、选择、分类等。

（5）评价（evaluate）：是对给定的材料进行价值判断的能力。评价水平的目标要求学生对方法、观点、人及物等的价值进行科学的判断。如"学生能够独立评价某护理计划制订的科学性和合理性"。常用的动词有：评价、断定、评判、判别等。

（6）创造（create）：是以分析为基础，全面加工已分解的各要素，并再次把它们按要求重新组合成整体，以便综合地创造性地解决问题，包括制订计划或操作步骤等。创造水平的目标是针对学生独立解决新问题的能力进行测量，它需要学生将几部分知识融会贯通。如"学生能够为乳腺癌患者制订一份行之有效的护理计划"。常用的动词有：综合、设计、制订、创造、发展等。

认知领域的目标分类详见表 3-2。

表3-2 认知领域目标分类

水平	分类
记忆	1. 关于特定事物的知识：①专用名词术语的知识；②体现行为的知识 2. 关于处理特定事物方式及手段的知识：①惯例和习俗的知识；②趋势和结果的知识；③分类和范畴的知识；④标准的知识；⑤方法论的知识
理解	1. 名词、概念的转换 2. 名词、概念的解释 3. 名词、概念的推断

续表

水平	分类
应用	应用原理、规则及概念于真实场景中
分析	1．对要素的分析 2．对关系的分析 3．对组织原理的分析
评价	1．按照内部标准作出判断 2．按照外部标准作出判断
创造	1．提出某种独到的见解 2．做出某种计划或提出一套操作方法 3．从一套抽象关系中作出引申

2．情感领域（affective domain） 情感是指价值内化的程度。情感领域的目标设计主要是各种态度、价值观和鉴别力。其水平划分从低到高，依次为接受、反应、赋予价值、价值观念组织化，以及价值体系的性格化，详见表3-3。

表3-3　情感领域目标分类

水平	分类
接受	1．意识 2．接受愿望 3．能控制或选择注意
反应	1．默许 2．愿意作出回答 3．在回答中得到满足
赋予价值	1．对某种价值的接受 2．对某种价值的偏爱 3．对某种价值的信仰
价值观念组织化	1．对某种价值的概念化 2．对某种价值体系的组织
价值体系的性格化	1．概括化的定势 2．性格化

3．精神运动领域（psychomotor domain） 精神运动领域的目标主要涉及各种精神运动技能，其水平从低到高依次为模仿、操作、精确、连接和自然化，详见表3-4。

表3-4　精神运动领域目标分类

水平	分类
模仿	对演示动作的模仿
操作	按照命令或一定程度要求动作，可以使用工具
精确	重复进行一个指定的动作，动作熟练程度可以达到很高水平
连接	不同的动作可以连接，按顺序协调起来
自然化	各动作相互之间的衔接几乎不假思索即可完成，动作技巧已达到完美水平及自然化的程度

二、课程设置的程序

课程设置包含四个阶段，即指导阶段、形成阶段、功能阶段和评价阶段。四个阶段相互依赖，相互发展。每一阶段的设计会影响到下一阶段的设计。

（一）指导阶段

指导阶段（directive stage）为整个课程设置过程提供了明确的方向，是其他三个阶段的基础，也是课程形成的保障。这一阶段的核心工作是确定有关哲理、理论、概念以及知识的具体内容，因此需要收集大量的信息资料、参考文献，以作出决策，并能够为之后的各阶段提供指导，同时需要全体教师有效地参与和支持。

指导阶段包含四个主要内容：护理哲理、统一术语、培养目标和概念框架。哲理的确认和术语的统一将对课程设置提供明确的规则，参与制订哲理的教师最终应在许多问题上达成一致，并且统一本课程采用的术语，从而达成共识，然后确定培养目标，即培养何种类型的毕业生，这一系列的内容完成后，随之产生课程的理论框架。因为概念、理论是抽象的，难以精确定义，刚开始会对真正的目的产生误解与怀疑。指导阶段需做出决策的事情很多，需投入大量的时间及精力，因此在此阶段应制订一个时间表，以表明每一部分所需的时间。同时，时间表有助于教师的积极参与并且为课程设置的发展提供动力，使指导阶段有效地运转。

指导阶段的主要特点是勾画出课程设置的方向，并不制订具体讲授内容。同时，一个护理学院或护理系可花费几年时间去发展并完善其护理哲理的框架，在指导阶段制订出明确的目标后，下面的阶段就可以通过小组或个人制订具体内容。

（二）形成阶段

形成阶段（formative stage）是根据指导阶段的课程设置方向，制订每一部分的具体内容。它包含三部分：①教学大纲的形成；②确定层次目标与科目目标；③课程内容一览表。首先设计教学大纲，教学大纲的形成导致了层次目标的制订，层次目标的制订又产生了科目目标及课程计划，层次目标与科目目标用于形成阶段的评价，而课程内容一览表则表示护理课程是如何达到层次目标与科目目标的。

大学和护理学院对必修课的要求一般是特定的。自然科学、社会科学和人文科学等课程特定地反映出本学校的护理哲理与理论框架，选择课程内容的条件与前提亦是基于指导阶段的理论基础进行的。指导阶段决定了如何有效地选择课程，它是护理课程计划的基础。形成阶段中所确定的内容或设置内容的成败与指导阶段各个步骤的完成情况直接相关。例如：应用术语、理论框架结构与培养目标的一致性，护理哲理指导各阶段各个步骤的成功等。当形成阶段出现问题时，极可能提示指导阶段中某一个部分需要进一步改进。

（三）功能阶段

功能阶段（functional stage）表示了课程设置中教育者的具体行为。一般来说，它是课程设计过程中的实践阶段，它把前两个阶段的内容付诸实践。功能阶段包含三方面的内容：①课程内容说明；②教学方法及学习实践；③学习的有效性。当教授整个课程内容时，可能发现前两个阶段形成的教学大纲中的某些定义不完善，在实施过程中需要不断地进行修改。因此，在此阶段中，全体教师的通力合作是确保课程实施的基础。

功能阶段为教师创造性地应用指导阶段和形成阶段的结果提供了机会。无论课程是个人授课还是小组教学，全体教师都有责任运用经验及职业判断力来确定什么样的课程是可行的。教师参与的目的是帮助学生达到形成阶段所确定的目标，但是这种方法又因教师本身指导能力的不同而有所区别，可以通过评价确保学习行为的有效性及识别学生分数的有效性。在此阶段，可以修改前两个阶段的有关内容。教师应牢记指导阶段的思想，这种思想的不断强化会加强教师的参与和理解，从而保证在此阶段实施过程中，与指导阶段的哲理相一致。

（四）评价阶段

评价阶段（evaluative stage）作为课程设置过程中的最后阶段，对课程计划完成程度进行分析，评价的手段及方法是衡量学生是否最终达到了教育目标及哲理所规定的范围。包含三方面的内容：①输入评价；②过程评价；③输出评价。输入评价是指某课程计划实施前对学生特征的估计。过程评价是指那些影响学生行为的活动，例如教与学活动、学习成绩等。输出评价是指学生是否达到了培养目标的要求及能力。在接受某一教学大纲教育时，按一般系统理论，学生具有一定的知识、技能与方法，这是输入量；通过教学大纲中课程活动的影响，这是过程量；当完成教学大纲时学生具有显著性的变化，这是输出量。这一系统模式的评价始终贯穿着学习的过程，是不断变化的过程（图 3-3）。

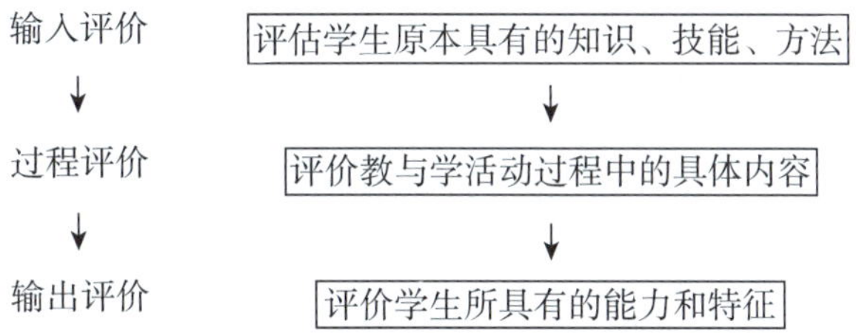

图 3-3　评价阶段系统模式图

三、课程科目大纲的制订

课程科目大纲是为了帮助学生及教师了解某一课程概况。为保证其有效性，课程大纲必须在授课前制订，并由学生讨论通过。它包括课程综合描述、课程目标、课程内容、教授方法及评价方法，并且也指出它们各方面的关系。从另一角度说，课程大纲反映课程设置过程中形成阶段与功能阶段各部分内容的总结（表 3-5）。

表3-5　课程大纲的内容排序表

课程目标	课程内容顺序排列	教授方法	评价方法
按主次排列所有目标	包括课程内容一览表中确认的各领域的课程	包括教授自学和实验 / 实践课	所规定日期及所确认的评价工具

制订课程科目大纲应遵循下列原则：

1．课程目标合理　课程目标是从教育目标及层次目标中发展而来的。课程内容一览表是根据理论框架结构发展的，课程目标必须有助于课程内容的排序，这样才能选择合适的教授方法及评价方法。

2．明确课程内容各部分之间的关系　由于课程目标及课程内容比较稳定，明确了课程内容各部分之间的关系，就可以选择灵活多变的教授方法及评价方法。

3．澄清评价方法与教授方法的异同点　在教授方法与评价方法的异同点方面常有混淆之处。例如，教师推荐书籍是一种教授方法，但这也可以作为将来评价考试题目的来源。而书面作业是既可以反映教学行为进展的教授方法，又可以作为评分依据的评价方法。教授方法所选择的提问方式也可以作为一种评价标准。对于学生来说，要理解学习行为与评价行为的不同内涵是十分必要的，尤其在临床实习过程中，更为重要。

4．分清主次，认识关键所在　虽然所有课程目标都需完成，但教师需按其关键的程度分清主次。这就要求教师具有专业判断能力，这样可以节约学生的时间和精力。

5．确认课程内容的顺序 因为课程目标按关键程度分主次，所以课程的内容也要根据课程目标分主次，课程内容还应该反映学习过程的渐进性，并按基础学科的内容排列主次。

6．树立课程评估的整体性观念 应综合课程的所有方面进行评估，从全部课程内容的明确性和整体关系的角度进行评估。

四、课程设置在护理教育中的应用

（一）计划课程设置应考虑的因素

对课程设置进行具体计划时需注意以下几个因素：①课程设置的总体结构应反映教育方针。②护理哲理的主张尤其是与护理及学习有关的哲理，应作为指导方向。③所有课程应包括公共课程、医学基础课程和护理学专业课程。这三方面需要按比例组合。④所有课程排列顺序应考虑到某一课程科目中必要的知识水平。指导阶段的理论框架对这种科目目标有很大影响。⑤充分评估课程的参考资料。⑥明确区分护理学与其他领域的知识，以确定适当的支持课程。

设置必修课有许多种方法，这些设计应该在每个层次（学年）水平上体现促进学习者学习经验的提高并且允许存在个体差异。由于临床实践条件、专职教学人员的组成、学科内容紧密及渐进等情况的限制，对必修课的选择经常缺乏灵活性。因此，在课程设计过程中，教师应该能够识别这种缺陷，从而尽可能减少这种僵化模式。可以通过允许学生自由选择的方法，以及放松对护理学前期必修课的限制得以发展课程设置中的灵活性。

（二）护理课程设置模式

课程设置模式可因护理学课程在整体必修课中的不同位置而有所差异，下面主要介绍国际上最常使用的三种护理课程设置模式：

1．“建筑式”课程设置模式（building design） 该模式表示基础学科在四年制中的前 2 年修完，后 2 年护理学课程则是建立在前述必需的知识基础之上。如图 3-4 所示。

2．“渐进式”课程设置模式（progressive design） 该模式表示大多数基本学科要求前 2 年修完，同时有一部分护理课程亦要求修完。在这种模式中，前 2 年所学的护理学内容主要是一些不需具备某些基础学科知识的部分，例如护理专业发展史。随着课程的进展，护理学必修课比重增加而其他学科内容比重下降。如图 3-5 所示。

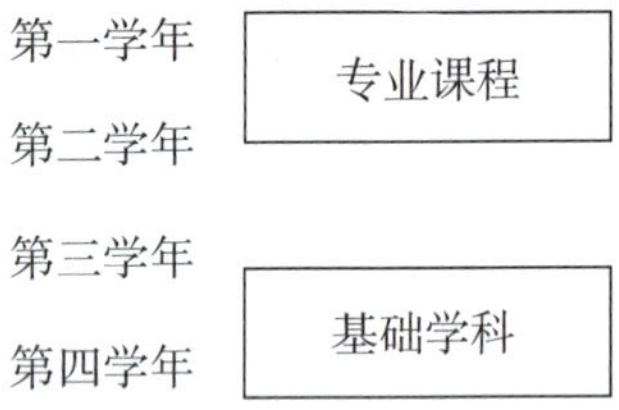

图 3-4 “建筑式”课程设置模式

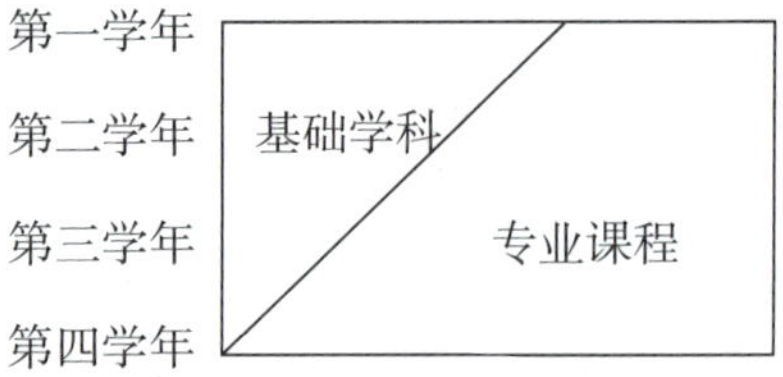

图 3-5 “渐进式”课程设置模式

3．“平行式”课程设置模式（parallel model） 该模式是指四年学制中基础学科课程与护理学专业课程同时开课，以一定比重同时修完。如图 3-6 所示。

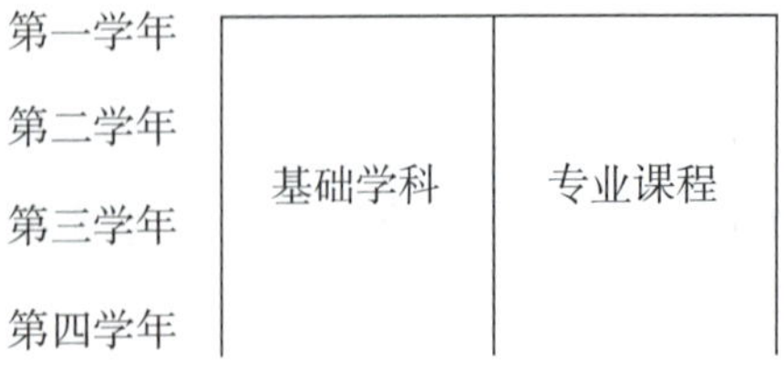

图 3-6 “平行式”课程设置模式

“建筑式”模式主要强调在具有牢固的基础科学知识基础上，进行护理专业课程的学习；“渐进式”模式中则主张护理学科应与其他学科统一为一个整体，不很强调基础学科奠定基础的作用。因此在选择不同课程设置模式时，必修课程的顺序也不同。

护理的哲理决定了必修课程的具体内容。例如护理哲理认为社会的变化包括影响个体文化价值的政治与社会力量的相互作用，可能设置的必修课包括社会学、政治科学、人类学。护理的哲理主张健康是受人类固有的潜在能力及生长发育趋势所影响的，必修课则应设置生物学、遗传学、心理学、生长发育理论等。在课程设置过程中，应考虑主干必修课与支持主干必修课之间维持一种平衡。通常情况下，一个合理的课程总体设置需要包括 1/3 的公共课程和人文科学的必修课、1/3 医学基础课程、1/3 护理学科课程，并且在这些必修课项目中，课程之间应有灵活性，并有自由选择的前提。

随堂测 3-2

科研小提示

对比中西方护理本科教育课程设置的区别，开展文献分析。

第三节　课程改革

研究学校课程改革，是课程领域的重要研究课题。课程系统是一个开放系统，它与外界各系统之间有着各种各样的联系，并发生着各种各样的相互作用。也正是由于这种相互作用，学校课程才不断发展变化，而且必须经常地进行改革，才能适应社会发展需要。

课程改革是以一定理论为基础，按照某种观点对课程进行集中一段时间的有目的、有计划的改造，其核心是价值观念的重大变化或方向上的调整。因此，如果不对学校课程改革的影响因素、课程改革的方针等内容进行研究，改革就无从着手。即使盲目地进行这种改革，成功的希望也是极小的。

一、影响课程改革的因素

（一）护理教育领导者的作用

护理教育领导者在课程改革方面占有重要的地位，因为他们拥有决策权力，而且对机构也有全面了解。其作用不仅限于行政管理和现有系统的有效运转，而且还涉及新观点及新政策的革新。护理教育领导者的领导方式、决策形式将对课程改革，以及对整个学院的风气产生深远的影响。

护理教育领导者的决策形式基本包括以下四种：

1.“宣布”决定　无论重要或不重要的决定都是由领导自己做出决定后，再传达给大家。

2.“推销”决定　领导者做出决定，并努力说服他人采纳这个决定，以获得大家支持。

3.“磋商”决定　领导者向有关人员征求意见，最终仍由领导者负责做出决定。

4.“参与”决定　领导者允许其他人员参与决定过程，并且接受共同做出的决定。

“宣布”决定和“推销”决定，这两种形式可能导致下属成员的同意，但如果下属成员认为决定仅仅是单方面强加于他们的时候，他们的同意就有可能仅停留于表面。“磋商”决定，这种决策形式最常见，因为它有明确的责任界线。“参与”决定，这种决策形式被认为是民主的，大多数的议题和决定通过投票表决形式来确定。需要强调指出的是，通常出现的同意，实际上意味着某种中间立场，或者是一种妥协，这种情况一般不会促进创造性革新。

（二）学院风气

一个健康的机构有以下几个特点：

1．目标集中 机构的每个成员都清楚目标，并接受目标。

2．适当的交流 通过交流，信息可以被广泛地传播。

3．最佳的权力利用 很好地应用权力，权力分布均等，不存在特权，下属的意见可以反映到高层次的领导者中去。

4．资源利用 资源被充分有效地利用，特别是人力资源。

5．凝聚力 成员之间存在共同一致的意志，内部团结。

6．士气 成员有自我满足感，对机构没有抱怨。

7．革新性 为了新的目标采取行动，并创造新的程序。

8．自治 机构有相对的自治性，不受外界的影响。

9．适应 机构不断适应新的形势，从而满足新的需要。

10．有效地解决问题 有效而系统地处理问题。

各护理学院的风气差别很大，有些学院的风气活跃，充满热情和新观念，而另外一些护理学院则风气保守，仅仅维持一种传统性的现状。课程革新更可能发生在那些不过分强调等级权力的学院，因为那些学院强调自治。

学院的风气受学院领导的行为、领导与下属的关系以及下属的行为等因素的影响。从开放型到封闭型学院风气的连续谱见图 3-7。

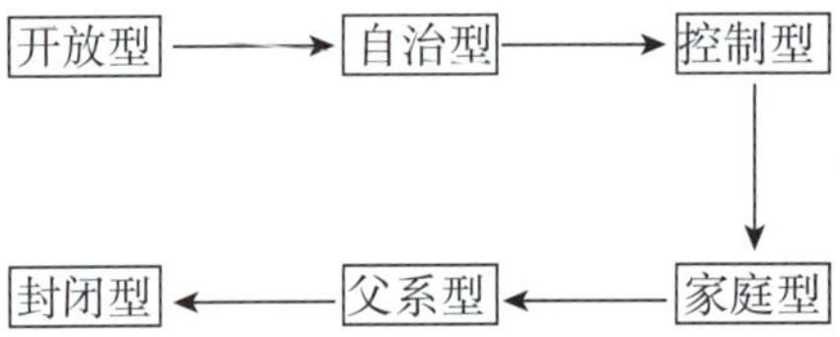

图 3-7 从开放型到封闭型“风气”的连续谱图示

1．开放型 领导者勤奋、灵活，在必要的时候制订条例和目标，领导者的监督并不十分严密，把下属成员的需要看得很重要，机构成员士气高昂，人际关系良好。

2．自治型 领导者的开放意识不明显，允许机构成员有较多自治，但是提供自治的领导者缺少积极性。机构成员的需要并不能很好地被满足，不过成员们具有一种责任感。

3．控制型 领导者使机构成员工作得很辛苦，而且进行独裁统治，很少顾及成员们是否感到满意。成员们对此有抱怨，不过成员们仍有一种责任感。

4．家庭型 领导者给予非常少的决策，为机构成员创造一个愉快的气氛，但成员们通常士气低落，缺乏进取的目标。

5．父系型 领导者对机构成员的影响很小，机构成员把领导者的领导方式看作对其工作的干涉，成员们虽然进行工作，但取得的成绩很少。

6．封闭型 领导者对机构成员表现为疏远和冷漠，不给予任何指导，成员没有个人兴趣，也不具备任何责任感。

此外，影响课程改革的因素还包括：社会健康需求、健康资源与服务、经济发展、专业任务、教师价值观、教师能力、学生特点以及财政支持等。

二、课程改革的方针

（一）课程改革的一般过程

课程改革的一般过程是由专家学者和课程理论家组成课程设计小组，通过对具体的课程问题如一门学科现存的问题和应该达到的标准等进行调查研究，提出一套解决办法，从这些解决办法中产生出新的课程计划或方案，然后把这些方案拿到学校中去实验，经修改后，向全国推广。

在英国，大多数课程方案的制订和推广也都大体遵循这个过程。因此有人称这种课程改革方法为“研制推广”法。也就是说，在这种方法中，研究（research）、设置（development）和推广（diffusion）是此过程的三个主要阶段，简称为“RDD”战略。

（二）课程改革的策略

Hoyle（1976 年）确定了三种课程改革的策略：

1．策略 A　由权力较大的机构进行课程改革，改革的目标主要是指教育结构内部，交流是单向的，即从权威部门到职业实践者。

2．策略 B　改革的目标是教师集体的态度、价值观和意见。交流是双向的，即在专家和实践者之间进行，但是属于非指导性的。

3．策略 C　改革的目标是单纯改革课程，能够取得专家的支持，交流是单向的。

一个领导者也可以利用自己的权力引进改革方案，但这种方式也存在一些基本弱点，例如容易引起教师内部的分歧，现实中课程的改革方案往往由教师去执行，所以促进教师间的合作是很必要的。如果课程的改革是由机构的内部开始进行的话，这样的改革方案便更容易被接受。又如课程的改革若从分析课程开始，通过课程研究人员对课程的深入分析，课程改革的目标是为了降低教师的工作量或者强调教师们所要求的事情，那么这样的改革更容易为教师所接受。

课程改革过程中的关键性步骤，是组织教师进行集体讨论，这需要花费很多时间，让教师充分发表自己的观点并提出问题。集体讨论可以在护理学院以外的场所进行，这样可以使教师摆脱传统的角色，更充分自由地表现自己。阻碍课程改革的因素，主要是来自传统的规范，有些新参加工作的护理教师，最初几乎充满了热切的改革愿望，一旦进入实际工作一段时间后，在传统的规范束缚下，大多数人已丧失了改革的愿望。

（三）促进课程改革的方针政策

一些教育学家为了促进课程改革的成功，提出了以下 6 条方针：

1．努力与机构内的支持力量合作，而且避免与阻碍改革的力量作对。

2．组织一支能够自我激励的改革同盟军。

3．与机构内部的积极因素合作，避免与机构内部的消极因素合作。

4．保证与改革小组合作的人员参与，并使参与者拥有自由和权力完成指定的改革。

5．努力促使课程改革小组的人员参与改革项目。

6．努力使课程改革小组的合作人员免受不必要的压力和紧张。

一个成功的课程改革者，自身需要具备良好的人际交流技巧，但如果为了改革的需要，也应做好思想准备，因为改革也可能会遭到大家的反对。改革者要允许教师们参与某些关于改革的决定，并随时准备回答教师们提出的疑问。改革者需要有坚定的信念，并努力把改革思想付诸实践。改革者必须脚踏实地工作，不要陷入机构内部的琐事之中。同时，改革者的角色，是要对全局有总体设想，以保证改革的顺利进行。

三、课程改革后的推广

新的课程方案一经产生，接下来的任务就是要把它拿到某些学校中去实验。但在大规模的课程改革中，往往会产生这样的问题：这些新的课程方案在小样本实验中是成功的，然而把它们用于全国范围，这种成功性往往就不明显了。这样的实例举不胜举。为了使这种“论证式实验”真正起到论证的作用，在把新的课程方案向全国推广时不出现矛盾，须采取一些相应的措施。为此，美国学者 Alan Gartner 提出了以下几条建议：

1. 制订时间表 在推广课程时，有必要对新课程方案所要达到的目的和目标做出详细的、清楚的说明，并拟定一个切实可行的时间表，包括如何达到这些目的和目标的具体时间安排。

2. 推广计划 对新课程的推广作出计划，并按阶段完成，不要企图把新的方案立即带到大系统中进行实践，而是应该从实验验证开始，一步一步地、细心地逐渐向大范围过渡。

3. 建立实验基地 应建立一个实验基地，这个基地拥有充分的资金和设备。在这个基地中充分发展新课程，同时训练有关人员，并通过会议、新闻报道等手段迅速地向外界传播它的实验结果。更为重要的是，要在这些基地中培训那些来自其他系统的人员，以使这些人员回去将实验基地的方案带到各自的系统中去推广。

4. 大力宣传 在实施课程改革方案时，应广泛宣传。对新的课程方案的重要性和价值给予宣传，从而获得公众的注意和支持。

5. 培训骨干人员 在执行大规模课程方案过程中，一件极其重要的事情是要训练骨干人员。这项训练既可以在训练基地进行，也可以在工作地点进行，这些骨干人员包括学校校长、行政人员、教师以及该方案的督导人员。

四、健康中国发展战略对护理教育改革的影响

党的十九大报告中提出实施健康中国战略，强调健康是促进人的全面发展的必然要求，是民族昌盛和国家富强的重要标志。实施健康中国战略，要求“为人民群众提供全方位全周期的健康服务”。在健康中国的时代背景下，人们的健康需求呈现多样化、个性化特点，护理工作的职能和范围在不断扩展，护理服务领域从医院向家庭、群体和社区拓展，服务内容也从临床医疗护理向疾病预防、慢性病管理、健康促进等方面拓展。护理教育必须依据护理人才能力需求对临床决策能力、沟通交流能力、发现和解决问题能力、实践操作能力、健康教育能力、可持续发展能力等综合素质进行相应改革。

护理教育要根据护理服务需求多样化，课程中增加护理协调、与护理团队合作及协商的技巧、领导与管理、卫生政策等议题，强化慢性病护理、社区护理、公共卫生与预防医学、传染病防控知识等教育，丰富各课程内容，突出护理专业特点。采取多样化、开放式的教学方法，强化现代信息技术与护理教育教学的深度融合，探索智能护理教育新形态。推进“互联网+教育”模式，采用翻转课堂、混合式教学及慕课等课程教学方法，提高课堂教学的参与度，积极培育创新思维。运用情景模拟训练，培养学生的沟通交流能力、管理和协调能力。规范和丰富临床实践教学，与护理岗位需求相对接，增加社区卫生服务机构、老年护理院等各种类型的实践基地。健全教师的培养、考核和管理制度，加快师资梯队的建设和培养。

实施健康中国战略，护理教育要超前识变、积极应变、主动求变。加快推进创新型复合型护理人才培养，为健康中国建设储备护理人才队伍，提升常态下的健康护理能力和对突发公共卫生事件的应对能力，以保证有足够的护理人才在实行健康中国目标的主战场发挥作用。

随堂测 3-3

小　结

课程的概念有广义和狭义之分。广义上是指学校为使学生达到预期学习目标，从学科的教学内容扩展到学校指导之下提供给学生的全部经验，它是学科教学与学生活动的集合体。狭义上是指学校为实现培养目标而规定的教学科目，以及每一门教学科目的目的、内容、范围、分量、进程等的总和，主要体现在课程计划、课程标准和教材。按照不同分类方式，从课程内容所固有的属性出发，分为学科课程与经验课程；从课程内容的组织形式出发，分为分科课程和整合课程。

本章重点讨论了课程设置的理论及其在护理教育中的应用。课程设置的基本原理——泰勒原理，除表示出课程的基本要素“目标”“内容”“方法”和“评价”外，也呈现出课程设置的四个步骤：①叙述目的；②选择课程；③组织课程；④评价。课程设置包含四个阶段，即指导阶段、形成阶段、功能阶段和评价阶段。四个阶段相互依赖，相互发展。每一阶段的设计会影响到下一阶段的设计。护理课程设置模式有“建筑式”、“渐进式”以及“平行式”。

对课程改革的内涵、影响因素、方针及推广进行了系统描述。课程改革的影响因素应从护理教育领导者及学院风气两方面考虑。课程改革后的推广措施主要有：制订时间表、推广计划、建立实验基地、大力宣传、培训骨干人员。

思考题

1．解释活动课程与隐性课程的概念。

2．简述课程的功能。

3．简述课程改革后的推广措施。

（韩　静　李彩福）

第四章数字资源

第四章 教学方法与技巧

导学目标

通过本章内容的学习，学生应能够：

◆ **基本目标**

1．陈述各类护理教学方法的发展、特点及操作过程。

2．解释以下概念：

教学方法 课堂讲授法 小组教学法 基于问题的学习法 基于案例的学习法 翻转课堂 模拟教学法

3．比较基于基于问题的学习学习法与基于案例的学习法之间的异同。

4．分析传统课堂讲授法与翻转课堂的异同。

5．进行一次教学试讲，合理运用教学方法与技巧。

◆ **发展目标**

综合运用各类教学方法与技巧解决在临床以及学校中的各类护理教学的需求。

第一节 课堂讲授法

案例 4-1

张护士，本科毕业，工作5年，是某大学附属医院重症监护室的一名护士，兼任临床带教老师，是科室最优秀的年轻护士，已参与3年本科护生临床见习与实习带教。学生们都非常喜欢张护士，张护士因此受邀去某大学护理学院为护理学专业本科二年级学生进行1学时“压疮的预防与护理”的课堂讲授。第一次给本科生上理论课的张护士准备了大量的临床案例，想将自己护理压疮患者的经验都告诉学生。在实际讲课过程中，学生对临床案例表现出浓厚的兴趣，张护士获得正向反馈后更加投入，当下课铃声响起时，她发现教材上本节的重要内容还有一大半没讲，这才意识到课堂讲授不仅要保证内容精彩，对课堂计划开展合理设计及执行亦非常重要。

请回答：

张护士应如何制订课堂讲授计划？

一、课堂讲授法的特点

讲授法（lecture method）是广泛应用的主要教学方法，是教师运用口头语言向学生系统而连贯地传授科学文化知识的方法。其最大的优点就在于容量大，效率高，能用较短的时间向较多学生同时传递丰富的知识。讲授法是教师教学最基本和必须掌握的一种方法，且其他教学方法一般离不开讲授法的密切配合；尤其当学生人数多、讲授内容丰富、时间有限的情况下，讲授法尤为重要。讲授法的优点及缺点具体见表 4-1。

随堂测 4-1

表4-1　讲授法的优点与缺点

优点	缺点
一个教师能与许多学生同时交流，传输效率高	学生的注意力会逐渐减弱，且所获取信息的遗忘速度较快
短时间内向学生传输大量的系统科学知识	师生难以及时获得反馈信息
经教师将内容系统化后呈现的知识框架	不能充分发挥学生学习的主观能动性
合理的分析论证、生动形象的描述、有效的设疑解疑以及充分结合实例的讲授有利于学生理解，并建立自己的知识结构和促进学生智力的发展	讲授难以实现基于学生需求的个性化教学
	对于理解层面的学习，与其他教学方法效果差异不大，但对更高层次认知水平的学习效果不佳
	促进学生的思维能力、自学能力、实践技能和改变态度方面差强人意

二、制订讲授计划的过程

（一）分析影响讲授计划的因素

1．学生因素　学习者特征需要考虑三大类型：普通特征、入门特征和学习风格。普通特征通常指人口统计特征，如年龄、性别、教育经历及背景、民族等。入门特征指的是学习者的必备技能和态度。计划讲授内容前必须了解学习者的起点水平，即原有知识、技能及态度。入门特征还包括技术技巧，例如设计在线学习时，学习者需要具备计算机技能以及自我导向式学习的能力。学习风格是指学习者偏好的或者理想的学习方式。目前学习风格的测量工具较多，但值得注意的是每个班级中必然会存在不同学习风格的学生，在教学中提供多类学习资源及方法供各类学习风格的同学选择是至关重要的。在分析学生因素，即学习者特征进行课程计划时，学生的同质性和异质性是需要教师充分考虑的。此外，应考虑课堂的学生人数。

2．题材因素　所选题材的培养目标对讲授计划将会产生极为深远的影响。例如，如果确定题材的教学目标主要是与精神运动技能有关，那么讲授法就不是这些题材最好的教学方法。但是，在学生进行实践之前给他们演示精神运动技能或是在小组讨论之前先介绍病例或某一特定问题时，仍然可以采用讲授法。

3．环境因素　环境因素对讲授计划有实践性的约束。环境因素不仅仅包括视听教材、黑板等教学辅助用品，也包括学习场所等因素。

4．心理因素　在制订讲授计划时，需要考虑许多心理因素。讲授内容的组织要有逻辑性、富有意义。讲授顺序的安排应从简单到复杂、从具体到抽象、从已知到未知。在讲授过程中要不断地改变活动方式并注意给学生一定的刺激，以保证学生的注意力不会很快下降。授课过程中可在三处提出重难点内容，包括教学目标提出、具体内容的讲解及课堂小结，使学生能够多次接触某一信息。这样，学生在讲授结束后的一段时间内还能保持信息记忆。此外，师生间的关系也会直接影响授课计划和授课效果，因此教师要注意建立良好的师生关系，以促进授课计划的实施。

（二）制订课堂计划

在考虑影响讲授计划的诸多因素之后，教师就可以归纳整理教学内容并着手准备一份课堂计划。课堂计划的基本形式适用于各种形式的教学活动（课堂计划范例详见案例 4-1 的解析，扫描章首二维码可见）。在制订课堂计划时，要考虑以下三点：组织讲授内容并以对学生更有意义的结构呈现给学生；要有提高学生兴趣并吸引其注意力的相关措施；帮助学生用多种方式学习。在制订课堂计划的同时，可以根据计划内容准备备课笔记，用于提醒教师本人在讲课时要注意的某些重点或细节（例如：所有的主标题及副标题，课堂上计划采用的合适例子，等等）。

（三）解释课堂计划

解释计划的设计程序可参考以下步骤：第一步是把所要解释的内容用问题的形式陈述出来；第二步通过陈述问题各个部分之间的关系而试图识别出这中间隐含的变量；第三步列出解释的要点，这些要点就是第四步中需要进行陈述的关键性内容，每一个要点均需要有一些实例来阐明，同时也需要详细描述并适当加以限定。解释计划设计完成之后，接下来就是要设法与课堂计划相结合，着手进行一次内容新颖、引人入胜的介绍（见案例 4-1 的解析）。

三、增进讲授效果的措施

（一）清晰地讲授

使用简单易懂且有逻辑的表达，确保语言流畅，避免含糊。这主要体现在两个方面。

1. 理解层面 清晰的讲述需要学生对老师每句话中的关键词汇都有清晰和统一的认知。因此，确保讲授内容的系统性至关重要（合理组织讲授内容）；讲述的每句话应该通顺、有逻辑且能够理解（对讲授内容的熟悉以及预讲至关重要）；讲授中使用学生能够理解的常用词汇及表达（使用学科内统一的专业词汇，在讲授中涉及新术语前应先对其进行定义及解释）。

2. 语言表达层面 语言应清晰、生动、简练、准确。除语言清晰度外，速度、音量适中也很重要。通常由于紧张，教师讲授速度太快。教师要有意识地进行讲授速度的训练，在正式讲授之前进行练习。

（二）合理组织讲授内容

每次讲授的内容必须有逻辑且有系统，涵盖内容要点、要点间具有合理的联系及逻辑关系。所讲的内容应该属于基本的具有指导性（方法性）的系统知识。教师所讲授的知识要少而精，强调基础性、原则性、关键性的必要知识；根据课程时间合理组织讲授内容，突出重点，解析难点。此外，教师应注意多采用与其他课程相关内容的关联性讲解，同时在讲授过程中不断联系课程的前后内容，帮助学生建立所学内容的关联网络和逻辑。启发是讲授法必须完成的任务之一，教师的作用不在于灌输全部教材内容给学生，而是应起到抛砖引玉的作用，重在启发，引导学生独立思考。

（三）讲授中使用结构化措施

通过一系列结构化措施能提高讲授的结构化。例如，在讲授前说明此节课的主题及结构（可在第一张讲义或幻灯片呈现此节课的目录）。此外，使用一些突出结构化的表达方式：①路标：表明方向和结构的陈述。例如：接下来我们了解一下外科患者的营养支持，其来源有肠内营养和肠外营养。第一部分是肠内营养……；首先，我们了解一下肠内营养的输注途径……；接着，我们了解一下肠内营养的输注方式。第二部分是肠外营养……；首先，我们了解一下肠外营养的输注途径……；其次，我们了解一下肠外营养的输注方式。②框架：描述章节开头和结尾的语句。例如：结束了胃十二指肠溃疡患者护理的学习，接下来让我们进入胃癌患者护理的学习。③重点：突出或强调关键点的陈述。例如：对于烧伤患者的处理原则是（暂停）……④链接：将讲授内容的各个部分联系在一起或链接到以前获得的知识或经验。例如：所以大家可以看到，十二指肠溃疡主要是餐后延迟痛，这与我们刚刚提到的胃溃疡的餐后痛表现是不同的。

（四）充分结合实例

实例在讲授法中是必不可少的，在实例选择时需要注意它们应在学生的知识库中贴切有趣。好的实例选择可以帮助学生理解及记忆。在选用实例时，应该考虑使用不同类型的例子以帮助学生增强理解：如完全贴合讲授内容的典型例子；能够进行比较的不同例子；一些反面例子。

（五）重视交互及反馈

纯单向注入式的讲授法与“以学生为中心”的教学是格格不入的。交互在讲授法中的重要性日益凸显，其可实现师生之间的双向交流，改变学生学习注意力难以集中、缺少学习主动性的局面。交互技巧包括：①有效运用现代教学技术手段：课堂上可用互动设施（如观众反应系统、互动投票系统），课堂外可用电话、社交媒体、邮件、在线课堂、在线讨论与聊天等进行交互。②灵活运用多种交互活动：如提问及讨论、绘制概念地图、开展辩论、头脑风暴、一分钟写作、学生提问老师，等等。交互式活动应穿插在不同片段的讲授之中。这也是提高学生兴趣并维持其注意力的重要方式。

交互是提供反馈信息的必要手段，获得反馈信息在讲授法中也是非常重要的部分，能够帮助教师了解学生对于课程内容的掌握情况，以便及时调整。此外，还可以通过考核、收集建议等方式获得反馈信息。

（六）合理使用教具及媒体

在讲授中可使用不同的教具及媒体，提供多种刺激。例如，在人体解剖课中，人体标本可以让讲授法的内容呈现更为直观；在基础护理学中，利用模型可以使得对操作内容及方法的讲解更易理解和记忆。多媒体设备的使用可提高可听性以及呈现内容的清晰性，课前应注意检查多媒体设备，此外应确保幻灯片中的相关内容能顺利显示及播放。

（陈琦蓉）

第二节　小组教学法

案例 4-2

李护士，是某大学附属医院骨科病房的带教组长。病房5名本科实习护生需在出科前共同完成一名骨折患者的护理查房。实习生已对患者进行了全面的评估，李护士正在组织小组教学，指导学生全面、准确地为患者制订护理计划。但是，在小组教学过程中，有2名实习生发言积极，而其他实习生发言较少。李护士觉得应该想想办法让其他实习生多多参与进来，也得让这两名实习生多给其他同学锻炼的机会。

请回答：

李护士应采取哪些对策？

一、小组教学法的特点

小组教学法是学生在教师的引导下，以小组为单位，以小组成员间合作学习为基础的教学形式。旨在培养学生交流能力和团队合作精神，提高其自主学习、评判性思维及分析解决问题等能力。

“组”具有下述特性：共同的目标、相互依赖性、(小) 组存在的共识、相互作用及有代表性的社会团体。一个教学小组的功能就是强调以学生为中心，让学生有机会同其他组的成员进行面对面的相互作用，促使他们接受其他人观点的挑战，最终目标是要开拓学生的知识领域。

(一) 小组教学的规模

组的大小会影响到组内成员间，特别是与其他组成员之间进行面对面相互作用的概率和效果。如果组内成员人数达到或超过 25 人，就很难实现各组成员之间的相互作用。为了达到相互作用的目的，必须将组再进一步划分为亚组。在进行教学时，组的大小尚有其他意义。组的规模愈大，每个成员为组所作出的贡献会愈小。

(二) 小组教学的物理环境

学习环境将直接影响教学效果。理想的小组学习场所应该在条件允许的情况下，尽可能做到使组内气氛愉快、环境舒适。此外，座位安排形式也是实现物理环境舒适的重要因素之一。确保指导教师在内的每一个成员感到舒适和便利是座位安排需遵循的一般指导原则。有多种座位安排方案可用于组内教学活动，不同类型的座位安排方案适用于不同形式的教学活动。常见的有以下几种 (图 4-1)。

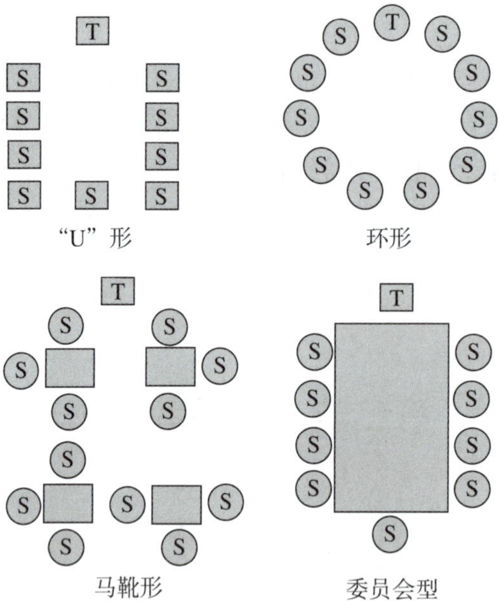

图 4-1　小组座位安排示意图

T：教师；S：学生

1. “U”形座位　当指导教师引导学生进行课堂讨论时，“U”形座位方案是较理想的一种选择。这种座位形式，不仅可使教师清楚地看到每位学生，而且也便于学生观看教师演示的各种示教活动，有利于学生与教师之间的信息交流与沟通。

2. 环形座位　环形座位可使全组成员在传递信息时产生同等地位的感觉，民主气氛浓厚，有利于调动全体组员的积极性。特别是仅有椅子而无课桌时，感觉尤其亲切，即使小组人数较多，彼此间也能产生亲密接触的感觉。

3．马靴形座位　马靴形座位安排方案是每 3 个学生按马蹄形围一课桌而坐，再由这些马蹄形座次安排成一个马靴形座位，这种座位安排方式是将较大型的组重新划分小组的有效手段。马靴形座位可确保每个学生在整个教学阶段始终都能直接面对指导教师；同时每个马蹄形小组又均可就各自题目或问题进行独立探讨。马靴形安排方案具有节约空间的优点，在不能围成大圆圈时尤其适用。

4．委员会型座位　委员会型座位方案是使成员围绕中心的大型桌子就座，适合人数较少的工作组或社团进行极为正式的讨论时使用。在委员会型座位安排方案中，每个成员均可与组内其他成员进行眼神接触，便于扩大交流；但桌子的形状及成员与桌子的相对位置可显示成员不同的角色或地位，因此需根据相互间反映的需求作适当变换。桌子形状不同，其功能差异很大。一个长方形桌面的两端会很自然地被当作“头”，坐在这个位置上的成员往往被看作领导者或主席。与长方形桌面不同，圆形桌面不会产生自然的权力性位置。此外，长方形桌面有边角，坐在这样位置上的学生似乎对讨论的贡献要少些。这是因为当人们进行相互交流时，一般倾向于与坐在对称轴对侧面的人进行，长方形桌面的这种交流倾向比圆形安排要明显得多。

随堂测 4-2

（三）小组教学的心理环境

除学习的环境条件外，学习者的心理环境也是影响教学效果的重要因素。促进小组教学成功的最重要因素就是组内成员间的相互信赖。一个小组具有相互信任的气氛，那么每个成员都会因拥有心理安全感而更加集中精力学习。在护理教育中，小组成员经过一段时间共处后聚在一起共同完成任务，其中的关键问题是要给小组一定时间和机会来发展个体之间的关系和相互信赖。有多种方式和技巧可促使小组成员之间彼此认识，相互交流。

1．配对练习（pair practice）　为实现组内最大限度的相互作用，可以采用配对练习，即要求组员尽可能选择一些原先他们并不认识或熟悉的人，以成对的形式进行连续交流。活动过程中，由每个成员花 2 分钟时间彼此介绍自己的情况；待两人相互认识、相互沟通后，再要求他们分别以同样方式去发展与另一学生的相互关系，交流信息，共同分享各自在原配对组员关系发展中所得到的帮助和启迪，持续这种配对练习直至每个人分别与全组成员均进行过接触为止。彼此间陈述的内容可以是“我关于小组工作的体会”，“我在目前工作中存在的问题”。

2．滚雪球（snowballing）　与配对练习时的原则相同，要求组员注意选择一些彼此不十分了解的成员配对。在练习中，允许每个组员花 2 分钟时间陈述自己的信念，具体内容可以是关于当前护理专业领域有影响的主要论点。配对交流后，每对组员再加入另一对中，通过两对组员间沟通信息相互融合，改进、丰富固有认识。然后，每 4 人一组再汇集到另外的 4 人组中去，进一步讨论有关论点。这种过程使组的大小成倍地扩大，犹如滚雪球那样，直至全组成员汇聚在一起为止。

3．模仿表演（imitation）　该技巧的特点是使两两学生选择自己特别喜爱的文学作品、剧本、电影或电视中的人物，并按他自己所喜欢的内容进行表演。表演者必须向全组解释如此选择的理由，并在 2 分钟时间完成上述模拟表演。该技巧虽与学习交流无过多关系，但却是小组成员相互认识、识别的好方法。此外，还可以通过组内的体育活动达到彼此间熟悉的目的。

二、教学小组的主要类型

（一）辅导小组

在各种类型的小组中，辅导小组是护理教学中最为普遍的小组类型。它可以由指导教师与学生一对一组成，或由一个指导教师与三四个学生组成一种有控制的讨论组或是有指导的讨论会。讨论组的目的在很大程度上取决于辅导者的论题。一对一的辅导常常结合学生工作的某一特殊领域进行讨论，通常适用于个体学生的发展。当指导教师与三四个学生在一起时也可实现相同目标或功能。与一对一的讨论方式相比较，后一方式有可能会限制某些个人的自由发言。辅导小组也时常被用来代表由指导教师负责的学生集体，这种集体可以具有多种不同的目的。

（二）学术讨论组

学术讨论组主要与学术活动相联系。一般由小组成员阅读短文或论文，继而由全组学生就该论题进行讨论。指导教师可以作为小组讨论的领导人，也可以委任小组成员担任小组领导。在讨论中，常用的策略是先由一个学习者提出一篇与护理学某领域有关的论文，然后进行小组讨论。由学生提供的学术报告是为实现连续性评估的目的而事先分配好的，这种有准备、有目的的做法是高质量学术研讨会的重要保证。

（三）指导讨论组

在这种形式的讨论中，教师承担领导责任，在讲课时，由教师提出一个明确的论点或概念作为讨论组讨论的目的，并在讨论过程中发展这个概念。这样做可以给教师一个反馈信息——究竟学生对讲课内容理解了多少，并使教师有机会结合有关论点、重点及难点向学习者做进一步解释。指导性讨论通常是在临床工作人员讲座后惯于采用的一种手段，针对学生容易误解的一些内容进行有意识的诱导、启发。

（四）自由讨论组

与指导讨论组相反，自由讨论组的讨论是在组内成员自我控制下进行的，讨论题目及方向由学生集体决定，教师仅仅作为一个旁观者及资料员存在。在这种形式的讨论中，学习者对自己的学习任务负责，因此，这是一种发展学生自主性的有效方法。此外，由学生自己拟定讨论题目的做法有助于激发全组的热情。

（五）议题讨论组

以某一论点或题目为中心进行的教学活动小组为议题讨论组。通常，作为小组活动中心的议题答案尚存在争议，或是可引起争议的内容。比如，在某一议题尚无明确答案的情况下，即可以其为焦点展开讨论。类似“护理是一门专业吗？”“护理专业是否应发展高等教育？”等论题讨论会，既可为持怀疑态度的学生提供发表观点和改变态度的机会，又可为个别学生公开表达自己的信念和价值观提供讲坛，还为他们进行充分争论提供机会。

（六）解答问题组

在小组讨论中，指导教师向学习者提出一些需要解决的问题，并向他们提供一些信息，学习者可通过这些信息找到问题的答案。所提出的问题的答案可以是唯一的，也可以是多个正确答案，需要学习者从中找出一个最佳答案。解答问题组的主要目的是培养、鼓励学习者的评判性思维。

（七）课题组

课题组是为进行有目的的实验而组成的研究单位。该教学方法的主要特点是学习者与课题宗旨及规划的确定密切相关，并积极参与学习实验过程。课题计划可以由少数几个学生来完成，但大多情况下由约 6 人组成的小组来承担。主要题目可由教师提出建议，也可由学习者自己去想象、设计，教师必须保证课程计划目标明确。首次计划使用课题组方法时，教师需要精心组织训练，针对适合学习者的知识水平提出科目领域。小组可以由教师分配组合，也可以由学习者根据个人专业特点进行选择，更能增加学习热情。课题组方法的关键在于教师要说明课题目标，以调动全组的热情和协作精神；为完成工作应保证提供充分的时间；为保证及时完成工作，选择恰当的课题领域是十分关键的；教师不可规定实现目标的具体方法，当各组已经选择或分配到了某一特定课题领域后，他们就要独立决定将要达到的目标和计划采用的方法。课题报告的提交形式应由学习者决定，或者教师就课题报告是由全组还是由个人呈递的问题与学生进行协商，而后以书面形式提交给教师。课题组教学方法在护理院校中应用相当普遍。此教学法可培养学生的协作和收集信息的能力，发展其自信心。

三、小组教学法的基本过程

一个成功的小组教学法包含有三个要素：学习目标明确、学生积极参与教学过程和老师及时有效的反馈指导。积极互赖、小组责任、个人责任、合作技能、小组竞争与反思是小组学习的基本要素。

（一）前期准备

1．分析教学内容 对教学内容进行分析，判断当前的教学内容是否适用小组教学。

2．制订小组活动的教学目标 小组教学的学习过程中，学生要明确地知道小组学习的目标、自己所负责的准备工作内容并熟悉整个教学过程，才能够集中精力、心无旁骛地顺利完成学习任务。

3．教学设计 包括问题的设计、活动环节设计、活动时间的安排以及学习小组的确定几个环节。

（1）问题的设计：小组教学是以问题为中心展开的教学活动，小组教学的过程就是有目的、有计划地解决问题的过程，问题的提出是小组活动有效开展的关键。在问题设计中，好的问题能够引发学生的积极思考，使活动不断深入，取得良好的效果。对于问题的设计要注意以下几个方面：问题的设置要符合学习者的年龄特征与知识水平；问题的设置要简洁，但不能过于简单，否则不能激发学生的学习动机、引起学生的学习兴趣；问题要有层次性，由浅到深，由低到高，把学习活动逐步引向深入；问题要有一定的开放性，并且表述必须明确给学生争论与探索的空间。

（2）活动环节的设计：小组教学活动主要由三个大的环节构成，包括教师提出问题、学生参与活动、对活动结果进行反思评价。在整个活动的前期，需要教师做好准备工作。要根据教学的目的和教学内容对教学活动的时间进行规划安排，准备教学活动的材料，并且要对学生进行有效的分组。

（3）学习小组的确定：学习小组划分得当能够使不同的成员从不同的视角提出自己的意见，推进小组学习有效开展。根据教学目标的需要进行合理的分组，是保证小组教学活动能够取得好的教学效果的重要措施。因此要根据不同的目标、内容及实际需要采用不同的分组办法。

1）同质与异质分组：同质分组是把具有相同或相近能力或特征的人分为一个小组。同质分组的目的是给学习者一个平等竞争的机会，因为小组内成员的能力特征与兴趣相近，可以避免或消除自负、自卑等不利于学习的心理因素，可以促进形成好的合作与协作学习的环境。异质分组是指把具备不同能力水平与特征的学习者分到一个小组，以发挥每个人的特长，形成具有多元能力特征的群体。异质组能够使不同的小组间以平等的起点展开竞争，促进小组内合作精神与群体动力的形成，使小组内合作探究，取长补短，共同发展。

2）指定分组与自由分组：指定分组是根据教学活动的特别需要所采取的措施，教师直接根据需要指定。自由分组是指学习者根据自己的兴趣、爱好、关系、学习内容等自由组合成立小组，在研究性学习、综合实践活动中多采用这种分组办法。

（二）教学实施

教师可以根据教学目的、小组规模、教学时间长短、学生情况和教学配套设施等来选择合适的小组教学形式。常用的小组教学包括以下几种形式。

1．小组探索法 将学生分组，通过查找资料、讨论、交流等一系列探索途径来展开小组学习。基本的流程为：教师提供不同的课题供不同小组学习；再由小组分解各自学习课题，分配成员角色；最后小组通过合作学习活动制作学习成果，向全班汇报分享，而后由教师或学生自己对各小组进行评价。这种学习形式需要小组每个成员的学习成果紧密结合，学生积极互赖性强；小组成员自行分解课题，凸显学生学习自主性，有利于培养小组合作技能；将整个小组的学习成果作为整体进行评价，具有小组竞争性，学生会进行小组反思。

2．切块拼接法 切块拼接法又称为拼图法。教师为各小组分配相同的学习主题和子主题。要求全体同学都需要了解总的学习课题，每个同学在熟识宏观知识框架基础上，完成子主题内容。之后把处于不同小组但子主题相同的学生组合，倾听同伴的学习并尝试形成对应“小专家”，而后学生回到原来小组，把自己熟练掌握的子主题教给其他小组成员，介绍自己的心得体会，学习其他小组成员所讲授的内容，依次循环，对学习主题形成完整的理解。之后教师根据学生基础进行不同类别的测验，测验中得分最高者为所在小组赢得相应分数。切块拼接法需要每个组员都必须积极参与，才能拼接完成学习课题，积极互赖性很强；小组测验使小组成员个人责任和小组责任增强，且鼓励小组间良性竞争。

3．共同学习法 共同学习法将学生进行分组，小组成员的学习目标一致，每个小组只需完成一个共同任务。小组成员需要共同完成任务，且有共同目标，并为之合作努力，积极互赖性强，小组责任强，在完成作品的过程中训练了小组合作技能；同时每个组只需共同完成作品，小组平均成绩即为个人成绩，将个体竞争程度降到最低，因而个人责任较弱；评价是依据小组活动水平及呈现效果进行，小组间具有竞争反思性。

4．小组辅助个别学习法 将学生分组，根据学生基础和能力，教师提供对应学习任务，学生结合自身情况，自主选择学习进度。此学习形式最主要的是成员在进行个体学习时，以小组为单位，采取互相合作、共同讨论方式，也可求助教师进行指导。学习结果通过测验进行检验，当全班五分之四的学生确定都掌握知识后方可进行检测，测验成绩对照相应计分方法转换成小组成绩。小组辅助个别学习将小组互动和个人进度连接在一起，虽然积极互赖性较弱，但小组责任大大提高，有助于小组合作技能的训练。

（三）教学反思

每一次小组教学结束后，教师都要进行总结、评估和反思。首先，对学生的表现进行评分，并根据学生整体表现，对学生能力进行评估。其次，对教师自身的表现进行评价，包括任务和问题的布置是否恰当，采用的教学形式是否合理，课堂的引导是否有效，是否能成功调动学生的积极性、营造良好的教学氛围。最后，对小组教学效果进行总体评价，考查是否完成了教学任务。

四、小组教学存在的问题及对策

教师发现，在小组教学活动过程中随时会产生一些问题，并需要自己去灵活地应对。一般认为正确的处理原则是问题一旦出现就立即提出相应的解决办法，偶尔也有必要在课后对小组的个别成员讲些个人见解。归纳小组教学法存在的共性问题如下：

1．全组成员同时发言 这是最常见的共性问题。大家一起发言导致局面混乱，使教学工作难以进行。遇到这种情况，则要求教师努力克制自己的急躁情绪，耐心、友善地进行引导，尽快恢复课堂正常秩序。与此同时，幽默语言的运用对保持气氛十分有益。教师及时找到并分析原因所在，也有助于及时控制局面。

2．出现个别好说的活跃学生 在一个组里，常常会出现个别好说的活跃学生，他几乎可包揽全组课堂活动。对此，很重要的一点是不要压制他，不可使其积极性受到打击，以致丧失动力。压制的做法也可能会减少或削弱其他学生回答反应的热情，使学习者感到自己受到了伤害，并引起他们的不满。最好的解决办法是有礼貌地提醒对方“其他组员也需要有机会表达自己的观点，发表自己的见解，希望你留点时间让他人参与”。

类似的问题是，有的学生可能会通过对话客观上牵制了教师，而将组内其他成员排除在外，特别是当一个学生希望显示自身所特有的知识或经验时，常常会出现这种情况。这时需要教师敏锐地发现这一趋势的苗头并掌握形势；如果已经出现个别学生左右形势、冷落大多数人的局面，教师需采取一种特殊的策略，谨慎而巧妙地打破这种局面。为转变这种形势，教师可策略地转向同组内其他成员进行对话，例如，指导教师可以说“关于这个问题，某某提出很有趣的观点，这里还有谁愿意发表一下个人的见解？”或说“谁愿意回答这个问题？”

3．出现争执的场面　组内的讨论有时会非常激烈，尤其当争论诸如基因治疗、克隆技术、人工流产等涉及伦理道德的问题时更是如此。有结果的争论对实现学习目标是很有效的。教师有必要向全组成员强调观点不一致是十分正常的现象。提出的这种不一致意见或论点应该是属于组内部分成员对问题的见解，而不是单独某一个人的观点。当然，每个学生都应该受到尊重，他的观点可以与众不同，也可以受到挑战。

4．个别组员突然愤然离开　教师还可能会面临一个组员的情感爆发，最富戏剧性的一种行为是学生愤然离小组而去。这种情况多属偶然，但把握、处理好这种尴尬局面是很难的。资深的教育家认为最糟糕的做法是，指导教师效仿这个学生的做法，激动地跟出去。一个有经验的教师应该留在组内进行疏导，帮助大家认识那种行为只不过是个人焦虑和气愤行为的反应，并不是什么大不了的事情。就全组利益而言，最重要的是指导教师如何能更好地安排小组讨论这次事件。例如，事先计划好安排某个学生做中心发言，以这种方法诱导多数学生认识什么是正确的行为。应该强调的是，当遇有压力时，每个学生都有权这样做，但指导教师不能忽视这种行为对组内其他成员的影响，可以在下次活动中请愤然离开的学生陈述自己当时的感受，将此偶发事件转变为积极事件，使之成为大家的一种学习经验。

5．学生不愿参与　在小组教学活动中，最常见的问题是学生不愿参与。学生为集体做出贡献的自信心存在差异，其原因包括个人性格、缺乏知识、缺乏个人价值观或准备不充分等。另外，指导教师本身的压制作风也可能对学生造成约束。如果小组内气氛缺乏心理安全感，学生就不会勇于承担风险、积极参与讨论、为组内活动做贡献；他们会怕挨批评、被人讥笑等而感到羞怯、压抑，或产生某种不适的感觉。学生既往的背景和经验也会影响他们为集体讨论做贡献的愿望。尽管这些因素中的某些因素可能不易发生变化或被改造，但仍需指导教师做大量工作，以确保组内成员都会感受到自身价值的存在并受到尊重。教师可以采用礼貌的提问方式邀请学生参加讨论。这种方法非常适用于那些必须依赖学生回答，而学生一般又不会答错的情况。同时，应对那些沉默的学生提供特殊的帮助，促使他们树立信心。具体方法是从配对开始，逐渐扩大人数至组成大的团体，使他们逐步按系统计划进行相互交流。

五、增进小组教学效果的措施

为了保证小组教学的活动质量，教师应考虑以下各种因素：

1．周密计划，明确指导　指导教师要使全体组员明确小组活动的目标、最后报告的提交形式（书面报告、口头报告等）、每个组员应承担的任务，以便充分做好准备。为此，教师应有周密的计划过程。

2．时间限制　要使小组成员明确可利用的时间，以免出现失控情况。

3．合理分组　分组的目的在于让每个人都能参与。理想的小组人数为 4 ～ 6 人。可以按不同目的进行分组和人员组合，但对小组人数需加以控制。例如指定主题进行讨论时，学生人数控制在 12 ～ 30 人；基于问题的学习，小组人数不超过 10 人。

4．明确教师角色　在小组教学活动中，教师有各种角色，其中包括：①全面放手，学生做任何活动教师均不参与；②支持者，教师可以向学生说明，在有问题时举手，教师可以提供帮助，至于参与多少该由教师自己权衡，不能放任也不能包办，否则会影响学生参与；③观察者，教师以观察员身份参与，或少量参与工作，而把主要精力放在观察小组活动情况上。在学生具有一定知识背景的情况下，教师最好不参与，并确信学生有能力自己解决问题。教师只需根据小组工作目的，决定提供帮助的方式。

随堂测 4-3

5．及时小结 讨论所得结果应给予重点强调，在大家进行汇报后进行小结，加深印象，有助于促进学习。

（梁慧敏）

第三节 基于问题的学习法

案例 4-3

王老师，是某大学护理学院的副教授，不仅具有多年的教学经验，同时有 10 年的临床护理经验。在多年的教学当中，王老师发现以课堂教授为主的教学法有利于学生记忆，培养出来的学生有过硬的理论基础知识，但是缺乏临床思维能力和自学能力，不善于思考和解决实际问题，现有的教学模式急需改革。因此，王老师申请了学校的教改课题项目，准备尝试采用 PBL 带领护理学专业本科二年级学生学习“疼痛的护理评估”。在开展 PBL 教学前，王老师充分了解了 PBL 教学法。

请回答：

请分析如何设计一个可行的 PBL 实施方案。

一、基于问题的学习法的产生及发展

基于问题的学习法（problem-based learning，PBL）是以临床病例为先导，以问题为基础，以学生为主体、教师为主导，通过采用小组讨论的形式，学生围绕问题独立收集资料，发现问题、解决问题，激发学生学习动机并引导学生进行探究式学习，培养学生自主学习能力和创新能力。

20 世纪 20 年代，美国医学教育领域就提出训练和加强医学生自主学习能力是现代医学教育的首要问题，20 世纪 60 年代末至 70 年代初期，一批新建的医学院校掀起了教育改革浪潮，为此美国的医学教育界发生了巨大的变化。基于问题的学习法是于由美国的神经病学教授巴罗斯（Barrows H. S.）在加拿大的麦克玛斯特（McMaster）大学进行教学改革时创立，并于 1969 年首次报道，成为 PBL 发展史上一座重要的里程碑。传统的教学方法注重培养学生熟练记忆各个专业的知识点，毕业生可能缺乏独立的工作能力，有时不能很好地解决工作中遇到的问题。与传统的教学方法相比，基于问题的学习法改革的内容包括：改变由教师单纯课堂讲授的教学活动，打破学科界限，围绕患者的疾病问题编制综合课程；以学生为中心、教师为引导进行小组教学，要求学生到临床见习，去社区访问。实现基础学科以临床问题为定向的课程安排，在教学计划中大幅度增加学生的自学和讨论时间。

二、基于问题的学习法的操作过程

（一）教育目标

1．促进知识在临床的应用 PBL 强调将基础课程的知识应用于临床领域，学生首先明确疾病涉及的临床问题，然后自学与问题相关的基础课程知识，并把自学到的基础课程的知识应用于临床实践中。

2．发展临床推理技巧　PBL促使学生在解决问题的过程中，不断地进行思考、分析、推理和临床诊断，从而培养学生的临床逻辑推理技巧。

3．发展有效的自主学习技能　PBL的教育过程，是以学生自学和讨论为主，教师的作用是引导学习，学生在教学过程中自主学习的能力得到有效的发挥。

4．提高学习者的学习动机　学生的学习过程是为了解决问题，基于问题的学习法的教育过程使学习充满了挑战性，激发了学习者的学习兴趣，从而提高了学习者的学习动机。

（二）PBL教学的三要素

1．PBL教案　即为学习目标需要而精心改良的真实临床个案，一般分4幕。

2．PBL小组引导老师（tutor）　可以是专家或非专家，主要营造一种环境来“引导”（facilitating）小组顺利进行“学习”而达到教学目的，帮助一个“工作”导向的“小组”达到课程设计的目的。

3．学生　学生以小组为单位进行学习，每组学生以6～10人为宜，组员人数太多难以组织，太少又不利于开展小组讨论。另外设组长、记录员。

（三）学习模式

基于问题的学习法是一种新的学习过程，学生以小组为单位进行学习。在进行基于问题的学习法时，首先要明确学生需要掌握的重要问题，并向学生提供一套经过仔细设计的问题。这些问题来自实践并适用于某一教育目的。每个问题都是由导师小组认真讨论后形成的，有明确的学习目标，这些学习问题组成了基于问题的学习法的学习大纲。学生的任务是讨论这些问题，并对描述的现象做出合理的解释。

确定和设计所要学习的“问题”是基于问题的学习法的主要任务。在美国，有几种不同形式的基于问题的学习模式，其中，以密歇根大学医学院设计的第二轨道课程具有一定的代表性。基于问题的学习法中的“问题”有以下几个特点：以临床问题作为学习的主要内容；每一个问题都能促使学生应用相关的综合知识；所设计的问题能够培养学生的分析问题和解决问题的能力；学生在自学的基础上，以小组的方式去解决问题；学习的过程充分体现以学生为中心，教师起指导作用；对学生的评价以个体评价方式进行，学生参与评价过程；经常对学生进行综合性考试，以确定学生掌握了基本的概念和原理。

以“疼痛的护理评估”为例，采用基于问题的学习法，具体教学步骤如下：

1．明确学习目标　根据学习大纲，制订基于问题的学习法学习目标：学生能够根据患者实际情况，运用合适的方法，全面、准确地评估患者的疼痛。

2．提供临床案例　围绕焦点问题提供2～3个临床案例，引导学生思考问题、解释数据或学习有关的概念。案例1：患者王某是一位46岁的女性，丈夫陪她来到社区看病，她说“手关节疼有1年了，最近越发厉害，不知道怎么回事儿”。案例2：患者李某是一个7岁男孩儿，在过去2小时出现上腹痛、呕吐，在来医院的路上吐了3次，一直嚷着“肚子疼”。

3．提出学习问题　根据提供的案例，提出要思考和回答的问题，问题可以由教师提出，也可由学生提出。在护理教学中，常由教师在上课前提出需要讨论的问题，这种方式目的性更加明确，有利于学生完成学习目标。学习问题1：全面、准确地评估案例1和案例2中患者的疼痛应包括哪些具体内容。学习问题2：针对案例1和2中患者的实际情况，如何设计疼痛问诊提纲？学习问题3：针对案例1和2中患者的实际情况，如何选择合适的疼痛评估工具？学习问题主要用于指导学生自学，同时，教师还可提供学习过程重点掌握的概念，解决学习问题必须掌握的知识、参考书、文献目录及其他教学参考资料。

4．学生的自学过程　学生接触到问题后，必然会急于寻找问题的答案。学生开始自学，自学的目的就在于满足学生对知识的渴求，一般以小组为单位学习，在组长协调下进行合理分工。除教师已提供的相关资料，学生还可应用图书馆和其他学习资源，例如模型、标本、显微切片、X 线片及网络资源，必要时还可以应用电影和教学录像。如果教师所提供的案例是当前所发生的案例，且学校有相关条件，则鼓励学生与患者接触，将学生放于真实临床环境中，学生常会面临不可预料的问题。例如学生会问案例 2 中的小朋友：“小朋友，你疼痛部位是哪儿？你觉得疼痛和饮食有关吗？”小朋友回答：“我肚子疼，吃坏肚子了。”虽然患者做了回答，但是学生会发现这样的问诊问题根本无法让患者提供自己想要的信息，学生就会逐渐改变问诊策略：“用小手指一下疼痛的确切位置”，“几点吃的东西？都吃什么了？吃东西前就疼，还是吃东西时候开始疼的，还是吃完后多久开始疼的？”将理论知识与临床实践有机结合，通过解决实际问题，加深学生的学习印象，增进学习兴趣。

5．汇报与小组讨论 学生在小组讨论时，将自学的内容和信息与小组其他成员分享，相互补充。例如小组成员可以总结疼痛相关概念，总结疼痛护理评估过程中获得的患者的重要信息，并利用概念图画出两个案例当中患者的疼痛情况，判断学习大纲中的问题是否全部得到解决、又发现哪些新的问题，制订下一步自学方案，并再次进行小组讨论，由小组的记录员记录讨论过程。

随堂测 4-4

6．课堂讨论 各小组将自学和讨论的成果与全班同学进行分享，形式可以是陈述、PPT 演示、视频展示、现场表演等，其他小组成员可发表不同意见或见解。指导教师的作用不是给学生提供现成答案，也不是回答学生的提问，而是启发学生思考，引导学生提出问题，控制学生的讨论时间，指导学生如何去查找有关问题的答案；记录学生的表现，以便明确不同学生的弱点所在并给予相应的指导；最后，教师根据学习目标对学生做出评价。

知识链接

概念图

概念图（concept map）是由美国康奈尔大学的诺瓦克（J. D. Novak）博士于 20 世纪 60 年代开发的，用来组织和表征知识。通常将某一主题的有关概念置于圆圈或方框之中，然后用连线将相关的概念连接，连线上标明两个概念之间的意义关系。概念图能以直观形象的方式表达知识结构，有效呈现思考的过程及知识的关联，可以通过修正学习者的知识结构而帮助学习者进行有意义的学习。

三、基于问题的学习法在护理教育中的应用

（一）积极意义

1．促进培养学生的自学能力 继续教育和终生教育是护理学专业教育领域的新观念，护理学专业教师必须明确学生不可能在学校里学会在今后工作中需要的全部知识与技能，况且，学生的知识还需要不断巩固和更新。因此，护理学专业学生具备相当的自学能力尤为重要。基于问题的学习法能激励学生为了寻求解决问题的答案，在认真查阅文献、收集信息，分析、综合相关资料及进行逻辑推理的学习过程中培养自学能力。基于问题的学习法强调发展学生的自学能力，培养学生积极探寻知识和解决问题的技巧，使学生变得富于评判性和创造性，善于学习，从而促使护理学专业学生在日后的临床实践中不断地更新和进步。

2．增强学生的评判性思维能力 教育学家们认为学生是学习的主体，是主动的学习者，而不是信息的被动接受者。目前的护理教育改革强调注重学生的学习过程。护理人员在护理实践中会不断地面对新问题，因此，护理学专业教师也日益认识到培养学生具有评判性思维和独立解决问题能力的重要性。基于问题的学习法促使学生去探索信息，对资料进行评判性评价并

应用新获得的知识去分析问题和解决问题。教师也应该明确自身的作用在于引导和启发学生，从而增强学生的评判性思维能力。

3．促使基础学科知识与临床实践的统一　认知心理学的研究结果显示，知识的保留、回忆与适当的应用情况密切相关。研究资料表明，新的信息能否被牢固地保存，与其是否能紧密地与原有的知识结合有关。新的知识必须通过反复使用，才能一次又一次地重新组合形成比较牢固的记忆。传统的护理学专业教学多采用分学科学习基础学科知识的方法，教学计划安排前几年学习基础课，直到后几年才能接触到临床实践课程，此时学生前面所学的基础课知识往往忘得所剩无几。基于问题的学习法是在现场或模拟场景中进行学习，学生在实践场景中学习的基础学科知识将按临床现场的实践方式牢固地保留在记忆中。基于问题的学习法是经过仔细设计的，围绕患者的问题，促使学生结合患者的临床症状、体征、实验室检查结果及治疗方法等资料，反复应用基础学科的知识，这样促使护理学专业学生将基础学科的知识和临床实践统一起来，也能有效地弥合基础教学与临床教学间的裂痕。

（二）存在的问题及解决策略

基于问题的学习法在我国发展 30 多年，在医学教育中广泛应用。适用于我国医学教育的 PBL 模式在不断的实践探索过程中仍存在一些不足。

1．师资短板　PBL 对教师的专业素质和带教技巧要求较高，教师要对本专业和课程内容熟练掌握，同时还要具有高水平的多学科专业知识、专业技能和丰富的临床交叉相关知识。此外，教师需要付出更多的时间和精力。因此，要以定期开展 PBL 带教能力培训，提高教师的综合能力素质。

2．教学资源不足　开展基于问题的学习法需要为学生提供充足的参考书、完善的文献数据库、适当的教材和硬件设施，这一切都需要足够的教育经费给予支持。增加护理学专业教育的专项经费，引进丰富的教学资源以及教学器材等硬件设施，才能更好地实施 PBL 活动。

3．学生的适应性差　国内的学生由于长期接受传统教学模式，对教师的依赖性较强。评判性思维和自主学习的能力不足，缺乏团队合作精神，课堂参与积极性不高。因此，要让学生了解 PBL 课程的目的，改变学生的传统观念。采用多种手段增强学生自主学习积极性，提高学生的课程参与度。

4．PBL 评价系统不完善　目前 PBL 的评价方式与学习模式的匹配度不足，尚无全面、统一和科学的学习评价标准。因此，需要进一步适应新的医学教学改革与发展形势，要建立以 PBL 模式的实际应用学科和评价对象为基础，设立相应的评价指标和评分准则，探索与学科课程相适应的评价体系，提升 PBL 模式的应用效果。

（梁慧敏）

第四节　基于案例的学习法

一、基于案例的学习法的产生及发展

基于案例的学习法（case-based learning，CBL）是为学生的临床实践做好准备，基于真实临床案例开展的学习及教学方法。其采用探究性学习方法将知识应用于案例，从而将理论与实践相联系。基于案例的学习法得以迅速发展与其本身的特点是分不开的，就本质而言，基于案例的学习法可看作 PBL 应用于特定环境下的一种特例。简单地说，基于案例的学习法就是给出一个案例，由学生围绕案例回答一系列问题，学生在解决案例实际存在问题的过程中，需要

不断探讨和反思，完善自身知识的不足，以形成较为清晰的问题解决思路。

二、基于案例的学习法的操作过程

CBL 是传统教学方式的补充，其教学程序较为简单。在进行基于案例的学习法时，教师首先应根据教学大纲，选择典型案例。案例的选择和设计是基于案例的学习法的关键。基于案例的学习法案例尽量选择真实案例，应该生动、具体、有代表性，能够给学生留下深刻的印象；案例的选择应具有针对性，符合课程学习目标；同时，案例的设计应该循序渐进，可按照患者病情发展将案例分为 2 ～ 3 幕提供给学生。教师还需准备案例相关的专业知识，精心构思一系列问题，问题的设计应按照案例中患者病情的发展，由浅入深，环环紧扣，形成有序且递进的导向过程，可涉及医学、护理学基础知识，可唤起学生对已学知识的回忆。

以“哮喘患者的护理”为例，采用基于案例的学习法，具体教学步骤如下：

（一）设置临床案例

根据教学大纲，选择典型哮喘案例。案例第一幕：杨女士，38 岁，公司职员，突然出现严重气喘，在同事陪同下急诊入院，经询问，得知在 6 个月前杨女士突然出现胸闷、气喘、咳嗽，急诊入院后，给予“地塞米松、氨茶碱”治疗后缓解，此后反复出现气喘，自用“沙丁胺醇”可以缓解，这次发作非常严重，用药无法缓解。杨女士说：“我发现在休息室与大家一起吃东西的时候就容易发作，而且这种情况现在更加严重，闻到味道就不行了。”杨女士既往健康，无家族病史，无烟酒史，无药物过敏史。查体：状态欠佳，口唇发绀，呼吸 36 次 / 分，脉搏 110 次 / 分，血压 110/75 mmHg，肺部叩诊过清音，听诊双肺布满哮鸣音，心律齐，各瓣膜听诊区无异常杂音，双下肢无水肿。

案例第二幕：杨女士胸片显示双肺纹理增粗，双肺透光度增强；正常心电图；血气分析结果 PO_2 65 mmHg，PCO_2 35mmHg；支气管舒张试验为阳性。

案例第三幕：杨女士经治疗和护理后，症状缓解，病情稳定，于今日出院。

（二）设计核心问题

根据学生现有水平和知识结构，以临床案例为线索，提出相应的问题和要求。教师应以教学大纲为核心，认真准备案例相关的专业知识，精心构思所提的系列“问题”，问题随着案例资料的进一步补充而逐步深入，难度呈现递进式，并且注意知识点之间的联系和逻辑关系。问题以临床诊断、护理诊断和护理措施为主，适当涉及医学、护理学基础知识，注意基础知识与临床知识的联系以及学科间的相互渗透，并充分应用多媒体等辅助手段提高教学的可视性、生动性，激发学生的思维和学习兴趣，有利于学生的自主学习。

案例第一幕的问题：案例中患者所患疾病是呼吸系统疾病还是心血管系统疾病？心源性哮喘的临床表现是什么？案例中患者可能的病理变化是什么？可能的病理生理变化是什么？还需要给患者做哪些必要的检查？案例第二幕的问题：患者的医疗诊断是什么？不支持其他医疗诊断的依据是什么？存在的主要护理诊断是什么？对应的护理措施是什么？案例第三幕的问题：患者出院后有哪些注意事项？

（三）教学实施

事先将哮喘案例及问题第一幕展示给学生，学生课前分组预习教材相关章节并利用图书馆、网络等资源查阅文献资料，对案例进行分析和讨论，需要时也可以主动请教其他学科老师和临床老师，随后，形成解决问题的方案并形成汇报材料。由指导老师组织第一次教学小班讨论，各小组分别将各自的问题解决方案进行汇报，在汇报过程中，其他小组成员和教师自由提问并进行评价，汇报结束后，将案例第二幕展示给学生。学生可深入病房进行临床见习，复习巩固所学知识，培养学生与患者的沟通能力，将理论进一步与实践结合，小组成员仍然继续进行分组讨论，通过归纳、质疑，训练学生将所学知识运用于临床实际病例进行分析、思考，以培养其临床思维能力。在指导教师组织第二次教学小班讨论时，指导老师可根据学生的讨论和汇报情况，有针对性地给予引导、启发、点拨，充分体现以学生为主体、以教师为主导，并进行归纳总结。经过两次课堂讨论即可达到教学目的，指导教师可将案例第三幕展示给学生，并留一个问题作为课后作业。

三、基于案例的学习法在护理教育中的应用

（一）积极意义

目前，基于案例的学习法已在欧美许多医学院校相继使用，它继承了 PBL 以学生为主体进行启发式学习的优点，为学生们营造了一个轻松、主动的学习氛围，使学生由“要我学”变成“我要学”。

1. 加深学生对疾病相关知识的理解　以基于案例的学习能够促进学生理论知识的学习。将疾病相关知识融入临床案例和问题当中，包括疾病的发生发展、临床表现、诊断及对患者的护理，学生在分析和解决问题的过程中，回顾了以往学过的疾病相关基础知识，并学有所思，弥补自身知识的不足。在讨论过程中，相互的质疑和争辩使同学们对疾病的认知更加深入，而与临床患者近距离接触，能够让学生对疾病的临床表现和患者实际存在的问题有了更加感性的认知。

2. 提升学生的综合能力　基于案例的学习法的优点是通过在课堂上提供重复的经验，并通过使学生关注临床护理的复杂性来促进自主学习、临床推理、临床解决问题和决策。基于案例的学习法不仅对学生的理论学习大有益处，还可锻炼学生多方面的能力，如文献检索、查阅资料的能力，归纳总结、逻辑推理、评判性思维、口头表达的能力，为今后开展临床护理工作和护理科学研究等打下良好基础。基于案例的学习过程近似模拟了临床工作程序，有利于学生尽快实现从疾病到症状的教科书思维模式向症状到疾病的临床思维模式的转变，有助于学生综合运用所学知识，进而提高学生解决临床问题的能力。

（二）存在的问题及解决策略

基于案例的学习法对于护理教学改革发挥了积极作用，值得在今后的教学工作中加以推广，运用过程存在的某些问题和不足之处，还需要在实践中不断探索，使之成为更加科学、高效、成熟的教学模式。

1. 案例的选择过于陈旧和单一　很多 CBL 中会出现案例比较陈旧和单一的问题，案例背景也未能与技术发展同步更新，并且案例解决思路和方法高度雷同，甚至可以搜索到“标准答案”，失去了启发和引导的意义，学生自主思考的积极性也会被削弱。对于此问题，教师应该与时俱进，在临床收集经典案例，不断更新案例教学库，选取新的案例和研究方法，编入教材或补充到教学讲义中。

2. 任课教师实践经验及能力不足　案例教学不仅要求教师具备扎实的理论知识，还要具备丰富的实践经验，在面对不同案例时，能够给出与案例有关的、能启发学生思维的不同思路，但是目前许多教师缺乏临床工作经验，虽然有较丰富的专业及科研理论，但专业实践经验及能力不足。对于此问题，教师应该定期进入临床进修，提高实践能力并积累临床经验。

3. 部分学生的适应性差　对学生而言，基于案例的学习法重点在于通过讨论强化所学知识。一个临床案例涉及多学科知识，而本科生基础知识薄弱，基于案例的学习法加重了学生的学习负担，学生花费较多的时间学习和讨论，且会有个别小组将任务交给某一成员负责，其他学生成了旁观者。另外，有些学生习惯于传统教学方法，自学能力差，达不到预期的教学效果，部分学生将注意力集中于解决案例中的问题，或争辩时纠缠不清而忽略了学习目标，淡化了基础理论知识的学习。同时，基于案例的学习法有时无法体现知识的系统性和完整性，学生对疾病的总体理解和把握较差，容易遗漏某些内容。对于以上问题：①在课程中经常帮助学生

联系多学科知识，帮助其更好地构建知识框架及逻辑；②案例教学中的问题设置要与案例对应的理论相结合，其次问题的设置要与案例分析顺序相结合，充分发挥案例教学故事性强的特点，激发学生学习兴趣；③教师可以采取不同的方式进行小组汇报，如所有成员参与的小组汇报、辩论赛等；④案例教学后可以强调重点及难点，帮助学生对整个案例学习过程复盘，引导学生进行总结、评价和反思，帮助学生加强对所学内容的总体理解和掌握。

知识链接

CBL 与 PBL 的比较

CBL 并不是探究性教育的第一和唯一方法。PBL 与 CBL 是相似的，但又有明显的差异。

CBL 帮助学习者关注临床案例的关键点，鼓励结构化的临床问题解决方法，同时允许教师纠正学习者的任何错误假设。与 PBL 相比，CBL 方法也被认为需要更少的时间，在相对较短的时间框架内更有效地传播大量材料。CBL 相比 PBL，可以覆盖更多的主题，因为它规定了学习目标。

PBL 也以临床病例为中心，然而通常在学习开始的时候，学习目标并没有那么明确，学习发生在问题解决的过程中。教师在 PBL 中的指导作用小于 CBL 中的指导作用。CBL 期望学生在学习前已经获得案例相关的基础知识，而 PBL 允许学生将学习基础知识作为探究临床病例的一部分。

CBL 中教师的角色：提供一个或多个案例；指导讨论；指导内容以满足具体的学习目标；保持讨论在期望方向上，不允许有太多离题的讨论；确保正确答案是已知的。

PBL 中教师的角色：按要求提供案例、信息；不干涉学生的兴趣，即使在不直接适用于案例的情况下；尽量多观察，不涉及过多指导；传授解决问题或收集信息的方法。

（陈琦蓉）

第五节　翻转课堂

案例 4-4

刘老师，是某大学护理学院的高级讲师，具有 10 多年的教学教验。在刘老师的教学生涯中经历了护理专业的学制变革，刘老师教授的课程“基础护理学”学时大幅缩减。在授课过程中刘老师感到学时缩减使得课上教学时间非常紧张，没有办法充分和学生互动，课堂气氛不活跃，学生参与度不高，学生主动思考和自主学生的能力欠缺。当前的教学模式已经不能满足教学的要求。结合学生课后的反馈和学情分析，依托学校建设的网络教学平台，刘老师申请护理学院的教学改革项目，将翻转课堂引入“基础护理学”的教学中，在部分章节开展翻转课堂。其中一个教学章节为“生命体征的评估与护理”。

请回答：

请设计一节翻转课堂教学方案。

一、翻转课堂的产生及发展

翻转课堂（flipped classroom）亦称“颠倒课堂”或“反转课堂”，是指将教学任务中浅层学习即知识的传递移到课堂外让学生自主学习，充分利用课堂上教师和学生之间、学生和学生之间面对面的机会进行积极的社会化互动，实现深度学习，培养学生问题解决、创造性思维、高水平推理和评判性思维能力等教育目标的教学方法。

翻转课堂作为一种新的教学模式，于 20 世纪 90 年代初期在美国兴起。互联网技术的发展促进了教育的改革，信息化环境催化了人们对学校教育的教育理念、教学目标、教学模式、教学过程、媒介手段等诸多方面新的思考，为创新教育教学模式提供了方便快捷的技术保障，也为实现翻转课堂教学模式奠定了基础。翻转课堂的产生和发展经历了三个阶段。

（一）翻转课堂的萌芽及雏形

翻转课堂的思想雏形萌发于 20 世纪 80 年代，1991 年哈佛大学应用物理学教授埃里克·马祖尔（Eric Mazur）指出计算机技术对于教育的重要作用。他指出学生借助计算机的学习有着可以自由控制学习进程和顺序的优点。迈阿密大学“经济学导论”课程的教师为了激活差异化教学，从而提高学生个体的学习效率，将传统中课堂教授知识的环节和学生课下学习巩固环节进行对调，形成“翻转”的雏形。2000 年，贝克（Baker）进一步明确“翻转课堂”模式，提出教师利用网络将制作好的学习材料提供给学生自主学习，课堂上再根据学习效果带领学生展开深度学习。

（二）翻转课堂的实践初探

在 2006 年，美国科罗拉多州林地公园高中的两名化学教师乔恩·伯格曼（Jon Bergmann）和亚伦·萨姆斯（Aaron Sams）为了帮助班级运动员同学因参加体育活动缺课时跟上教学进度，开发并初次实践了翻转课堂这一新型教学模式。实践结果显示针对学生经常缺课的现象，课堂的翻转是提高学生学业成绩的最好办法。2012 年乔恩·伯格曼和亚伦·萨姆斯的《翻转课堂》一书的出版，引起了各级教育工作者的注意，从而开始了现代翻转课堂的推广运动。

（三）翻转课堂的成熟推广

“翻转课堂”的影响力扩散至全球得益于“可汗学院”（Khan Academy）。随着 2012 年慕课（massive open online courses，MOOCs，大规模开放在线课程）轰轰烈烈地崛起，“翻转课堂”迅速席卷全球。

知识链接

翻转课堂模式中的教育理念

英特尔公司全球教育总监布莱恩·冈萨雷斯（Brian Gonzalez）认为翻转课堂的本质是教育者赋予学生更多的自由，把知识传授的过程放在教室外，让学生选择最适合自己的方式接受新知识，而把知识内化的过程放在教室内，以便学生之间、学生和教师之间有更多的沟通和交流。翻转课堂的核心思想包括布置课前学习内容，形成性评价，致力于学习差距，发展能力。教师在其中扮演指导者的角色。

伯格曼（Bergmann）等人认为有效的翻转课堂的特征包括：①学生由消极的倾听者变成积极的学习者；②技术常常用来促进努力；③课堂时间及传统的家庭作业时间发生了转变，先进行家庭作业，而课上时间用来灵活安排以实现个性化教学；④教学内容与现实世界情景相关联；⑤课上时间或者用来帮助学生掌握具有挑战性的概念，或者帮助学生参与到高级评判性思维及问题解决中来。

哈姆丹（Hamdan）等人提出了翻转课堂的 FLIP 四个支柱，阐明实施翻转课堂的关键要素是：①灵活的学习环境，有益于积极学习教学策略；②学习文化由以教师为中心变成以学生为中心；③精细的内容设计，最大化地发展学生的各种能力；④专业的教育者，能够协调学生积极的学习活动和引导学生自主学习。Chen 等在总结高等教育教学的情况后，在四大支柱的基础上补充了渐进的网络学习活动、有效参与的学习体验和多样化、无缝的学习平台，组成 FLIPPED 模式。

二、翻转课堂的基本特征

（一）教学过程颠倒

翻转课堂是对传统课堂教学过程的先后颠倒。在课前，教师根据教学目标制作教学视频，通过网络教学平台或社交网络提供给学生，学生在家庭或学校的资源中心学习。教师把新授课知识体系以数字资源的形式放在了课前，学生自主学习新授课知识，即课前是掌握知识阶段。在课堂，学生针对课前知识建构过程中遇到的问题向教师请教，教师通过个别指导，组织学生小组讨论，实施个性化、讨论式教学，解答学生的知识疑惑，激励学生智慧共享，即课堂是知识内化阶段。在课后，学生借助网络开放课程、教育资源平台等数字化教学资源拓展知识空间，即课后是巩固提升阶段。翻转课堂重新定义了教学过程各部分的功能，颠倒了教学过程。

（二）课堂时间重置

翻转课堂把课堂交给学生，减少了教师的讲授时间，增加了学生问题解决的时间。教师把原先课堂上新授课内容，通过虚拟课堂转移到了课前，课堂上的大部分时间是教师与学生互动的问题答疑、困难解惑，学生带着问题在问题情境中协作学习，自己发现知识。

（三）学习新知提前

翻转课堂中，课前教师提前给学生提供教学资料，学生在课前依据学习任务，按照自身的能力和节奏进行自主学习，完成对知识的理解、消化和巩固。

（四）师生角色转变

翻转课堂将传统课堂师生关系换位，体现以学生为中心的学习方式。教师作为学生学习的帮手，在课前通过虚拟终端辅导，在课堂通过问题答疑解惑。学生完全摆脱了被动接受学习的角色，成为知识的主动建构者，可以通过搜集相关的网络资源帮助自己领会知识结构，改变了以往依赖教师的惰性，转变为主动地发现知识、建构知识。

随堂测 4-5

三、翻转课堂的基本过程

翻转课堂把知识传授和知识内化两个环节颠倒安排，重新建构课堂结构。翻转课堂的教学程序主要由教学前期准备、课前活动、课堂活动、课后学生巩固练习和教师教学反思等部分组成。

1. 教学前期准备 在组织翻转课堂之前，要对课程状况进行分析，以便更好地组织教学活动。

（1）确定教学目标：教学目标是对学生实施教学以后将要达到的学习目标，翻转课堂可以借助信息化技术的支持，提供个性化的教学。通过对不同的学生提供不同的学习任务、学习资源和学习活动，让学生各自根据自己的知识基础和学习兴趣，达到规定教学目标或者个性化的学习目标。

（2）对教学资源准备情况进行分析：翻转课堂的首要环节是准备教学资源，在传统课堂教学中是备课环节。根据学生的认知与学习行为确定课程目标，合理选择课程资源，录制教学视频，设计学习任务单，每个教学视频节点都有配套的学习任务单，教学视频用于学生学习新知，学习任务单用于检测学习效果。

(3) 课程资源分配：教师需要明确哪些是在线学习资源，哪些是课堂教学资源，在翻转课堂教学之前，首先应该对课前、课堂这两个环节的具体内容进行明确的分配，课前在线课程视频要与课堂教学内容前后一致。

2．开展课前活动　教师利用网络平台给学生传送教学视频，在线发布配套练习。学生在学习终端观看视频，完成相应的在线练习。教师在网络平台了解学生的学习情况，在线反馈学生学习状态，有针对性地准备课堂教学活动。学生在学习终端自主学习，在论坛、留言板以及社交网络上与教师、同学互动交流，分享自己的学习收获，咨询自己的学习疑惑，教师和学生在虚拟的课堂相互应答。教师根据课前学生自主学习关注的焦点，设计课堂教学活动主题，学生在课前活动准备在课堂上需要讨论的问题。

3．组织课堂教学　教师根据学生课前学习新知情况，对学习内容进行梳理，深度讲解课程知识，按照高阶教学目标设定问题和课堂练习，组织学生探究和讨论，组织小组协作学习。学生按照课堂上教师的要求完成课堂学习任务，向教师和同学汇报学习体验，展示学习成果。通过课堂上的形成性学习帮助学生知识内化，训练学生的高阶思维。

4．课后巩固练习　教师根据学生的学习情况分层布置作业，学生根据自己的知识掌握情况完成相应的练习，全面巩固知识。教师整理反馈学生的作业，在网络教学平台或社交网络与全班同学分享，同学们据此关注知识、内化知识。同时，教师还可以把下一节的新授课发布到这次的拓展练习平台，建立课程知识间的内部衔接。

5．反思教学效果　教学评价是教学过程必不可少的一个环节。在翻转课堂反思环节，教师对自己的教学工作和学生的学习质量都要做出客观的衡量和价值判断。教师用网络平台和课堂教学收集的信息，分析整体学生和个别学生的学习成效，反思和评价整体教学过程和学习效果，及时调整和改进教学设计。

四、翻转课堂在护理教育中的应用

（一）翻转课堂的优势

1．翻转课堂让忙碌的学生不再落课；让更多的人受益；使课堂变得透明；当学生无法出勤时，翻转课堂将成为教师最得力的教学工具。

2．让能力各异的学生变得更加优秀；建立积极互动的学习氛围；使真正的差异化教学成为可能；改善学生的课堂表现。

3．符合当今学生的习惯；实现教师与学生及时沟通。

（二）翻转课堂的不足

翻转课堂所遇到的问题主要在于学生的自主学习能力、时间管理、学习习惯、自我反思与自我指导等方面。

1．很多学生缺乏成为独立学习者的基本技能。

2．学生缺乏时间管理技能以及把学习习惯和自己的长期目标结合起来的技能。

3．很多学生不熟悉、也不善于自我反思和自我指导。

（三）成功实施翻转课堂的五个关键要素

1．转变教育理念，深刻理解翻转课堂的教育本质　教师教育思想和教学理念的转变是有效实施翻转课堂的关键点。传统教学中教师是课堂的中心，学生在教学中处于被动地位。翻转课堂以学生中心，要求学生主动学习，强调学生的自主学习和合作探究。翻转课堂教学模式要求教师从原来的一讲到底转变为引导和鼓励学生积极地学习。

2．精心设计课堂教学活动，有效地促进互动和合作探究　在翻转课堂教学实践中，教师需要依据课程性质和教学目标合理选择、组合使用不同的教学方法，如小组讨论、基于问题的学习法、案例教学法等。依据课程核心内容和学生学习情况设计课堂教学活动。将学习中最容易的部分即知识的传递移到课外，在课上实现与学生有效的互动和合作探究，引导学生完成高层次的学习任务。

3．改变学习方式，学会自主学习和合作学习 翻转课堂教学模式变“教”为“学”，作为学习的主体，学生改变学习的观念和习惯是翻转课堂成功的关键。学生在翻转课堂教学模式遇到的常见困难为自主学习使学习负担变重，学习的自律性不足，观看视频兴趣不高，网络信息过多，遇到问题缺少及时的解释等。因此开展翻转课堂，教师需要对学生的学习过程提供有效的支持。将翻转课堂的学习模式的要求和优势渗透于教学的全过程，设计适合自学的任务单，提供多样化的自学资源，利用网络实现学生之间的问答互动，要求学生依照任务完成单自我核对和评价自学成果，给自主学习环节合理的课程分数，教会学生课上讨论和合作学习的技巧等方法，有效地引导和鼓励学生。

4．使用多元评价模式，及时反馈帮助师生调整和改进教和学 课堂评价是教育教学活动中的重要环节，对教育和教学活动具有极强的辅助和导向作用，教学方法的改革必然伴随着评价模式的改革。在翻转课堂教学实践中，教师要根据对于学生学习过程的掌握情况来设计和调整教学活动。翻转课堂应以形成性评价为主的多元评价模式，以学生的学习结果为起点和核心，收集学习证据、安排教学内容、提供反馈、进行反思，使评价完全融合在教与学的过程中，贯穿于教学的始终，成为促进教与学的强有力的策略。

5．借助信息技术扩展学习的时空，促进学生自主学习 信息技术为创新教学模式提供技术支持。利用信息技术可以扩展学习的时间和空间，带来更多样化的学习资源和学习材料的多重表征形式，以适合不同学习方式的学生，实现异地和不同步的互动合作。在线评测功能可以使学生得到及时的反馈，促进学生的自主学习。利用信息技术实现互动、交流和反馈，更利于学生基于问题、基于资源和借助他人的帮助实现自主学习和自我评价。恰当地应用信息技术将有效支持翻转课堂的成功教学。

（梁慧敏）

第六节　模拟教学法

一、模拟教学法的产生及发展

模拟教学法（simulation teaching method），亦称为情境模拟教学法（scenario simulation teaching method），指在教育和实践中基于对实际或潜在情境的模拟开展的一系列结构化学习活动，使得参与者能够在模拟案例或情境中提高应对相关现实情况的知识、技能及态度。模拟教学法能为学生提供趋于真实的情境，使得其能在安全的环境中进行实操及知识应用，能有效提高学生的知识及技能，在情境模拟中的熟练及成功能够提高其自信度。

模拟教学法可以追溯到20世纪60年代，其在美国被应用于相关管理课程中；此外，在20世纪80年代，其被应用于军事训练中。模拟教学法从20世纪70年代起在教育中作为常见的教学及评价方法被应用，这一阶段亦是将模拟教学法纳入本科医学课程的初步尝试。时至今日，模拟教学法已被广泛应用于护理教学中，例如灾害护理、急救护理、内科护理、健康评估等。

二、模拟教学法的操作过程

护理教育中使用的模拟方法多种多样，如模拟器、角色扮演、标准化病人以及两种及以上的混合模拟等。

模拟教学法主要包括以下步骤：设计模拟教学的方案；准备场景与器材；公布情境模拟案例与背景资料；分配情境模拟的角色与演练任务；情境模拟准备及实施；情境模拟效果验证；学生自评及教师讲评；组织撰写情境模拟报告。

随堂测 4-6

以“子痫患者的护理”为例，采用模拟教学法，对以上步骤进行详述：

（一）设计模拟教学的方案

首先应根据学习目标及学习对象特征设计模拟教学的具体案例。“子痫患者的护理”案例中需要学生掌握子痫患者的鉴别、处理及护理。学习对象为已完成疾病相关章节理论学习的护理本科生。基于以上基础进一步设计详细的模拟教学方案（包括详细的案例场景；案例场景对应的诊断、处理、护理及健康教育方案；体现案例场景所需要的所有用物；案例场景角色及演练任务计划；详细的时间安排；评价方法及工具）。

（二）准备场景与器材

根据设计的具体模拟方案准备所需要的场景及器材。例如：“子痫患者的护理”案例的模拟情境是产科门诊的候诊区，则需要根据此情境准备一个候诊区、门诊就诊区以及在此案例模拟中候诊区及门诊就诊区中需要具备的用物（例如：抢救车、硫酸镁、地西泮、苯巴比妥钠、5% 及 10% 葡萄糖溶液、胎心监护仪等）。

（三）公布情境模拟案例与背景资料

告知学生情境模拟的案例及背景资料。“子痫患者的护理”案例如下：王女士，43 岁，初中学历，妊娠 32 周，伴有妊娠期高血压。在产科门诊常规产检的候诊期间突然倒地，头转向一侧，牙关咬紧，口角与面部肌肉颤动，全身及四肢肌肉紧张，双手紧握，双臂伸直，全身强烈抽动，面色青紫。

（四）分配情境模拟的角色与演练任务

将模拟教学方案中设计的角色及演练任务提供给学生进行分配，例如：以上“子痫患者的护理”案例中可以包括孕妇、护士、医生等角色，可以交由学生们自主分配角色。其中，患者可以由以下人员扮演：学生、标准化病人、模拟人。

（五）情境模拟准备及实施

情境模拟准备阶段，学生们应通过查阅各种学习资源，确定诊断及处理措施，找出护理问题，制订护理计划，并安排每个同学的角色，明确角色职责，撰写情境脚本。必要时小组成员应进行课前演练，发现问题，确保正式情境模拟的顺利进行。准备工作结束后正式进行情境模拟。

（六）情境模拟效果验证

评价情境模拟是否达到了预设的学习目标。例如：在“子痫患者的护理”案例模拟中，扮演产妇的学生是否正确展示了“子痫患者”的临床症状，护士及医生扮演者是否正确判断出患者诊断是“子痫”，是否采取了正确的对症处理措施并给出了正确的护理诊断及护理措施等。在条件允许的模拟案例中，可以将学生放置于临床实践真实场景中进行学习效果评价。

（七）学生自评及教师讲评（复盘）

组织学生先针对情境模拟进行反思、反馈、汇报及相互点评，例如：在“子痫患者的护理”案例模拟中的学习经过、遇到的问题及解决方案、模拟操作中可改进的部分、心得体会、从其他学生身上学习所得等。教师根据情境模拟的实际情况进行讲评。例如：在“子痫患者的护理”案例模拟中，各角色扮演者的诠释是否准确、模拟过程中各学生的优点和不足及有待改进的部分。

（八）组织撰写情境模拟报告

组织学生撰写情境模拟报告。包括情境模拟的案例、实际模拟的过程、模拟中关于他人及自己的反思、不足及改进措施等。

三、模拟教学法在护理教育中的应用

（一）积极意义

目前模拟教学法在护理教学各类课程中均有应用。例如：内外科护理、妇产科护理、健康评估、灾害护理、社区护理、急诊科护理等。

模拟教学法具有以下积极意义：缩减理论教学与临床实践差距；提高学习兴趣、促进理解及有意义的学习；提高知识、技能及态度；提高临床判断能力及临床实践能力；提高批判性思维；增强自我效能感；提高语言表达能力及团队协作能力；增强人文关怀能力。

（二）存在的问题及解决策略

模拟教学法虽然展现出了许多积极意义，但其在应用中仍然需要考虑一些重要问题。

1．成本效益 在某些高仿真度模拟中，某些模拟器往往是昂贵的，教师需要思考在相关教学中开展模拟教学法是否具备合理的成本效益。

2．时间及工作量 模拟教学法的设计、准备及实施所需的时间往往超过传统的教学方法所需要的时间及工作量。因此，在选择此方法时应综合考虑学习目标、学习内容、学习对象、教师能力、课时安排等要素。此外，教师应注意控制模拟的走向和进度，这亦是控制时间至关重要的部分。

3．缺乏一致且可靠的测量评价工具 目前缺乏一致且可靠的测量评价工具及方法，无法有效评价及对比模拟教学法的效果。教育研究工作者未来可开发适用于模拟教学法的相关评价工具。

科研小提示

模拟教学法缺乏有效的测量工具，应开发统一且有效的评价工具。

（陈琦蓉）

第七节　教学技巧

一、课堂提问

在传统的教育体系中，教师与学生间的联系常通过提问和回答问题的方式进行。应用提问的方法来自古代哲学家苏格拉底，这是一种古老的完全依赖回答技巧的方式。课堂提问可穿插在任何其他教学方法中使用。

（一）课堂提问法的特点

课堂提问（classroom questioning）是一种简单的方法，既不需要花费很多时间，也不要求特殊场所和许多资料，还可以让那些不爱发言的学生得到锻炼。但是，指导教师进行提问也非随意进行，要以学生现有的知识为基础进行启发、诱导式设疑，每次提问的内容应对下一个问题起引导作用。当学生不知如何回答时，指导教师通过提供信息，对其进行提示。课堂上提问的技巧实际上针对单个学生进行，在小组教学中应用时，应针对全组成员，因为发言的仅仅是组员代表。

提问的方法可以帮助学生实现高层次目标，但若所提问题层次太浅，过于简单，就达不到应有的效果，反而占用课堂时间，成为一种缺点。因此，采用课堂提问技巧的教师要做好计划，包括何时问、问多少、问什么等。

（二）问题的程度

问题的程度直接涉及教学目标，按教育目标分类的方法总结处于不同智力水平的问题。布鲁姆认知目标分类修订的二维框架把原本的认知领域单维度更新为了两维度：知识维度和认知过程维度。其中知识维度包括：事实性知识（如：布鲁姆出生于 1913 年）、概念性知识（如：教学目标的定义）、程序性知识（如：青霉素皮试的步骤）、元认知知识（如：策略性知识、自我认知）。认知过程维度中包括六个阶层：最基本的水平称为“记忆”，旨在帮助学生回忆某个概念，陈述或说明某一事物。第二个水平是“理解”，教师可以通过提一些需要学生用自己的语言陈述含义或推断结论的问题来检验这一水平。第三个水平是“应用”，要求学生在特定的情况下应用规律、原理等。例如，在第一次辅导讲授中教师讲授了关于严重损伤患者的护理原则，并强调患者要禁食。在以后的某次讲授中，教师讲到一例严重股骨骨折患者，并提问学生“对该患者的饮食要求，你如何处理？”让学生回答。第四个水平是“分析”，即把问题分段进行，以便学生把概念或情形分解成几部分。第五个水平是“评价”，是依据准则和标准来做出判断。例如：给出一个临床案例，让学生判断案例中护士采取的护理措施是否正确。第六个水平是“创造”，将要素整合为一个内在一致或功能统一的整体，这一整体往往是新的产品。例如：临床护理专利的发明创造。

（三）增进效果的措施

为了保证提问的有效性，教师应注意以下事项：

1．问题应简洁明了　教师所提问题应该简明，以便学生能记住并准确回答；问题陈述应该清晰易懂。为了保证提问的有效性，要注意提高提问技巧，把准备提问的问题提前写在讲授计划中就是一种有效的方法，这样可以保证在问题提出之前有仔细认真的思考过程，从而避免提一些未经深思熟虑的模糊问题或是无法将想要提出的问题清晰表达。

2．提不同程度的问题　教师要注意合理设置不同程度的问题，其中也应包括高层次的问题。

3．及时反馈　教师对学生回答的反应直接影响着提问的有效性。在课堂提问中，教师要保持一定的敏感性，对正确答案要予以充分肯定，对部分正确的答案要肯定其正确部分，让其他学生进行补充加以完善。遇到回答问题有困难的学生，可以让别的学生先回答以减少他的不安，或是先提一个难度较低的问题，如能答出来，便有了一点成就感，增加了自信，这样再提难度稍高的问题更合适。

4．准备开放性问题　学生只需要简单地回答“是”或“否”的问题属低水平层次的问题，不具有挑战性，要尽量避免提这种简单的问题，教师应多组织一些需要学生经过认真思考才能回答的高层次问题。

5．围绕目标设疑　所提的问题应该围绕课堂目标，所问内容应该适合学生的现有认知水平，教师企图让学生回答出比平时练习阶段水平高的问题是不合理的要求，学生会产生挫折感和遭受威胁的心理。注意所提问题应能促使回顾已讲过的内容，又能展示将要涉及的新内容，同时有利于思考且富有竞争性的问题。同时要善于在合适的时候利用学生的回答循序渐进地开展推动式提问。

6．提供思考时间　向学生提问后，要提供一段思考时间，允许大家有短时间的思考，但要注意不能长时间持续沉默，其间可以重复所提问题，而且向学生强调，无论什么时候提问，都希望每位同学进行认真思考，然后由学生选择自愿回答或者由教师指定其中某位同学来回答，自愿回答及指定回答应结合使用，充分调动更多同学的积极性。

7. 合理安排 提问不能太频繁，应在必要时采用，最好在教案中注明提问的时间、具体问题，尤其是初次讲授者更应如此。所设问题要针对不同对象，提问要从程度简单的开始，慢慢增加问题的难度和深度，有利于学生产生成就感，也便于调动平时不爱参与者积极参加。

二、演示

演示（demonstration）是对事实、概念或过程的直观解释，是护理专业教学中很常用的一种方式。教师可以通过实物、标本、模型、图片、实际操作、录音、幻灯等进行演示。自有了数字化教学手段以来，演示法在护理专业教学中的作用更为突出。

（一）演示法的特点

演示法的优点就在于能使学生获得丰富的感性资料，加深理解和对知识的印象，帮助学生形成正确的概念，也能引发学生的学习兴趣和积极思维，易于巩固已学的知识。但演示法需要物质条件，要配备相应教具，应根据实际条件采用演示形式及教具。在此需要强调的一点是演示过程必须配合教师的说明、讲解，引导学生边看边想，否则不仅流于形式，还会影响教学任务的完成。

护理中包含非常多涉及精神运动技能领域的实操课程，属于精神运动技能领域的演示内容，必须强调学生即刻反复实操练习。演示仅仅是提供认知信息和影响，精神运动技能部分必须通过学生自己肌肉活动练习方能掌握。总之，要让学生通过自己动手做的方式真正掌握技能。

（二）增进效果的措施

1. 明确观察目的、内容及要求 引导学生将注意力集中到观察演示对象的主要特征和重要方面上，不要把注意力分散到一些枝节问题上。教师还应提出一系列思考题，引导学生结合演示内容进行思考，这样能更突出重点，使学生获得更深刻的印象。

2. 确保演示项目的效果 教师要选择好场所，保证演示时每个学生都能看清楚。在演示时，尽可能让学生运用各种感官去感受学习的内容、对象，集中注意力于教师的演示过程。如果在学生看的同时又能听到和触摸到，教学效果会更好。

3. 演示过程要正确 教师在演示之前要认真纠正自己不规范、不正确的做法。在教授一种新技能时，强调采用一种正确的方法而不介绍其他错误的做法，以免造成心理和思维上的干扰，冲淡正确技能的记忆内容。

三、其他教学技巧

（一）“献计献策”技巧

“献计献策”或称“头脑风暴”（brainstorming）技术，是一种创造性解决问题的有效方法。这种方法的目的在于调动组内所有成员的潜能，使他们最大限度地对讨论的问题提出尽可能多的意见。该技巧强调畅所欲言，尽管有些见解未必富有建设性，也不加以评论，但充分体现了自由表达的思想。

“献计献策”技巧具有三个主要特点：①交叉鼓励：指其他人的思想对个人所产生的效应，一旦这些思想与个人已经存在的思想发生相互作用，便可能产生更富有创造性解决问题的思路；②保留判断：是对任何思想、即使看起来显得愚蠢的想法，也允许其自由发表而不予以批判或评论，领导者或主席应时刻警惕任何带有评判性的言论，因为批评性言论无助于创新和开拓；③正规场合：可以使参与者感觉到小组集体确实有些特殊的事情需要他去认真完成，这样一来会约束那些日常爱开玩笑的人。“献计献策”小组中人人畅所欲言，所以领导者、主席以及某些组员应该注意各种思想的表达，最好采用录音带记录全部意见的做法，确保毫无遗漏。“献计献策”活动时间可长可短，最长限制为 30 ～ 40 分钟，通常允许延长 5 ～ 10 分钟。在众人畅所欲言之后，应花少许时间进行评价，从中筛选出有使用价值的意见或思想，按性质分为：①立即采用的；②需进一步探索的；③提供新方法的思想。

（二）“旋转木马”练习

这种方法既能从一组学生中产生资料，又能发展学生会谈技巧，是一种绝好而又新颖的方法。该过程首先由指导教师鉴定一系列题目和子题目，这些内容将成为未来讨论的焦点或中心。随后将学生分为两组，其中一组作为接见者，另一组则为应答者。发给每个组员一张纸，每页纸的上部列出问题，其下为空白，写字桌按圆形排列，接见者坐在圆形课桌的内侧；应答者坐在外侧，面向接见者（图 4-2）。每个接见者根据指导教师发出的信号，按纸张上端写出的问题向他的应答者进行提问，应答者应尽可能圆满地回答问题。每个接见者所提的问题各不相同，每队会见进行 5 分钟。5 分钟后，教师发出“换位”信号，坐在外圈的应答者向右移动自己位置，就像旋转木马一样，故称“旋转木马”练习（carousel exercise）。内圈的接见者不动，面对新的应答者，根据前一个应答者对纸上相同问题的回答情况，对新的应答者提出问题。

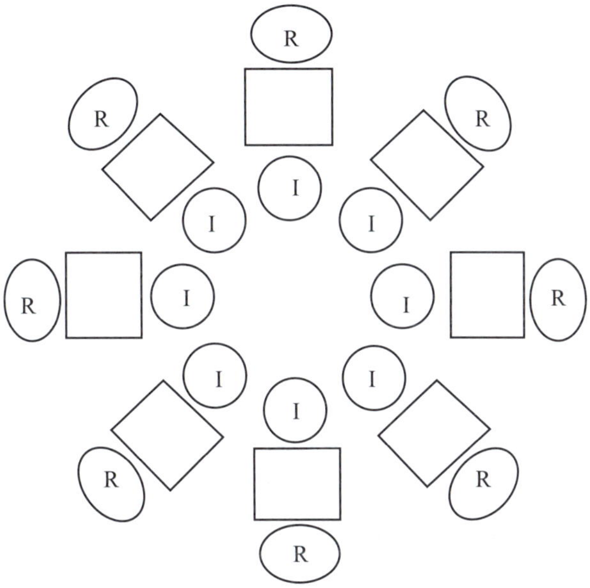

图 4-2　“旋转木马”练习图标

I：接见者；R：应答者

最后，所有外圈应答者均与内圈每一位接见者进行了会见，结果获得了对同一问题的各种不同反应或回答。对这些资料进行分析，总结出外圈一组成员的各种观点。随后再交换角色，这样，外圈成员变成了接见者，由此可产生两次可供分析的资料。

（三）游戏化教学

通过使用游戏来教学是教育者探索的教学方法之一。通过使用游戏，学生可在不知不觉中学习新的知识和技能。因此，通过游戏或游戏化教学是一种在任何年龄段都非常有效的教学技巧，也是保持学生积极性的一种非常有用的技巧。教师应设计适合学生的项目，考虑到他们的年龄和知识，同时使他们具有足够的吸引力以提供额外的动力。例如：可以鼓励学生针对某个主题创建在线测验。学生可以邀请他们的同学挑战他们自创的在线测试，看看谁的分数更高。

这样，学生在享受与同学竞争的同时，也能从中获得乐趣和学习。

北京大学于2016年6月1日（首次）在“中国大学MOOC”平台开设了慕课课程、国家精品在线开放课程“游戏化教学法”，授课老师为尚俊杰、曲茜美、朱云等。该课程共五章，包括认识游戏化教学、游戏化教学准备、游戏化教学组织、游戏化教学进阶、游戏化教学思考与未来。未来在护理教育中，教师们可以尝试将选择题及问答题嵌入小游戏中，或者通过学习内容设置在情景化游戏中。更多的游戏化教学内容及游戏形式需要大胆的创新、探索及尝试。

小 结

“淘汰水课，打造金课，创建一流课程”是推进“课堂革命”进行高等教育改革的焦点。教学方法与技巧无处不在，好的教学方法与技巧能够最大程度地激发学生学习兴趣，实现学生自主学习和合作学习，培养学生创造性思维、高水平推理和评判性思维等能力，是推进课堂革命的有效途径。

不同的教学方法都有其先进性、特殊性和一定范围的适用性。在护理教学中，教师应根据学生的特点、教学环境及条件、教学主题及内容选择一种或同时使用不同的教学方法与技巧。在应用不同教学方法时应避免生搬硬套和形式上的模仿，进行整体的、科学的课程设计。

思考题

1．课堂讲授法是否重要？其分别有哪些优点及缺点？

2．请列出小组教学成员建立相互关系常用的技巧。

3．与传统课堂教授法相比，基于问题的学习法的特点有哪些？

4．请结合你的学习经历，列举一个你在学习过程中老师应用某种（某几种）教学方法的教学实例，并分析这种（这几种）教学方法的应用是否合理。

5．若你是外科护理学任教老师，需要为烧伤患者的护理这一章节内容进行2学时理论课程的备课及授课。请回答：

（1）此章节的课程教学中你会采用哪些教学方法及技巧？为什么？

（2）请与你的同学讨论，你们在这个案例中所采用的教学方法与技巧是否相同？讨论各自所采用的教学方法与技巧在此案例中的优点及缺点。

（陈琦蓉）

第五章 临床教学

第五章数字资源

导学目标

通过本章内容的学习，学生应能够：

◆ **基本目标**

1. 陈述临床教学的概念、临床教学管理职责。
2. 理解临床教学的特点、临床教学伦理与法律的要求。
3. 分析临床教学环境对学生的影响。
4. 总结临床常用教学方法的特点。

◆ **发展目标**

能结合实际的临床教学环境，拟定一份临床实习带教计划。

第一节 临床教学概述

案例 5-1

陈老师，某护理学院护理本科“外科护理学”课程的教师。1周后她将组织同学们到外科病房见习，见习内容是“直肠癌根治术后人工肛门护理”。患者为48岁的男性，某公司总经理，行直肠癌 Miles 手术后第5天。

请思考：

1. 陈老师带领同学到病房见习，其教学环境与课堂教学比较有哪些不同？
2. 此次临床见习可能涉及哪些伦理和法律问题？见习前需要做好哪些准备？

一、临床教学的概念及意义

临床（clinic）原指患者床边，即医生在床边对患者进行诊断和治疗，现泛指为患者或其他健康服务对象提供健康照顾的医院或保健机构。随着医学模式和健康观念的转变，临床医疗护理活动不再局限于医院，还涉及社区医疗卫生服务中心、康复中心、敬老院、幼儿园、家庭或其他健康保健服务场所。临床服务对象不局限于患者，还包括所有需要健康服务的人群或个体。

临床教学（clinical teaching）是指在实际的医疗卫生保健环境中，帮助学生将所学的理论知识和专业技能应用于临床实践，获得进入医疗卫生保健机构所具备的专业技能、态度和行为的教学活动。护理学是一门应用型学科，临床教学是护理教育的重要组成部分，是实现理论知识与临床实践紧密结合，培养职业态度、专业技能、临床思维能力的重要阶段。通过临床教学，使学生在为服务对象提供护理服务的过程中，逐步认识和掌握以患者为中心的整体护理理念和护理技能，学会处理与服务对象、医生、护士及其他部门人员之间的合作关系，锻炼社会适应能力，培养职业责任感和事业心。因此，临床教学水平直接影响护理教育质量，关系到是否为社会输送合格护理人才的重大问题，肩负维护和促进人类健康的重大使命。

二、临床教学内容

医院和社区卫生服务中心是开展临床教学的主要场所，它们在完成医疗护理工作的同时，需承担研究生、本科、大专及中专等各层次护理学生的临床教学任务。临床教学主要包括临床理论教学、临床见习和毕业实习，其主要的培养目标和教学内容如下：

（一）培养临床实践技能

护理学是一门实践性极强的学科，学生必须经过临床实践锻炼，方能将所学的理论知识与临床实际工作相结合。通过临床教学，使学生熟悉临床常见病、多发病的诊疗、护理过程，全面、系统、正确地掌握健康评估方法，临床常用的基础护理、专科护理技术，熟悉临床常用医疗仪器设备的使用和维护，规范地完成各种护理记录。因此，临床教学需要为学生提供充足的实践操作机会，为学生尽快掌握护理专业实践技能创造条件。同时，还要培养学生自主学习能力和评判性思维能力，让学生不断获取新知识，了解国内外的护理新理论、新技术和护理工作发展趋势，逐渐锻炼从事临床护理工作的能力，这是临床教学最根本的任务。

（二）培养交流合作能力

在“以人的健康为中心”的现代护理模式中，护理工作包括为患者提供生理、心理、社会、精神文化等全方位服务。护理人员在收集患者健康信息、执行护理技术操作及开展健康教育等护理服务活动时，需要与患者、家属、医生及其他医疗卫生从业人员进行有效的沟通交流，这就要求护理人员不仅要掌握扎实的专业知识，同时应具备良好的沟通协调能力。我国护理学专业本科教育标准把具有在专业实践中与护理对象和相关专业人员进行有效沟通与合作的技能作为毕业生基本要求。因此，临床教学活动中应充分利用病史采集、交接班、教学查房、病例讨论、小讲座以及健康教育等各种活动来培养学生的沟通交流能力。

（三）培养临床思维能力

培养学生的临床思维能力是护理本科临床教学的重要目标。临床教学中，教师必须向学生传授如何利用护理程序，通过患者的症状、体征及其他反映患者健康状况的资料，来推断患者存在的护理问题，制订护理计划，实施护理措施，评价护理效果，指导学生用动态和整体的观念来分析和判断患者病情。

（四）培养组织管理能力

护理工作是一个团队合作工作，临床教学中，指导学生在为患者提供护理服务的同时，应善于运用管理学的理论知识，使患者及其家属主动配合医疗护理工作，充分调动团队成员的工作积极性，提高工作效率和护理质量，培养组织管理能力。

（五）培养护理科研能力

临床教学中，通过指导学生查阅文献、开展课题设计、进行分析总结、书写研究报告等科研活动，鼓励学生大胆创新，养成严谨求实的科学态度和严密的科学思维方法。培养学生发现问题、解决问题的能力。

三、临床教学的基本特征

（一）以患者为中心开展教学活动

临床教学始终围绕如何发现和解决患者身心健康问题而进行。以患者为中心开展教学是临床教学最重要的特征，是临床教学与其他教学形式的显著区别。临床教学面对的是真实的患者，不宜当面讨论患者病情、暴露患者隐私，注意尊重和保护患者，避免出现伦理和法律问题。

（二）教学准备存在不可预计性

课堂教学是根据教学目标和内容来组织的，其计划性、逻辑性和系统性均较强，教学准备相对容易，教学活动易于控制。临床教学时，患者的情绪及其病情变化、患者周边的环境都会影响教学计划的执行。如在教学过程中，患者因突然病情变化需要抢救，无法按照原来的教学计划组织教学。面对突然发生的临床情景，学生可能难以适应，也不能达到预期的教学效果。临床教师需要灵活处理教学活动中的突发情况。

（三）教学效果受教师及其他人员的行为影响

临床教学中，教师的职业道德、专业能力和教学方法、临床其他工作人员对学生的帮助、支持、信任将对学生的学习产生重要影响。教师的榜样作用和其他工作人员的支持，有利于激发学生学习兴趣，培养良好的职业情感。结合临床真实案例，基于问题的启发式、引导式教学，可以帮助学生将理论与临床实践紧密结合，有助于提高学生的观察能力和综合分析能力。

四、临床教学中的伦理与法律问题

临床教学活动需要患者参与，涉及患者知情同意和隐私保护，技术操作训练中可能存在一定风险，甚至引发医疗纠纷，因此，临床教学活动要受国家法律、法规、规章、诊疗护理规范、医疗服务职业道德、业界习惯、医患关系的限制，需要规范临床教学行为，维护临床教学秩序，保障患者、带教老师和学生的权利和利益，遵循相应的伦理与法律原则。

（一）保护患者的权利

对承担临床教学任务的医疗机构，开展教学活动是国家明文规定的职责，配合临床教学是患者的义务。临床教学需要患者参与时，首先应征得患者的同意，必要时由医疗机构与患者签署相关协议，给予患者一定的教学报酬。对于患者的个人信息、身体秘密和私生活，学生和教师都应尊重患者，保护患者的隐私，不能以口头或书面形式公开宣扬、讨论，否则将受法律制裁。

（二）医院和教师要切实履行临床教学的权利和义务

在《普通高等医学教育临床教学基地管理暂行规定》中明确指出，承担临床教学任务是临床教学基地的职责和应尽义务，应从临床教学设备、管理制度、组织机构、教学团队、教学床位等方面为学生创造良好的学习和生活环境，为临床教学提供保障。临床带教老师具有组织患者参与临床教学，安排学生进行临床实践的权利。应按照教学目标和计划要求，采取合理的方法，监督和指导学生，传授丰富的临床实践经验，签审学生书写的医疗文书，全面公正地考核评价学生。因临床带教老师指导不当导致的医疗事故或发生的医疗纠纷，临床带教老师应承担相应的责任。

（三）学生应当自觉遵守医院的相关规定

国家明确规定，临床实习的学生，必须严格遵守学校和医院的各项规章制度，在带教老师指导下完成各项教学任务。尊敬师长，遵守学生行为规范，不得独自为患者提供临床医疗护理服务。未经临床带教老师同意擅自开展临床医疗护理活动，由此产生的医疗事故或医疗纠纷，应由学生承担相应的责任。

第二节　临床教学环境

一、医院的临床教学环境

（一）临床教学环境的概念

护理学是一门实践性极强的专业，临床学习是护理教育必不可少的重要内容和关键环节。临床教学环境直接影响学生的专业思想形成、身心发展和护理教育质量。临床教学环境（clinical teaching environment）是指影响学生学习效果的各种因素的总和，由临床医务人员、患者及其家属、学生、学习机会、教学资源等组成，分为人文环境和自然环境、医院环境和社区环境。

（二）临床教学环境的组成

1．临床护理人员　临床护理人员，特别是病房护士长是影响临床学习环境的主要因素。他们不仅控制和管理这一实践场所，而且是护理实践的角色榜样。病房护士长的工作能力、领导方式、性格特征及职业态度都将直接影响临床学习环境的有效性。临床教学应遵循的原则是：

（1）重视对学生的人文关怀：临床护理人员应以热情友好、宽容和善的态度对待学生，关心学生，使学生感到易于接近，能够获得支持和帮助。充分认识到学生是学习者，而不是多余的人员或廉价的劳动力，应该耐心、细致地指导学生，促进学生自尊、自信的发展。

（2）具有团队协作精神和利于教学的管理方式：团结互助、积极向上的组织氛围，有利于培养学生的集体主义精神，可以促进学生积极主动地学习。病区应该采取高效灵活的管理方式。临床护理人员须具有强烈的教学意识，积极为学生提供充分的有利条件和学习机会，提供必要的参考书，鼓励学生提问，参加护理查房、病例讨论、执行各项护理操作，以及观察学习新的技术操作等，使实践教学内容尽量与学校的教育目标保持一致。

（3）合格的护理实践：由于临床护理人员对学生起着角色榜样的作用，他们自身的专业实践能力、工作态度和行为将直接影响到学生的学习。临床护理人员高质量的护理实践是有效的临床学习环境必不可少的条件。

2．临床指导教师　好的临床指导教师对于临床教学环境的影响具有举足轻重的作用，他们应具备以下能力：

（1）讲授能力：课前认真备课准备，授课语言精练，口齿清楚，条理性强，有逻辑性。语言幽默，态度和蔼，注重形体语言的运用，并及时对学生的反馈做出反应。

（2）提问能力：提出的问题应清楚明白，涉及范围广，由浅入深。以分析性、综合性以及评价性的问题为主。应鼓励学生发现自己的学习需要，勇于提出问题并准确地评价自己的表现。

（3）解决问题能力：包括描述问题，分析影响因素，收集资料，进一步分析资料，寻求解决方法以及应用这种方法去解决问题并予以评价。

（4）组织讨论能力：应明确讨论目标并作出计划，指导讨论以及总结讨论结果。

（5）评价能力：能根据实习的具体目标要求，按照一定的客观标准评价学生的学习效果。

3．其他工作人员　作为临床工作人员的一部分，医生、理疗师、营养师、检验医师等其他专业人员都是临床学习环境的重要组成部分。他们对待学生的态度、自身的实践能力以及教学意识等同样影响护理学生的学习。临床带教老师应争取这些专业人员的帮助，使他们认识到自己是学生学习的一个资源，尽可能为学生提供各种学习机会，例如让学生参加医疗查房及各种专业讲座，了解新技术、新方法等。

护工、清洁工等病区辅助人员的行为同样可以影响临床教学环境。他们的错误行为可能误导学生，如在外科换药时，清洁工同时在清扫房间；一些长期在临床工作的辅助人员往往在无形中扩大了他们自己的角色范围，例如他们会给患者测脉搏、调节输液速度等，护生可能将这些错误的做法视为正确行为，导致学习到不正规的甚至是错误的技能，给实习带来潜在的危险。相反，对学生亲切，处处给予关心和帮助，让学生就像在自己家里一样轻松自在的辅助人员，有利于消除学生的紧张不适感。

4．实习学生　护理学生本身就是临床学习环境中的一部分。有效的学习环境会鼓励学生为自己的学习负责任，主动寻求学习机会。如果学生可以自由提问并允许持反对意见的话，会有助于他们提高评判性思维能力。临床带教老师应主动为学生创造实践机会，接受和包容学习中出现的错误，与学生共同分析失败的原因，以便从失败中吸取教训。对于同一病区不同学校或不同年级的实习学生，他们彼此之间也会产生影响，甚至会影响后来的同学。临床带教教师应鼓励学生共同讨论，解决实习中发现的问题。

5．服务对象　服务对象对待教学的态度、病种特点等因素对学习环境会产生很大的影响。在急性病区，特别是危重患者较多的重症监护病房（ICU）和心脏重症监护病房（CCU），患者病情重、技术操作多、难度大，这一方面增加了护理工作魅力，使学生兴奋，同时，也会对没有足够信心来完成这些技术的学生造成很强的应激。部分学生面对危重患者使用呼吸机、血液透析仪等医疗设备来维持生命的情况，也可能出现不良的应激反应。在产科病房或外科病房，因患者的周转率高，可能会影响学生对患者资料的全面收集和病情评估。在病情较轻、年轻患者居多的病房，可以创造一种愉快和谐的乐观气氛，学生与患者及工作人员之间容易建立融洽的关系，学生更喜欢在这种气氛中学习。另外患者及其家属的性格特点、是否与医护人员合作等，也都影响着学生的学习。

6．护理模式　学习环境的另一个重要因素是临床所采用的护理模式。在实行整体护理的病区，学生可以应用护理程序进行护理评估，发现护理问题，制订护理计划，采取相应措施并评价护理效果，可以帮助学生掌握全面护理患者的能力，又可以发展他们分析问题、解决问题的能力。而功能制护理是以任务为中心，学生虽学会了如何完成任务，但缺少系统照顾患者的机会，从而限制了他们分析问题、解决问题、综合判断能力的发展。

7．教学组织管理　应有专人负责临床教学工作，制订详细的学习计划。定期开展教学查房、专题病例讨论、举行讲座等教学活动，有助于学生学习。充足的人力资源不仅能提高护理质量，也是保证临床教学质量的重要内容。当临床上的专业护理人员短缺时，临床指导教师或护士长往往会把实习护生当成劳动力，疏于对学生的指导；病区缺少供学生学习和讨论的示教室、护理技能训练用物等，会使得许多教学活动难以开展，也影响临床教学质量。

8．物理环境　临床的物理环境，包括房屋建筑结构，功能布局，病区的颜色、气味、噪声以及各建筑之间的距离等因素都会不同程度地影响临床教学工作的开展。学生的反应可能会很强烈，特别是对于那些环境适应性较差的学生。

二、社区的临床教学环境

社区的临床教学环境与医院的教学环境有很大差别。社区卫生服务中心建筑面积较小，设施设备相对较简单，服务地点分散，服务对象以慢性病患者、老年人、儿童、孕产妇等特殊人群为主。社区临床教学常常在社区或家庭中进行，服务范围广，这就要求教师必须充分利用社区和家庭的实际情况开展教学工作，指导学生观察，组织学生讨论，解决服务对象的健康问题。因此，教师应具有良好的人际交往、沟通协调和灵活处理实际问题的能力。良好的社区临床教学环境更有利于培养学生的独立分析问题、处理问题的能力。

三、临床教学环境对学生的影响

临床学习环境中各个组成部分都直接或间接影响学生的心理状况、学习态度和行为习惯。

（一）临床环境对学生心理的影响

不良的临床环境可能导致学生产生紧张焦虑情绪。学生面对濒临死亡的患者，患者及其家属痛苦的表现、医生护士面对疾病的无助，都将使学生产生严重焦虑、恐惧，甚至会削弱学习和工作自信心。当临床护理工作太过繁忙或面对病情复杂的患者时，学生会感到有很大应激性和挑战性。例如在急诊或重症监护病区护理患者时，学生不能确信自身是否具有真正照护患者的能力，不敢动手操作，甚至出现连最基础的且已经掌握的操作也会出现错误。严重的焦虑将降低学生的工作兴趣和学习能力，影响实习效果。

（二）教师态度和行为对学生的影响

临床教师的教学热情和教学行为都是影响学生学习效果的重要因素。研究者对有助于学生学习和不利于学生学习的教师态度和行为进行了总结。

1．有助于学生学习的态度和行为 临床教师愿意解释并回答学生的问题，关心尊重学生，善于发现学生优点并指出学生的进步，常常鼓励并表扬学生；愿意和学生交流，具有幽默感；当学生需要帮助时随时出现在学生身边；对学生指导方法得当，表现出自信并信任学生。

2．不利于学生学习的态度和行为 对学生要求过于苛刻，嘲笑、讽刺或轻视学生，容易使学生产生威胁感和恐惧感；在患者或其他医护人员面前纠正学生的错误，行为傲慢，容易伤害学生自尊，使学生没有自信心，不愿意学习，不利于良好职业态度的养成。

知识链接

临床实习满意度调查

某研究者开展了大型公立医院实习护生临床实习满意度调查，结果显示实习护生对临床教学中的人际关系、工作氛围、文化团队和实习任务比较满意，但对学生参与性、创新性和个性化评价的满意度较低。提出了实习目标明确化、实习阶段层次化、实习科室多样化、指导教师专业化、带教方式人性化的临床带教“五化”建议，以便提高临床实习满意度。

随堂测 5-1

因此，临床教师应尽可能尊重学生，相信学生，采用友善的态度和行为关心学生。工作中对学生放手不放眼，主动为学生提供学习机会，注意与学生交流，共同学习，从而增强学生自信心，减少焦虑，促进学生学习。

四、临床教学环境的评价

临床教学不仅涉及教师的“教”、学生的“学”，而且与医院的规模、收治病种、仪器设备、基础设施建设、经营管理状况、医护人员的素质、教学管理等各方面都有关系。教学管理人员和临床教师一方面可以运用科学的评价工具，对临床教学环境进行有效评价。另一方面通过召开实习学生工作会，让学生对临床教学环境提出建议，从而全面了解现有临床教学环境的实际情况，明确需要改进的内容，努力营造一个团结协作、积极向上、教学氛围浓厚、教学条件良好的临床教学环境。良好的临床教学环境应具备如下特征：

1．是合格的临床教学基地 ①科室设置齐全，能提供良好的医疗护理服务；②满足临床实践的需要；③有适当合格的工作人员提供足够的教学和指导；④提供专业继续教育的机会；

⑤提供足够的经济支持以维持一定的标准；⑥经过学校或政府部门审核批准。

2. 建立了完善的临床教学基地管理体系与协调机制　临床教学基地应成立专门教学管理机构，配备专职教学管理人员，建立临床教学管理制度和教学档案，有完善的教学质量保障与监控体系。学校与临床教学基地之间定期开展教学、科研、人才培养的合作交流和教学督导检查。

3. 营造良好的临床教学氛围　①所有的工作人员都能获得并利用学习机会；②病房护士长应该定期进行检查和评估教学活动；③在护理实践中应用护理科研的一些新进展；④护理人员积极热情地钻研护理专业知识和技能。

4. 教师与学生的比例适当　作为临床教学基地，应具有充足的护理人力资源，医院实际开放床位数与护士总数之比不低于 1 ∶ 0.4；在校学生数与医院病床总数之比不低于 1 ∶ 1，以保证适宜的师生比例，使学生和教师拥有良好的教与学的场所。

总之，学校与临床医院或社区卫生服务中心之间应共同合作，制订一系列临床学习环境的标准，从而为学生在临床学习阶段提供良好的保障。

知识链接

临床学习环境评价工具的研究现状

为科学有效地测评临床学习环境，国外学者从 20 世纪 80 年代开始研制护理临床教学环境评价工具，并形成了多个临床学习环境评价量表。国内相关研究始于 21 世纪初。孙宏玉、李小寒、朱闻溪等学者，通过自编或汉化的方式，研制了多个临床学习环境评价量表或评价问卷。不同的评价量表其维度和条目虽有所不同，但都涉及人际关系、工作氛围、团队精神、教师素质、组织支持、学生参与性、创新性与个性化等内容。众多学者分别应用了不同的量表开展相关研究，为了解我国临床教学环境的实际情况、改善临床学习环境、提高临床教学质量提供了科学有效的评价工具。

第三节　临床教学的组织管理

案例 5-2

某大学护理学院 20 名护理本科生即将到医院进行毕业实习，假如你是该医院护理部教学管理老师，负责与护理学院进行对接，安排实习相关事宜。

请思考：

1. 安排学生到医院实习，护理学院应有哪些职责？
2. 学生在医院实习过程中，护理部有哪些管理职责？

临床教学工作是连续不断的过程，具有统一性和持续性，科学的临床教学组织是提高教学质量的有力保证。

一、建立健全临床教学管理系统

为顺利完成临床教学任务，必须建立健全临床教学管理系统，领导和组织实施教学工作。临床护理教学管理系统由学校 / 护理学院、医院护理部（教务处）的有关人员组成。护理院校、教学医院护理部领导应定期共同研究临床教学工作，把临床教学纳入各自部门的重要议事日程，充分调动临床教师的积极性，保证临床教学计划的顺利实施。

临床教学管理系统建立后，院校及医院负责教学的管理人员负责遴选临床带教老师。挑选并聘任热爱教学，具有理论水平、教学经验、管理能力、素质好的临床教师组成教学委员会，研究、布置、检查、总结教学工作，按计划完成各项教学任务。实习科室的教学小组既要管理教学又要管理学生思想、生活及各方面的工作。

二、明确临床教学管理职责

（一）护理院校职责

1．开展毕业实习教育 介绍实习目的与注意事项，使学生明确实习的重要性。教育学生自觉遵守医院的规章制度，珍惜理论与实践密切结合的临床实习机会，严格遵守操作规程，避免发生护理差错事故。

2．准备实习手册 按照学生的学历层次和实习目的要求准备实习手册，制订实习计划、实习大纲以及实习管理制度。实习计划包括：目的要求、起止日期、实习科目、轮转安排、带教师资基本条件、实习内容、实习形式和方法、实习考核和评定方式等内容。

3．下达实习任务书 分管临床实习的人员，主动对接医院相关教学管理人员，下达实习任务书，明确实习任务及要求。

（二）教学医院职责

1．重视临床教学工作 护理院校下达实习计划后，临床医院要落实临床教学任务，并对临床带教人员提出具体要求，使其重视临床教学工作。同时，加强医院管理，为学生创造良好和谐的学习环境。

2．加强临床教学的组织领导 对承担实习的科室实行院级、科级分层管理教学，管理人员各司其职，共同负责教学工作。院级教学委员会负责教学安排、检查。实习学生到达医院后，护理部（教务处）教学管理人员向学生全面介绍医院情况，包括规章制度、科室轮转计划、实习要求和生活管理规定等。科室负责落实实习计划和安排带教老师。

3．落实实习科室职责 实习科室由科主任、护士长及有教学经验的主管护师以上的人员组成教学小组，负责组织实施实习计划。主要的工作：①强化教学意识。根据实习大纲，做好科内的教学准备工作，迎接实习生。激励全科医护人员为培养合格人才做贡献，体现教学人人有责的思想。②制订带教计划。依据实习大纲，制订本科切实可行的教学计划。对科内特殊疾病的检查、治疗及护理技术操作，应让学生积极参与，充分调动学生的学习积极性。③做好病区教学准备工作。各项工作制度化、规格化、条理化，以规范化的作风影响并要求学生，创造良好的教学环境。④严格选拔带教师资。临床教师的素质和能力直接影响临床带教质量，要选好并培养好带教老师，这是保证实习质量的关键。⑤积极向患者做好解释工作，使其主动配合教学工作。培养学生的爱伤观念和对患者关爱的态度。

4．明确临床教师职责和工作程序 临床教师的主要职责是落实临床带教任务，给学生提供具体的理论联系实际的学习机会，帮助学生完成实习计划。临床教师可以按照下列工作程序进行工作安排。首先向学生介绍病房情况，解除学生的陌生紧张心理，告知学生实习带教计划，共同了解教学的目标和内容，积极参与教学。实习过程中，临床教师依据教学目标要求，指导学生学习护理有关知识和技能，培养学生的观察能力和运用护理程序对患者进行身心整体护理的能力。教学过程中要严格做到放手不放眼，放做不放教，为学生实习把好质量关。注意培养学生与其他专业人员合作的精神。在学生离开实习科室前，做好检查、总结和鉴定，向下一个实习科室教师介绍学生情况，保证教学的连续性。

5．建立教学联系与检查制度　教学医院要定期召开实习科室临床教学组长、实习生组长及带教老师座谈会，掌握实习进度，了解实习生思想动态和教师对实习生的反映。同时护理临床教学委员会根据教学计划要求，组织有关人员到实习科室检查教学完成情况。检查学生的操作技能及理论考试期情况，并记录其成绩。定期召开师生座谈会，听取对教学的意见和建议。开展带教老师教学质量评价，由实习学生填写评价表，对教师的教学水平、责任心、操作指导、讲解分析等方面进行评价。学生实习结束时，护理部（教务处）要及时进行全面的总结，做好经验交流，不断提高教学质量。

三、实习学生的管理

实习学生从学校到医院，从课堂到临床，由学习书本知识转变到为患者服务的过程中，学习环境、对象和方法都发生了改变。教学医院必须了解学生的情况，针对性地做好思想工作、教学和生活管理，保证实习任务的完成。

1．严格思想品德教育与管理　严格要求学生遵守医院规章制度，遵守学生守则，爱护和关心患者、尊敬老师、团结同学、虚心学习。要使每个学生明确护理工作的严肃性和责任性，培养良好的医德医风，树立为护理事业献身的远大目标。

2．加强学生职业素质教育　毕业实习是学生向护士角色过渡的阶段，也是培养良好职业道德的阶段。实习期间，学生需要直接管理并服务患者，应按照社会需要塑造自我，对各种社会现象做出正确的分析和判断，对即将进入的社会环境做好心理准备。带教老师要以身作则，热爱护士事业，工作认真负责，培养学生的职业自豪感和工作责任心。

第四节　临床教师的角色与选择

一、临床教师角色

角色（role）一词用来描述人的社会行为，即指社会中某一特定地位人群的行为，而且这些行为具有一定的可预测模式。在社会中的角色往往是按照社会或特定组织的期望，以及个人对自己的期望所表现出的行为，因此，角色还反映出这一特定人群的目标、价值观和情感等。每个人都担当着多种角色。例如，一位女护士，她在工作中要表现出专业护士所应具有的角色，在家庭中她是其子女的母亲，也是其父母的女儿，还是其丈夫的妻子，因而她要在不同情境下表现出护士、母亲、女儿、妻子等的角色行为。

一个好的临床教师对于临床学习环境起着举足轻重的作用。由于临床教学的复杂性，临床教师也扮演了众多的角色。她应有现代护士的专业角色，同时又承担教师角色，既是护理实践的参与者，又是护理专业教育者。护理实践参与者包括照顾者、健康教育者、管理者和决策者、合作者和协调者、患者利益的维护者等诸多角色；教育者的角色又进一步延伸到包括技术顾问、咨询者、支持者、研究者和改革者、评估观察者和计划者以及促进者在内的许多角色。

临床教师的教育者与护理实践参与者的角色有时是重叠的，有时是分开的，这两种角色对于学生来讲都是需要的。临床实践能力对于教师是非常重要的，因为这些知识和经验可以帮助学生综合基础理论知识与临床实践。临床教师作为护理照顾者可以成为学生的角色榜样，学生从他们身上可以学习到护理人员应该怎样与被照顾者沟通、交流，如何思考问题、解决问题和采取行动。但是，作为临床教师，其教育者的角色应该是第一位的，教师最主要的职责应该是对学生负责。

（一）护理实践参与者

1．照顾者（care-giver） 运用护理程序进行护理实践是临床教师的基本技能，为服务对象提供照顾、进行健康宣传和教育，以帮助照顾对象维护健康、预防疾病发生，同时满足他们生理、心理、社会、精神等各方面的需要。参与护理实践包括保持良好的环境，协助照顾对象舒适，减少应激，预防交叉感染发生，给予合理的、适合被照顾者的健康指导和宣教，与其他人员合作执行诊疗和护理计划等。

2．健康教育者（health educator） 临床教师是护士的一员，可以在医院、家庭和社区等各种场所行使其健康教育者的职能。例如，在医院，教育患者及其家庭成员了解有关疾病的用药、治疗和护理方法以及康复的知识，帮助患者适应患病期间及其日后的生活等；在社区，传授预防疾病、避免意外伤害、促进健康的知识和方法；护士还具有教育其他健康服务者，以及向有关政府机构提供健康报告和建议的责任。

3．管理者和决策者（manager and decision-maker） 每个护士都在执行着管理和决策的职责。临床教师作为管理者，要管理物质资源、人力资源和计划资金的使用。同时要管理患者及其相关人员，为服务对象制订护理计划，组织诊疗和护理措施的实施，以解决患者的健康问题，帮助患者作出决策并有效控制医疗花费，安排出院事宜等。

4．合作者和协调者（cooperator and coordinator） 临床护理中，护士需与服务对象、家庭以及其他健康专业人员紧密合作。如在护士、医生、营养师和康复技师等人员组成的多学科小组中，大家要在患者的需求、治疗和康复方案制订及处理方法等方面达成共识，相互配合和支持，同时也需要患者及其家庭参与到诊治和护理过程中。

5．患者利益的维护者（vindicator of clients’ benefits） 患者在住院前、住院中和出院后会接触许多健康服务者，作为患者利益的维护者或称代言人，护士有责任帮助患者理解从其他健康服务者那里获得的信息，并补充需要的信息，以协助其作出有关决定。同时，护士有保护患者的利益和权利不受损害的责任。

（二）教育者

1．评估者与计划者（assessor and planner） 护理教师一方面要评估临床教学环境，观察学生对临床教学的态度及在临床中的表现，并对学生的期望和标准进行评定，公平地评价每一位学生，另一方面还要观察患者，并与周围医务人员讨论、协商，对一些可能出现的问题做好周密计划。作为计划者，临床教师要评估学生的准备情况，尽量为每一位学生提供学习机会。在做计划评价时，承认学生做出的努力，以维护学生的自尊并树立其自信心，并为进一步的提高提供建议。

2．促进者和支持者（encourager and supporter） 临床教师作为学生学习的促进者，一方面要督促学生在实践中体现理论的指导，另一方面又要鼓励学生自学，为其提供资源。教师不仅要鼓励学生积极操作，还要鼓励学生澄清他们的学习要求，帮助学生明确所关注的事情，提供一些减轻他们临床学习压力的方法，同时发展他们独立解决问题的技巧等。

3．咨询者和技术顾问（inquirer and counselor） 作为咨询者，临床教师运用沟通技巧和熟练的教学方法，鼓励学生与照顾对象交流，提出处理临床问题时遇到的困难，主动为学生提供相应的知识和解决问题的方法，帮助其选择最佳的解决方案。即：刺激学生认识，并分析他们每天遇到的问题；鼓励学生记录他们的想象与现实的不同；对学生提出的问题进行计划和合作讨论；为讨论具体操作的意义提供便利。

4．研究者和改革者（researcher and reformer） 用科学研究的方法解决护理实践（特别是理论与实践的结合）、护理教育、护理管理、护理伦理等各个领域的问题是护士的职责，同样也是临床教师的一种角色功能。教师要与学生建立合作关系，刺激他们的需求并提倡发掘知识。同时还要勇于改革，在实践中通过应用和检验护理研究成果等方法，不断改革护理服务方式。引进一些新的方法评价学生的个人能力，拓展学生个体的智力水平和实践能力，进行更高标准的考核。临床教师与其他教师最大的区别在于其必须参与到学生的实践中去。当然，临床教师可以是一个观察者，注意观察学生的表现以便于以后进一步进行讨论和评价；但是更常见的是临床教师需要参加到实践中去照顾患者或服务对象，与他们进行交谈并对他们进行教育，通过榜样作用对学生进行引导。同时，教师在学生和护理对象之间还可以起到缓解矛盾、避免尴尬情况的作用。

临床教师应该关注教育心理学和认知科学研究的新进展，通过运用认知、学习、记忆及动机等方面的知识来评价新的研究，并尝试应用新的教学方法。课程内容是临床实践的基础，临床教师应积极地评价课程设置，使之与学生的需要同步；同时还可以通过临床护理研究来完善课程设置、发展新的教学方法、提高教学质量。

二、临床教师的选择

临床教师作为护理教学工作中重要的一员，必须满足一定的条件和要求，才能保证临床教学的质量。临床教师需具备如下条件：

（一）个人素质

临床教师应该符合大学老师的基本要求。首先要有渊博的专业知识和文化科学知识，具有良好的文化修养。其次，要懂得教育科学规律，善用教育技巧，更好地调动学生的积极性、主动性和创造性，激发学生的求知欲。再次，临床教师要有勇于探索，富于进取精神和学术创新力。最后，要有高尚的道德品质、良好的医德医风，做学生的楷模。

（二）知识结构

临床教师的知识结构包括临床教师的基础医学和护理专业知识、文化科学知识和教育学、心理学知识等。临床教师的专业知识必须精深，掌握临床教学大纲的要求以及其他的相关内容。随着现代医学模式的转变，临床教师在具有一定专业、学科知识的前提下，还应该具有广博的基础文化知识、科学知识、教育学和心理学的知识，这对提高教学效果具有重要作用。

（三）能力结构

临床教师的能力结构是指运用知识的能力，包括教学能力、沟通能力、评判性思维能力、组织管理能力和研究能力等。在组织教学中，能做到理论联系实际，抓住重点和难点，深入浅出地传授知识和技能，根据制订的教学大纲和目标，组织实施教学活动。在组织教学中还要注意结合临床具体情况，进行教学改革，树立符合时代要求的教育观念。

（四）职业道德

临床教师要热爱护理教育工作，尊重理解学生，关心学生的成长，具有良好的职业道德。在工作中具有高度的责任心，严于律己，关心体贴患者的疾苦，在品德修养、学识才能、言行举止、作风仪表、道德情操、生活方式等各方面以身立教，成为学生的表率。临床教师要耐心细致地根据学生的具体情况，因材施教，做到既教书又育人。

第五节 临床教学常用方法

临床教学与课堂教学有很大的区别，临床教学很少采用说教式，大部分是以教师与学生一对一或小组的形式进行。在这种场合，学生与教师之间建立起良好关系是非常重要的。在临床，学生常常会受到一定程度的监督，而监督本身就具有应激性，特别是对于初到临床的学生就更为强烈，这是很难避免的问题，教师要尽量表现出对他们的关心、理解和帮助，帮助学生顺利完成学习任务。在临床教学中，教师需要持续注意学生之间的积极性、理解能力及操作技能等方面存在的个体差异，针对不同的学生采取相应的教学方法，同时允许学习比较慢的学生需要更多的时间完成护理工作。

临床教学存在一些特殊的困难。一是教师为完成教学目的通常需要仔细地判断是否需要征得患者的同意。在某些情况下征求患者同意的方式并不合适，因而要求教师在接近患者之前必须向护士长详细地咨询，以确保患者的配合。二是，当患者询问自己的病情时应该告诉他多少信息。教师最好在解答提问时，注意评估患者的承受能力和对自身疾病的了解程度，从而决定哪些信息可以告诉患者，哪些是要向患者保密的。三是，满足患者护理的需要与学生增加经验的需要之间常常存在一定的矛盾。护理教师既要满足教学的目标，同时又要考虑临床的具体情况，应努力使两者相对平衡。护理专业临床教学常用以下教学方法：

一、带教制

带教制是一种常用的个体化的临床教学方法。一般是一名教师带一个或几个学生，学生在每天的临床实践中与一个角色榜样共同工作。在带教制中，学生全程跟随带教教师一起工作。学生可进行全面观察并学习带教教师从事临床护理工作的内容和方式，包括各项护理操作、完整的护理过程、对患者的态度及与各类人员的沟通等。临床带教教师的高质量监督是学生巩固知识、发展专业技能的基础。带教制充分体现了“以学生为主体，教师为主导”的教学模式，是一种行之有效的方法。

带教制的组织方法：教师在学生进入临床前，根据教学大纲和学生多少选择合适的教具和护理服务对象。学生进入临床学习环境后，由带教老师组织学生参观或进行操作练习。此时，教师可以采取“一看二练三放手”的方式逐步指导学生进行护理操作。

带教制作为一种临床教学方法，其特点在于这种经历有助于增进教师的知识和技能；教师发挥了自身价值，感到被需要被尊敬，增加他们的工作满意度；改善师生间的人际关系等。同时对学生也有相当的益处：学生与一位合格的临床带教老师共同工作可以获得许多有价值的帮助；带教老师能够为学生选择最适合的服务对象，并通过照顾这样的患者达到学习目标，而且在带教老师的监护下，杜绝工作中的失误，避免差错事故给患者造成的损失；在老师的指导下，结合服务对象的特点，可以进行一些专题研究，在实践中锻炼自己的科研和创新能力。

当然，带教制也会给临床教师带来一定的压力。压力一方面来源于重复的带教过程及额外花费的时间、精力，例如带教老师需要指导学生的护理实践，同时要解答学生的问题并为学生的行为负责；另一方面，带教老师与学生之间的性格及教育背景的不同也可以造成压力，例如一个本科毕业的带教老师指导一个中专护士学生或者相反的情况；此外，压力还可以来源于对学生进行评价的过程以及遇到表现差的学生等情况。另外，缺少有效的奖励机制，也会使带教老师丧失积极性。为了保证带教制的质量，必须遵循带教老师的选择原则来遴选临床教师，同时，要重视为带教老师提供必要的培训机会。

采用带教制时应注意教学医院与学校的密切配合，注意良好的沟通，建立相互信任和尊重的关系。学校教师也可以定期邀请临床带教老师、学生以及其他参与教学的人员举行座谈会，讨论带教过程中存在的问题，共同商讨解决问题的具体办法。

二、实习前、后讨论会

实习前、后讨论会是现今护理临床教学中较普遍运用的方法。此种教学方法可以极大地发挥临床实践基地的作用，是学生获得临床学习经验的重要方式。实习前讨论会一般需要半小时，然后是与患者的交流和执行护理操作，最后是半小时的实习后讨论会。

实习前讨论会上，教师要明确实习目标、实习的内容及实习要求。临床老师在实习前一天选择患者，校内老师和临床老师共同备课，教师在见习前一天或当天的见习前向学生说明实习安排。教师通过提问或参加学生课堂学习的方式评估学生对护理问题的理解程度、观察问题的能力，从而获得足够的信息，以便更好地组织教学。作为临床教师，需要注意指出学生对某些问题理解的偏差和不可行之处，还要结合临床具体情况，必要时对教学案例做临时调整，以保证教学计划的落实。

实习后讨论会可给每位学生提供一个重新认识分析自我的机会。在评价当天实施护理活动的有效性、分享学习成果的同时，通过其他成员的帮助，获得建议，解决疑问。实习后讨论会应由学生自己主持，老师应是引导者的角色，主要是控制会议的进展，激发学生的思维，反馈信息，同时做总结性发言。教师要注意尽量让每个学生都有参与机会。学生通过实习后讨论会训练，逐渐能够主持、组织小组会议，个人专业思想和技能得到进步和发展，促进了个人的成长和逐渐成熟。

所以，临床实习前、后讨论会不仅为学生提供了将理论与护理实践结合的途径，而且为他们提供了参与实践活动、主持小组会议和锻炼技能操作的机会。通过自己做，获得经验，使学习得到了很好的强化。

三、教学查房

教学查房是临床工作中为了提高医疗护理质量及临床教学水平而采取的一种较好的教学方式，是为了提高学生的认识能力而采取的一种教学方法。它实质上是一种内容比较充实的、为了学生学习目的而设计的、由多位有临床经验的临床教师共同参与的学习会议。通过临床查房，学生可以记录查房的过程、查房解决的主要问题，提出自己不明确的问题，以及查房教师在处理患者疑问时采取的方法，从而为自己以后的工作提供借鉴和指导。

教学查房有医疗查房和护理查房。学生通过参加医疗查房可以知道患者所用的治疗方案和存在的医疗问题，以及整个治疗计划，了解医疗小组在患者照顾中所扮演的角色，从而更加理解自身工作的性质和职责，减少医护不一致的矛盾。而护理查房可以帮助实习学生明确患者的护理问题和应采取的护理措施，以及针对此类患者制订护理计划的方法。同时每位学生还可以向查房教师学习处理护理问题的步骤、手段，以及工作技巧。在查房结束时，教师对一些特殊问题作进一步的讨论、解释和总结是十分必要的，这样有助于学生学习到真正的知识。

四、专题报告及研讨会

专题报告及研讨会是指对于临床护理发展的新理论、新方法、新技术等进行专题讲座和研讨，以期引入新知识，拓宽学生的眼界，开阔学生思路，提高学生能力。

专题报告及研讨会的过程类似于组织一个会议。首先要依据专题内容和研讨的项目制订一份详尽的计划，选择合适的地点，报告人做好报告材料和讨论稿。然后组织专题报告，鼓励学生积极参与和记录，最后作出总结。应该邀请所有的病房护理人员参加护理研讨会，对某一个或某几个患者的护理进行全面的讨论和评价。每个护士都要解释他所负责患者的情况，护士长和其他护士就患者病情的特殊方面提出疑问，大家共同进行讨论，以一种轻松愉快的气氛鼓励大家学习是很好的研讨会形式。病房专题报告及研讨会为学生和临床护士提供了一个良好的相互学习的机会，同时还可以锻炼大家在公众面前充分展现自己的能力和在同事面前报告的信心。

专题报告与研讨会的主要特点是新颖，学生可以了解许多前沿的专业知识，并可以对临床实习进行评判性分析，为以后的工作或学习提供参考。

在组织专题报告或讨论会时，要注意激发实习学生的热情，鼓励大家积极参与和思考。对于研讨中不能作出结论的内容，要鼓励学生的创新意识，并保证可以再次研讨等。

五、其他临床教学方法

临床教学中还有一些其他较常用的教学方法可以帮助学生达到较好的学习目的。如临床学习项目、模拟教学、个案研究、病房交班报告、科研课题等。

1. 临床学习项目 临床学习项目是指在临床护理工作中建立的为促进本科室或单位护理实习学生完成学习目标的项目。它的目的是给学生在实习期间提供一个系统的学习经历。临床学习项目应该是一个具体的计划，主要包括：①目的和目标，学生应该获得哪些知识和技能；②达成目标所用的技术，如小组教学报告、参观等；③项目评价，对学生和临床教学进行评价等。

2. 模拟教学法 模拟教学法（simulations method）是指在一种人造的情境或环境里学习某职业所需的知识、技能和能力，给人一种身临其境的感觉，更重要的是提供了许多重复的机会和随时进行过程评价的可能性，能够使学生进行自我建构，是一种基于行动导向教学理论的教学方法。模拟教学法是以教师为“导演”，以学生为“演员”，可以充分调动学生积极性的全新的教学方法，它也是培养学生实践能力的有效方法。

知识链接

行动导向教学理论

行动导向教学理论是20世纪80年代以来世界职业教学理论中出现的一种新思潮。它是以能力为本位的教学思想，由一系列教学技术组成。这种方法对于全面培养人的素质和综合能力具有十分重要和有效的作用，被世界职业教育界和劳动界的专家所推崇。行动导向的职业教育学在我国也有很大的影响，是我国职业教育研究和职业教育教学改革的重要领域。

3. 个案研究 个案研究是对一个患者的健康问题进行全面的分析和研究，它比制订一个护理计划更深入、更具体。在采用个案研究方法教学时，教师把患者的临床病情摘要交给学生，这些内容为学生的护理实践提供了真实的材料。学生根据资料制订出他们认为恰当的护理计划，然后再与真正实施的护理措施进行比较和讨论。个案研究法为学生提供了良好的机会，拓展了知识面，发展了解决问题的技能，促进了评判性思维，培养了决策能力，增强了书写的逻辑性等。教师组织个案研究时，最好避免利用模拟病例，因为可能会导致学生失去学习兴趣。

4. 病房交班报告 学生在病房实习时都需要撰写病房交班报告。报告内容是由病房全体工作人员共同参与和讨论形成的。书写交班报告可以帮助学生掌握书写报告的方式，熟悉整个病房的情况，更好地进行患者护理和工作。

5. 科研课题训练 我国护理本科生教育中，毕业前常常安排学生参与某一个课题研究，开展科研项目专题训练。这种方法不仅能够锻炼学生的科研思维和创新能力，还能够促使学生对某些问题进行深入思索。

随堂测 5-2

小　结

临床教学是帮助学生将既往学到的理论知识与临床实际相结合，逐步培养专业技能、态度和行为的学习过程，是护理教育非常重要的内容。临床教学包括临床理论教学、临床见习、毕业实习。临床教学的特征包括：以患者为中心开展教学活动；患者突然的情绪或病情变化将影响教学计划组织实施，教学准备相对困难；需要涉及伦理问题，应注意保护性医疗制度；师生关系和采用不同的教学方法会影响教学效果。临床教学环境主要包括临床护理人员、临床指导教师、其他工作人员、实习学生、服务对象、护理模式、教学组织管理和物理环境共八个要素。临床教学常用的方法包括：带教制、实习讨论会、临床查房、专题报告及研讨会、模拟教学、个案研究、病房交班报告及科研课题等多种形式和手段。

思考题

1．请分析课堂教学与临床教学的主要区别有哪些。

2．请分析临床教师的态度和行为对学生学习有哪些影响。

3．临床带教中可以采用哪些方法来激励实习学生的学习动机？

4．学生王敏进入普外科实习，李佳是她的带教老师。王敏一直盼望着能给患者进行静脉输液操作，今天刚好有一位年轻患者血管条件较好，也愿意让王敏为其进行静脉输液。王敏和李佳老师一起来到了患者床前，准备为患者静脉输液，当王敏给患者进行完皮肤消毒时，出现了紧张，手不停地颤抖。请回答：

（1）针对王敏的这种情况，李佳老师该怎么做？

（2）李佳老师需要采取什么教学方法来帮助王敏克服操作时的紧张心理？

（牟绍玉　耿荣梅）

第六章数字资源

教育评估与评价在护理教育中的应用

第六章

导学目标

通过本章内容的学习，学生应能够：

◆ **基本目标**

1. 说出教育测量、教育评估、教育评价的相关概念。
2. 简述教育评价的类型和功能。
3. 举例说明教育评估和评价在护理教育过程中的应用。

◆ **发展目标**

运用教育评估和评价的理论，分析我国开展的护理院校专业认证工作的目的和意义是什么。

案例 6-1

某高校对教师课堂教学质量评价的方法进行了改革，提出了新举措：从单纯的同行评价变为学生、同行和督导专家的综合性评价。通过对学生进行访谈和问卷调查，同行、督导专家随机听课和查阅教学文档收集评价信息。

请回答：

1. 你是否支持这样的新举措？
2. 试用有关的教育评估理论分析该学校的课堂教学质量评价新举措。

第一节　概　述

教育评估与评价是教育工作中的一个重要环节。通过正确的评估与评价，不仅可以了解和判断教育的质量，同时能为后续的教育活动提供反馈。因此，了解教育评估与评价的相关概念、过程和内容，掌握正确的评估与评价方法，对于护理教师更好地开展教学活动是十分必要的。

一、相关概念

（一）测量、评估与评价

1．测量（measurement） 测量是按照某种规律，用数据来描述观察到的现象，即对事物作出量化描述。测量是对非量化实物的量化过程，即给人、事物或现象的某种特性打分或计数。如测量人体的身高、体重、体温、呼吸、脉搏、血压等，测量时需要一定的测量工具或测量方法和标准。测量可以提供具体的数值结果，帮助了解某一方面的信息或状况。

2．评价（assessment） 评价是对人或事物的价值作出判断，是通过系统地收集资料对评价对象的质量、水平、效益及社会意义进行价值判断的过程。如评选优秀学生，不仅要了解学生在校期间各门课程的学习成绩或考试成绩，还要全面收集学生课堂学习、第二课堂学习、临床学习、社团活动、竞赛获奖、各种任职、思想品德表现、身体素质等全方位的情况，同时也要征询同学、老师、临床带教老师等对该生的评语和反馈，在此基础上再依据学校评优的标准来判断该生是否达到优秀学生的要求。在这个评价的过程中，学生学业成绩的测量是很重要的一个方面。除了获取这些量性资料信息外，质性的一些信息资料，如师生的意见也是很重要的评价基础。

3．评估（evaluation） 评估是对人或事物的价值做出考量与估价，其具有笼统性，带有一定的预测性质。事实上，在具体使用时，评估与评价两者之间并没有十分严格的界限。

由此可见，测量的本质是事实判断，它是以客体的本质和规律为对象，探讨客体“是怎样的”“是什么”，了解事物的现象、本质和规律等属性；而评估与评价的本质是价值判断，它突出价值观，充分重视对问题的分析和评判。价值判断是以客体与主体需要的关系为对象，探讨客体的价值属性，并以认识、情感、意志等多种形式的综合来反映客体与主体需要的关系，而价值判断标准又可以是多方面的。例如测出某人的身高是 1.90 米，这是测量；而根据身高测量结果，可以说“此人个子很高”，这就是评价。从中可以看出，事实判断是价值判断的基础，只有在弄清事实的基础上才可能作出合理的价值选择。所以说，测量是评估与评价的一种很重要的工具和手段，是基础和前提。在评估与评价的过程中，除了测量结果这一主要依据之外，还需要通过一些非测量的方式来对某对象进行质性的记述，两者相结合来进行最终的价值判断。

（二）教育测量、教育评估与教育评价

1．教育测量（educational measurement） 是指应用测量手段对教育领域内事物的属性进行量的测定，如对教育投入、教育过程、教育结果等依据一定的法则（标准）用数值来进行描述。它注重量化，是一种赋值的过程。

2．教育评估（educational evaluation） 是指通过系统地收集相关资料信息，并进行综合分析比较，来鉴定教育活动是否达到预期的、理想的教育目标。因此，教育评估活动具有一定的目的性，且由于评估目的不同而使教育评估有不同的实施主体。

3．教育评价（educational assessment） 是指在系统全面地搜集、整理教育信息的基础上，运用科学的方法对教育活动的价值进行综合分析判断的过程。

教育测量与教育评估、教育评价之间有着十分密切的关系。教育测量可以对教育活动的许多方面进行测定，如学生的学习成绩、体质状况，课时数、教育经费、软硬件建设、毕业生流向等。这些测量结果是教育评估和评价的主要信息来源，如果没有教育测量，教育评价将会失去作价值判断的重要依据，评价的科学性和准确性也就无从谈起。此外，教育评估和评价除了依靠教育测量所获得的量性资料外，还可以通过座谈、问卷、实地考察等其他多种途径来全面真实地了解教育领域中的各种环节和要素，如教育活动实际参与者的想法、具体实际的教育活动形式和教育效果、教育理念和方针的贯彻落实情况等，而这些非量化的质性信息资料对于教

育评价结果同样起到很重要的作用。在综合各种信息的基础上，评价者依据一定的评价标准或者评估指标和内容，对评价对象做出价值判断，包括不合格、合格、良好、优秀等价值评判。

二、教育评估和评价的发展

（一）西方教育评估和评价的发展

西方教育评估和评价的发展主要经历了萌芽、形成和发展三个阶段。

1．萌芽期（19 世纪中叶—20 世纪 30 年代） 这个时期，针对如何提高学生能力测验的客观性，许多学者开始致力于研究和开发客观化、标准化和数量化的测验工具，包括学力测验、智力测验和人格测验。从 1909 年桑代克发表《书法量表》开始到 1930 年，教育测量运动得到了快速发展，标准化的心理测量和标准学力测验有 3000 多种。但是，随着教育测量活动的不断深入，人们也开始认识到教育测验的局限性和不足，如测验只注重客观的信度而不足以说明效度；测验只能作某些方面的测定，对于学生的人格和学习情况无法全面了解；容易培养个人主义和被动式的学习态度等。

2．形成期（20 世纪 30—50 年代） 从 20 世纪 30 年代开始，西方教育界开始对教育测验进行批判并进行教育改革。最著名的就是美国进步主义教育协会进行的一项历时 8 年的课程内容改革的实验研究。为了评价这个研究的成果，组成了以泰勒为领导的评价委员会。通过研究，泰勒和他的同事们发表了《史密斯 - 泰勒报告》，正式提出了教育评价的概念、原则和方法，将之称为“泰勒模式”。泰勒模式的提出对教育评价工作的发展产生了深远的影响和重要的作用。

知识链接

八年研究

八年研究（Eight-Year Study）是由美国进步主义教育协会在 1933—1940 年开展的一项由中学和大学共同参与的有关课程改革的教育实验研究，因历时 8 年，称为“八年研究”。“八年研究”结束时，以泰勒为首的评价委员会对“八年研究”的结果进行了评价。“八年研究”不仅对美国大学入学要求和中学课程产生了深远的影响，而且极大地促进了教育评估和课程理论研究的发展。

3．发展期（20 世纪 50 年代至今） 随着教育评价工作的进一步展开，一些学者开始对当时占据主导地位的泰勒模式提出异议，认为教育评价仅仅以教育目标为中心和依据是不够的；提出教育评价还要关注一些非预期的教育效果等。在学术观点的争鸣中，许多新的教育评价模式相继产生，如“CIPP 评价模式”“目标游离模式”“应答模式”等，大大地促进了教育评价思想和理论的发展，将西方教育评价运动推向了一个新的专业化发展阶段。

（二）我国教育评估和评价的发展

教育评价运动在我国具有悠久的历史。我国古代的考选制度，尤其是科举考试制度，是世界上较早的考试和评价选拔人才制度。1905 年，在废除长达 1300 多年的封建科举制度之后，西方的教育测验思想和方法传入我国并促发了教育测量运动。但在 20 世纪 30 年代以后，由于历史原因，我国的教育测量与评价工作中断。20 世纪 70 年代末，教育评估和评价工作才开始逐步恢复和发展。随着教育改革的深入，教育评估和评价的作用和地位已越来越受到广大教育者的重视。1984 年，我国正式参加了国际教育成就评价协会（International Association for Evaluation of Educational Achievement，IEA）；1985 年 6 月，教育部召开了第一次全国性的教育评价研讨会，标志着我国教育评价研究和实践的真正开始。2020 年 10 月 13 日，中共中央、国务院印发了《深化新时代教育评价改革总体方案》，明确提出到 2035 年，基本形成富有时代特征、彰显中国特色、体现世界水平的教育评价体系。

目前，国家的教育评估和评价工作已进入正规化的发展，建立和形成了具有中国特色的教育评价制度和实践模式，包括颁布了一系列教育评估规定，成立了各级各类教育评估组织和学术团体，创办了有关教育评价的专业性期刊以及开展相关的学术交流活动等。

知识链接

《深化新时代教育评价改革总体方案》

2020 年 10 月，中共中央、国务院印发了《深化新时代教育评价改革总体方案》，并发出通知，要求各地区各部门结合实际认真贯彻落实。

方案提出要扭转不科学的教育评价导向，坚决克服唯分数、唯升学、唯文凭、唯论文、唯帽子的顽瘴痼疾。针对教育评价改革的核心问题，首次提出了“改进结果评价，强化过程评价，探索增值评价，健全综合评价”的“四个评价”新理念。明确提出教育评价是教育发展的指挥棒，是教育进入全面普及时期能否健康前行、科学发展的重要前提，在新时代具有特殊意义。

三、教育评估与评价在护理教育中的意义

随着我国护理教育事业的全面快速发展，如何合理评估护理教育发展成效、科学有效地评价护理院校教育水平和人才培养质量，是当前继续深化护理教育改革和大力推进可持续发展过程中所面临的一项重要任务。因此从我国护理教育实际情况和未来发展需求出发，建立体现专业特色的教育评估和评价标准、指标体系、评价方法等完善的制度，可以帮助正确客观地把握护理教育发展的现状，查找分析存在的问题和原因，为今后发展指引努力和改进的方向，使护理教育事业稳步、有序、规范地向前推进。通过教育评估和评价，可以了解不同护理院校的教育理念、办学水平、办学条件和发展潜力等，并根据一定的标准对其教育资质和教育质量等进行科学的评定。当然，教育评估和评价工作还会对护理院校，包括护理教师和学生，产生一定的激励和压力作用，使教与学的行为不断接近目标和标准，更好地促进教学质量的全面提升。

随堂测 6-1

第二节　教育评估

教育评估是教育系统工作中不可缺少的重要部分。当前，我国的护理教育事业迅速蓬勃发展。在这个过程中，教育评估扮演着保障教育质量“守门人”的角色，发挥鉴定、诊断、导向、激励和监督的作用。教育评估所涉及的内容广泛、形式多样，其评估目的与要求也往往不一，构成了不同种类的教育评估。如根据评估对象层次分类，可以将教育评估分为专科教育评估、本科教育评估、研究生教育评估；根据院校分类，可将评估分为中等职业学校评估、高职高专院校评估、普通高等本科院校评估。了解和掌握这些评估种类的分类方法和各自特点，有利于在教育评估中采取科学的评估方法，有针对性地收集和获得真实和有价值的教育资料和信息，从而得出正确客观的评估结论，达到良好的预期评估效果。

知识链接

普通高等学校本科教学评估

为落实《国家中长期教育改革和发展规划纲要（2010—2020年）》，教育部于2011年提出了普通高等学校本科教学评估工作的意见，包括意义目的、制度体系、主要内容与基本形式、组织管理四大方面。该意见强调应建立健全以学校自我评估为基础，以院校评估、专业认证及评估、国际评估和教学基本状态数据常态监测为主要内容，政府、学校、专门机构和社会多元评价相结合，与中国特色现代高等教育体系相适应的教学评估制度。

一、教育评估的分类

（一）内部评估和外部评估

根据评估过程中主体、客体关系可将评估分为内部评估（internal assessment）和外部评估（external assessment）。内部评估往往指评估对象对自身的评估，如教师、学生本人对自己的评估，学校或院系自行组织的自我评估，它可作为评估对象自我管理、自我约束、自我监督、自我改善和提高的一种重要手段，容易形成比较稳定持续的评估机制。外部评估是评估对象以外的主体对客体进行的评估，即政府部门和社会组织的教育评估，如普通高等学校本科教学工作水平评估、全国学科（专业）排名评估等。

（二）定量评估和定性评估

定量评估（quantitative assessment）是指采用定量计算方法，对评估的内容进行统计分析等数量化的过程。而定性评估（qualitative assessment）则是采用描述性语言对评估对象“质”的特性、程度、状态和性质等非量化的资料进行收集、整理和分析的过程。定量评估的优点是客观公正、清楚明了，可相互比较，但对复杂现象或情况无法进行系统的描述，需要借助定性评估的手段来综合评定。定性评估的优点是能比较全面深入地收集相关资料，不足是会带有一定的主观性，容易影响评估的信度。因此，定量评估与定性评估相结合，两者相互补充的综合评估模式是未来教育评估的发展趋势。例如，在做试卷质量分析时，经常对试卷或试题成绩分布曲线进行难度、区分度、信度、效度等指标的定量计算与分析，而对试卷评阅质量、命题过程是否规范等内容多使用定性评估。

（三）诊断性评估、形成性评估和终结性评估

根据评估的目的不同，可将教育评估分为诊断性评估（diagnostic assessment）、形成性评估（formative assessment）和终结性评估（summative assessment）。诊断性评估是指在教育活动之前所作的评估，其目的是确定被评估对象是否具备开展相关教育活动的条件和能力，为后续教育教学活动方案的设计和实施提供依据。如某课程开课前的分班考试，可将不同水平层次的学生安排在不同的教学小组，以便进行更有针对性的教学。形成性评估是指在教育活动运行过程中随时进行评估，评估直接指向正在进行的教育教学活动，是一种基于过程的动态评估。其评估目的是了解和掌握教育教学过程中的情况，以便及时调整，促进教育教学活动的持续改进和完善，从而确保教育目标的实现，如随堂小测验、教学督导等。终结性评估是指教育教学活动的某一阶段终结时，对评估对象的总体状态和所取得的阶段效果进行的评估。其主要评估教育教学活动的结果，以此来检验教育教学活动达到教育目标的程度，并对其质量水平做出价值判断。如护理本科学生的毕业评估，通过毕业论文答辩、专业综合考试、临床技能考评等方面来最终评定学生是否已经达到了规定的毕业要求。

二、教育评估的标准

教育评估应力求客观、准确、符合评估目的和实际的评估标准体系。教育评估的科学性体现在：评估符合事实、符合逻辑、符合规范、符合目的。无论所运用的评估是何种类型或是基于什么目的，任何有效的评估都需要符合一定的标准。一般从以下几个方面判断一项评估的科学性和实用性。

（一）真实性

真实性（validity）又称效度，是指评估的有效性，即一个评估的结果与要评估的属性之间相符合的程度，也就是指一项评估实际上达到了多少它应该达到的目的。效度一般可分为三大类：内容效度、结构效度和效标关联效度。它是评估中最重要的一个方面。例如，需要评估护理学生的实际操作能力，如果采用笔答试卷的方式去考评，显然是不合适的，因为该考核结果无法真实地反映学生实践技能操作水平。真实性所代表的是一种程度概念，其有效性总是与评估的特殊目的、功能、范围相适应的。

（二）可靠性

可靠性（reliability）又称信度，它反映评估的稳定性，代表所得到资料的稳定程度。它是指一项评估对评估对象前后测量的一致性程度，即它不受偶然因素干扰的程度，在相同的条件下，评估工具多次对同一组对象评估的结果或所得到的资料相同的程度。一般可用两次考核结果的相关系数来描述信度的高低，也称为信度系数。在教育评估中，评估工具的信度系数一般应在 0.90 以上。

（三）区别性

区别性（discrimination）又称区分度，是指评估对评估对象反映水平的区分程度和鉴别能力。一般通过评估结果获得的信息资料与整个评估总结果之间的相关系数表示评估的区分度。如对护理学生的专业知识考核，如果试卷题目的区分度较高，就说明该考核对于知识掌握好的和差的学生具有较好的区分和鉴别能力。

（四）实用性

实用性（practicality）又称可行性。对于定量评估来说，评估方法应是简便易行的；对于定性评估来说，评估的内容应是可获得的且具有一定的评估参照标准。另外，评估的实施应不影响正常的教育教学工作，应充分考虑人力、物力、财力、时间及评估技术手段等多方面因素的影响，使评估目的和指导思想以教育目标为依据，切合实际，且评估方案切实可行，评估指标体系可测量或可操作。此外，评估结论要结合评估对象的实际情况，实事求是，有理有据。

三、常用的教育评估方法

（一）试卷编制概述

试卷的编制是实施考试的关键环节，高质量的试卷要求教学大纲符合率高（效度），教学内容覆盖率大（信度），考题题意清晰、数量适中，具有一定难度与区分度。

1．试卷编制的步骤　包括：确定考试的目的和测量目标、设计测验蓝图（双向细目表，附表 6-1）、决定试卷时限、决定试卷测验类型、决定试题数量、决定计分方法、拟定试卷题目、实施考试、分析试题难度与区分度、筛选试题拼题、建立题库、鉴定试卷信度与效度、编制试卷量表、编写试卷使用说明。

2．试卷编制的原则

（1）严格保密，不得泄题。

（2）根据考试目的设计题型。

（3）根据考试时间、试题内容、题型、难度及考生特点，确定题量。

(4) 以教学大纲为依据编制试题，一般不可超纲。
(5) 制订试题测验蓝图，保证教学大纲的覆盖率。
(6) 确保试题具有一定的区分度，根据考试目的确定其难易度。
(7) 试题问题明确，不可有暗示性用语，答案准确。
(8) 试题的实施和评分方便易行。
(9) 设计试卷的副本。

(二) 主观题的编制

主观题 (subjective item) 又称自由应答型题。这类试题用于测量较高层次的认知目标，如综合、分析等，对学生的思维逻辑性与条理性、文字表达能力、分析问题与解决问题的能力有较高的要求和较好的检查效果。主观题易于编制，但一次考试题量有限，知识覆盖面小，评分易受到主观因素的影响。最常使用的一种形式是论述题。

1．论述题概述 论述题的最大的特点是考生可根据问题自由作答。若对学生作答不加限制，可测量考生的综合评价能力；若对考生作答予以一定的限制，可测量考生的理解、应用和分析能力。该题型有利于促使学生重视对教学内容进行综合与评价能力的学习，也有利于增进学生的写作和表达能力。

例 1：女，49 岁，高热 3 天伴咽痛，寒战，咳嗽，痰清，体温 39 ℃，入院确诊为急性粒细胞白血病，请写出该患者存在的体温过高护理诊断的预期目标、护理措施及评价。

在设计论述题时，需注意：①题意需清楚明确，使考生能切实理解提问；②教材中若有系统陈述的论题，不宜用该题型进行考核；③每题给出作答时间和字数的参考值，便于考生合理安排；④尽可能不设选答题，保证考生成绩具有可比性。

2．论述题试卷的评价 论述题试卷的分数表明了学生所能达到的程度，其评分系统有两种——绝对评分法和相对评分法。

(1) 绝对评分法：在运用绝对评分系统时，常采用分析法。在制订标准答案时，依据教学目标，确定内容的重要性，并在赋分时体现出来，即学习目标所强调的内容，其重要程度高，所占分数比例大。这种方法的优点在于，由于已给出标准答案，只要评分客观，其结果比较可靠。

(2) 相对评分法：在运用相对评分系统时，常采用综合法。综合法同样要求有标准答案，但只作为一种比较的标准。分数不以百分制计，而以“非常好、好、一般、一般偏下、不好”的等级来计分。每一等级需选出一份典型的答卷做样本，阅卷人按照样本将评卷归入不同的等级。再重复上述过程，以增加分类的准确性。这种评分方法比分析法节时省力。

在评阅完试卷后，还应给出试卷的反馈意见，以供学生参考。

知识链接

避免阅卷过程中的“光环效应”

光环效应 (halo effect)，也称晕轮效应，由美国心理学家凯利提出。他用月晕的光学原理形容生活中的一个普遍现象：当一个人对另一个人的某些主要品质有了良好的印象后，就会认为这人一切都好，而其他缺点就会隐退到光环背后视而不见。在对论述题的评阅过程中，教师会因为学生前面答题好，而对最后回答不好的题目放松扣分标准。“光环效应”会导致试卷评分不客观真实，需努力克服。

（三）客观题的编制

客观题（objective item）又称固定应答型试题，适用于测量知识、理解、应用、分析等层次的认知目标，不适于测量综合、评价等高层次认知目标。在有限的测验时间内，可包含足够数量的客观题，保证考试内容的覆盖率。客观题在编制时已给出答案，评分客观、准确，可采用计算机阅卷，且可形成题库，供反复使用。但客观题编制需要专门的技巧，考生的答题有猜对的概率，需与其他题型配合使用。常用的客观性试题有以下几种：

1．选择题　选择题的类型有多种，护理教育测量常用的有单项选择题（A 型题、B 型题）和多项选择题（X 型题）。

（1）单项选择题

1）A1 型题：在备选答案中只有一个是正确的或最佳答案供选择。

例 2：贮存红细胞悬液的血库冰箱温度应为

A．–20℃　　B．–15℃　　C．–10℃
D．–4℃　　E．0℃

2）A2 型题：以叙述一段简要病历为特点，考查考生的分析判断能力。

例 3：患者，男，30 岁。30 分钟前因汽车撞伤头部发生颅前窝骨折入院，采取保守治疗。对此患者的护理措施不正确的是

A．床头抬高 15° ～ 20°　　B．抗生素溶液冲洗鼻腔　　C．禁忌堵塞鼻腔
D．禁止腰椎穿刺　　E．保持外耳道、口腔、鼻腔的清洁

3）A3 型题：叙述一个以患者为中心的临床情景，针对相关情景提出测试要点不同的、2 ～ 3 个相互独立的问题。

例 4：(1 ～ 3 题共用题干）患者，男，40 岁。饱餐后出现上腹部剧痛 3 小时，伴恶心、呕吐就诊。初步体格检查：神智清楚，腹部平，全腹明显压痛，呈板样强直，肠鸣音消失。

1．分诊护士应首先判断该患者最可能为
A．急腹症，怀疑胰腺炎　　B．癔症　　C．消化道感染，怀疑伤寒
D．中枢神经疾病，怀疑脑疝　　E．外伤，怀疑盆腔骨折

2．分诊护士最恰当的处理是
A．优先普通外科急诊　　B．优先神经外科急诊　　C．急诊按序就诊
D．回家继续观察　　E．进一步询问病史

3．肠鸣音消失的原因最可能是
A．肠穿孔　　B．肠血运障碍　　C．机械性肠梗阻
D．剧痛而不敢腹式呼吸　　E．炎症刺激而致肠麻痹

4）A4 型题：叙述一个以单一患者或家庭为中心的临床情景，拟出 4 ～ 6 个相互独立的问题，问题可随病情的发展逐步增加部分新信息，以考查临床综合能力。

例 5：(1 ～ 4 题共用题干）患者，男，63 岁。确诊慢性阻塞性肺疾病近 10 年，因呼吸困难一直需要家人护理和照顾起居。今晨起排便时突然气促显著加重，伴胸痛，送来急诊。

1．采集病史时应特别注意询问
A．胸痛部位、性质和伴随症状
B．冠心病、心绞痛病史
C．吸烟史
D．近期胸部 X 线检查情况
E．近期服药史如支气管舒张剂、抗生素等

2．体检重点应是
A．肺下界位置及肺下界移动度

B．肺部音

C．病理性支气管呼吸音

D．胸部叩诊音及呼吸音的双侧比较

E．颈动脉充盈

3．确诊最有价值的辅助检查是

A．B 超　　B．心电图　　C．X 线透视或摄片

D．MRI　　E．核素肺扫描

4．[假设信息] 经检查确诊肺气肿并发左侧自发性气胸，其治疗拟选择胸腔插管水封瓶引流。护士应向患者解释引流的主要目的是

A．维护已经严重受损的肺功能，防止呼吸衰竭

B．缩短住院时间

C．防止形成慢性气胸

D．防止胸腔继发感染

E．防止循环系统受扰和引起并发症

5）B 型题：选项中由一组三个以上备选答案列于若干个题干前面，要求从备选答案中选出一个最佳答案。

例 6：

A．高热量饮食　　B．高蛋白质饮食　　C．低蛋白质饮食

D．低脂肪饮食　　E．低盐饮食

① 严重贫血患者适宜的饮食为

② 急性肾炎患者适宜的饮食为

（2）多项选择题（X 型题）：由一个题干和四个以上备选项组成。题干在前，备选项在后。每道题备选项中至少有两个正确答案，多选、少选、错选或不选均不得分。在所有的题型中，X 型题难度最大。

例 7：护理专业教学采用的最基本、最普遍的教学组织形式是

A．课堂教学　　B．小组教学　　C．远程教学

D．个别教学　　E．临床教学

在编制选择题时需注意：①题干应明确规定题意，措辞清楚准确；②选项在 4 个或以上，减少猜中的可能；③选项中文字表达尽量一致，且简短精炼；④不能对正确答案有提示；⑤适当安排干扰项，不仅与题干内容相关，且与其他选项相似，切实起到干扰作用；⑥选项的呈现应按逻辑顺序，或数字顺序排列，或随机排列。

2．是非题　要求考生对某一陈述做出是或非的判断。

例 8：测血压时，若被测手臂位置高于心脏水平，测得的血压值偏高。

A．是　　B．否

编制是非题应注意：①题目意思明了，不可模棱两可、似是而非；②避免使用暗示性的用词，如“总是”“经常”等；③正确和错误的题数大致相等，随机排列。

3．填空题　需要考生将题目中缺少的内容填入相应的空格内，使之完整、正确。

例 9：造成压疮的主要力学因素有　　　、　　　、　　　。

填空题常用于测验对知识的记忆和理解的程度。编制时需注意：①考生填写的是重要的内容和关键的词；②题目中空白处不能太多；③空白处线段长度一致，以免有暗示作用。

4．案例分析题　该题型首先给考生一些资料，之后提出几个问题，让考生依据资料答题，可用来评估考生认知领域的水平，包括对相关资料的认识能力、归纳能力、运用原理的能力以及假设和推理的能力。

例 10：患者，男，40 岁，诊断为再生障碍性贫血。近几天连续输血，今晨患者继续输血，输入速度为 100 滴 / 分。在输血过程中，患者感到心悸、气促，并出现手足抽搐。检查：心率 45 次 / 分，血压 70/50 mmHg，心电图示 Q-T 间期延长。为防止上述输血反应发生，应采取什么措施？

（四）试卷质量的分析

主要通过难度、区分度、信度及效度等重要的量化指标进行评价。

1．试卷的难度（difficulty） 难度是指试卷的难易程度。难度指数用 P 表示。常用的难度计算方法主要是根据试题答对的百分比来估计，其公式为：

（1）客观题：

$$P = \frac{R}{N}$$

其中 P 代表试题的难度；R 代表答对的人数；N 代表全体被测试人数。

（2）主观题：

$$P = \frac{\text{某题的总评分}}{\text{该题的满分值}}$$

P 越大，说明答对的人数越多，题目也就越容易；P 越小，说明答对的人数越少，题目越难。题目太难或太容易，试题就无法区分被测试对象之间的差别，同时测试的信度也很低；而难度适中的题目测试的信度较高。一般而言，难度 P 值在 0.3 ～ 0.7 较为适宜，一份试卷所有试题难度指数的平均数最好在 0.5 左右，这样既可以反映考生得分的最大个体差异，又不至于使试题偏易或偏难。

2．试卷的效度（validity） 即有效性，指一次考核确能测量到的知识和能力的程度。常用内容效度和效标相关效度来表示。

（1）内容效度（content validity）：指一次考核是否测量到了具有代表性的教学内容。评价内容效度时，首先看试卷是否达到测量目标的要求；再看试题的知识覆盖面和学习水平层次是否达到考试蓝图的设计要求；还要看是否有偏题、怪题或过难过易的试题。内容效度不能用数量化的指标来反映考核内容的有效程度，而只能对考核内容进行逻辑分析和比较，故也称之为逻辑效度。

（2）效标相关效度（criterion related validity）：效标相关效度是以一次认为最有效的测验成绩作为效标，计算出本次测验成绩与效标之间的相关系数 γ。γ 的值在 –1 ～ +1，γ 为 +1 表示正相关，γ 为 –1 表示负相关。常用的相关系数计算公式为：

$$\gamma_{xy} = \frac{\Sigma xy}{n \times \sigma x \times \sigma y}$$

其中 $\sum xy$ 是每个学生在 X 测验中的离均差（x）与在 Y 测验中的离均差（y）的乘积相加之和。n 为参与的学生数目。σx、σy 分别是 X 测验和 Y 测验的标准差。如果相关系数高，说明本次测验与效标的测量效果一致，测验的效度就高。

3．试卷的信度（reliability） 是指试卷的一致性和可靠性的程度，信度主要包括内部一致性信度和稳定性信度。前者是本测验内部各部分之间相关的程度，追求其等同相关系数。后者是指同一测验先后两次在同一被测总体中实施，两次测验结果的相关程度。一般要求，试卷的信度系数在 0.90 甚至 0.95 以上。常用信度计算方法有：

（1）折半信度（split-half reliability）：是将试卷的试题按奇偶对半的方法，将编号是奇数的题目作为一个测验，而将编号为偶数的题目作为另一个测验，计算出两个分测验的相关系数，即 γ_p 值，相关系数的计算可按照试卷效度中介绍的相关系数计算方法而获得。γ_p 代表原测验一半长度的信度，而要求整个测验全长度的信度，可用斯皮尔曼 - 布朗（Spearman-Brown）公式加以校正，即求得试卷的整体信度 γ_{tt}。

其公式为：

$$\gamma_{tt}=\frac{2\gamma_p}{1+\gamma_p}$$

公式中：γ_{tt} 为试卷整体的信度，γ_p 是折半相关系数。

（2）重测信度（test-retest reliability）：是同一考核在不同时间内对同一群体先后实施两次，这两次考核分数的相关系数。它主要表示学生掌握知识的稳定程度，但易受时间间隔的长短、学生身心发育及学习经验的积累等因素的影响。

（3）复本信度（equivalent forms reliability）：是用两份题数、题型、内容、难度及区分度均一致，但题目不同的试卷来考核同一群体学生，然后求出两次得分的相关系数。

4．试卷的区分度（discrimination） 是指试题区分被测的特征差异或鉴别其优劣、高低程度的能力。一般而言，一道试题，如果被测对象能力高，其得分高；如果被测对象能力水平低，得分低。这种结果就表示这道题有较高的区分度，它能够把学生成绩好的与差的区分开来。常采用极端分组法计算区分度。

（1）客观题：

$$D=\frac{2\times(P_{\mathrm{H}}-P_{\mathrm{L}})}{N}$$

D 代表区分度，P_{H} 代表高分组中答对该题的人数，P_{L} 代表低分组中答对该题的人数，N 为高低分组的总人数。高分组为总分前 27% 的被测者，低分组为总分后 27% 的被测者。

（2）主观题：

$$D=\frac{2\times(\text{高分组该题的总分}-\text{低分组该题的总分})}{\text{高分组该题的总分}+\text{低分组该题的总分}}$$

根据区分度的计算方法，区分度的范围是 –1.00 ～ 1.00。区分度为 0，表示没有区别；区分度为负数，说明学得不好的学生的正确率比学得好的学生还要高，这需要教师特别注意，仔细分析这种情况发生的原因是什么，例如，是题目含糊不清还是标准答案有错误，以便及时修订或更正。

5．试卷质量的综合分析 虽然可以从测验的信度、效度、区分度和难度四个不同的角度分析试卷质量，但是对试卷全面的分析，应该适当考虑这四个因素对试卷的整体影响，也就是一份高质量的试卷的评价应该考虑信度、效度、区分度和难度之间的相互关系。

（1）区分度与难度：区分度与难度有一定的交叉关系，在一定的范围内，难度（P）越小，则区分度（D）越高，但是如果难度过小，区分度反而下降；如果难度过大，区分度自然也难以保证。一般认为：

$P>0.5$，$D>0.2$：可以认为试题难度适中，区分度良好。

$P<0.5$，$D>0.2$：试题偏难，但仍然有较好的区分度。

$P>0.5$，$D<0.2$：区分度较差，如果内容是学生必须掌握的，试题尚可使用。

$P<0.5$，$D<0.2$：无区分度，又过分难，应该放弃不用。

（2）难度、区分度与信度：各个试题的区分度越大，试卷的信度越大，也就是难度中等的题目组成的试卷的信度较大。

（3）区分度与效度：试卷的区分度是以测验的实际得分与测验总分的相关性来表示的，因此区分度越大，测验的效度也就越高。

（4）试卷信度高是效度高的必要条件：由信度与效度的理论定义不难看出，要具有较高的效度，必须具有较高的信度；而较高的信度不能保证必定具有较高的效度。试卷测试前后两次结果相似，可以说明稳定性较高，试卷测试具有较高的信度，这并不能说明试卷与教学大纲有较高的符合率，即试卷内容有效性高。

四、临床能力评估

护理学是一门实践科学，对学生临床护理能力进行恰当的评价不仅是学生成绩评价的必要内容，而且也是检验教育效果的重要途径。

（一）护生临床能力评估的内容

依据教学大纲要求，护生临床能力评估的内容主要涉及认知领域、情感领域和精神运动领域。

1．认知领域　学生知识的掌握程度，根据布鲁姆的认知层次，可以通过试卷、病例分析、口头报告、演讲等方式，分别从知识、理解、应用、分析、综合、评价的层次收集。

2．情感领域　评估收集学生在临床学习中的信念、敬业精神、学习态度、团结协作、仪表、对待患者的态度等方面的信息。

3．精神运动领域　评估临床操作技能，通过实际的技术操作获得评估资料。

（二）护生临床能力评估的方法

常用的临床护理能力评估方法主要有观察法、考核法和综合评定法。

1．观察法　通过观察学生在临床护理中的行为表现、行为结果，判断学生的临床护理能力，包括操作技能实施情况、与患者的沟通能力、书写能力等。在采用观察法前，需设计好观察项目和评分标准，观察一般由科室的带教老师、护士长以及临床护士负责。观察法的主要优点是：与临床护理工作紧密结合，既可观察学生的临床护理能力，又可以随时监督学生的护理行为，防止差错事故的发生，还可保证临床护理工作按时完成。此外，观察法较其他考核方法还有独特的作用，如经过较长时间的观察，可对学生政治思想、职业道德品质和态度做出评价，且获得的结果比其他方法更有效、可靠。

2．考核法　包括床边考核法、模拟考核法等。

（1）床边考核法：是应用临床实际病例进行考核的方法，主要用于出科考核和毕业综合考核。床边考核法一般由考核组指定一个临床病例，学生按要求完成临床护理项目。主考人根据考生的实际护理行为对其临床护理能力做出评价。这种方法的优点是：主考人可以利用案例测评学生的临床思维能力，观察和考核学生对临床情境的处理能力和总体反应能力。其缺点是缺乏标准的考试环境，评分易受主考人主观因素的影响，且由于客观条件限制，不适于对大批考生进行考核。

（2）模拟考核法：是应用模拟病人或称标准化病人模拟临床情境进行考核的方法。在课程教学和实习前强化训练中应用较多。这种考核法的优点在于：评分相对客观，由于临床情境标准化，因而每一个问题都有标准化的评分规定；可系统观察学生的综合临床护理能力；考试安排不受病种、时间、地点的限制等。主要缺点是，应试者和模拟者均要接受专门的训练，考核的组织有一定困难。

知识链接

标准化病人

标准化病人（standardized patients，SP）指那些经过标准化、系统化培训后，能准确表现患者的实际临床问题的正常人或患者。与其他完整的测验方法不同，SP 本身不是一种独立的考试方法，它通常是许多临床能力评估方法中的一部分。其优点在于：

1．克服了以往临床教学或测验中难以找到具有针对性病例的问题，SP 可以根据需要使用，提高了测验的有效性。

2．每个考生都可以面对同样的患者和问题，提高了评估结果的可靠性。

3．SP 可以作为评价者对受试对象做出更加合理的评判。

4．SP 的考试手段可以有效规避医学考试中涉及伦理道德方面的问题。

5．SP 考试方法更接近于临床实际。

3．综合评定法 是根据培养目标和护理专业学生临床护理技能的要求，拟定评价指标体系和评定表，由评价小组（一般由学校教师、临床护理专家组成）依据评价体系，采用定性和定量的方法对学生的临床护理能力做出综合评判。一般在毕业考核时应用。这种方法的优点在于对学生的评价比较全面；缺点在于组织费时费力，评价结果易受到主观因素的影响。

科研小提示

试用护理本科生整体性临床能力评估工具（holistic clinical assessment tool，HCAT）调查和分析本校护理专业学生的临床能力。

随堂测 6-2

临床护理能力的评价宜多方法、多角度、多阶段进行，注重培养学生的自我评价和自我改进能力，注重形成性评价和评价结果的及时反馈，充分发挥评价的导向、激励和调控功能。

（三）影响护生临床能力评估的因素

临床护理能力的评价不同于认知领域的评价，其评价内容、评价标准难以统一，评价结果易受多种因素的影响，影响因素主要包括评价人（主考人）、学生和评价考核方法的选择。

1．评价人（主考人） 客观合理的评价有赖于评价人对评价标准的正确把握。在临床护理能力的评价中，评分受评价人主观因素的影响较大，它主要体现在三个方面：①评价者自身的业务水平；②评价者的工作态度；③评价者是否能够坚持公正、客观的评价原则进行评价。

因此，需慎重选择主考人。要选择业务水平较高、临床教学经验丰富、护理操作规范、客观公正的教师担任，并在考核前组织评价人培训，统一评分标准和操作流程，并熟悉评分量表等。

2．评估对象 影响评估的主要因素包括：①学生对将要评估的内容的准备程度；②评估时的焦虑水平。临床技能考核时，学生需单独面对老师完成操作，若对操作步骤不熟悉，或是太过紧张，都直接影响考试结果。因此，要控制这个因素，学生须对考核内容有充分的准备，老师给予学生情绪稳定的机会，并在考核过程中适当予以鼓励，增强学生的自信。

3．考核方法的选择 用不同考核方法考核，其结果的可靠性、有效性、客观性各有不同。如：床边考核法难以做到病例选择一致，患者病情的轻重程度、阳性体征不可能完全相同，考核难度不能统一；而模拟考核法，由于有些阳性体征的模拟存在一定的困难，也影响了考核的可靠性。因此，在考核中要根据各种方法的优缺点合理选用，扬长避短，并注重多方位、多时段、多种评价方法的综合运用。此外，评价学生能力是采用间断性评价还是连续性评价，对评价结果也有一定的影响，间断性评价往往有时段上的抽样误差。连续性评价则可以克服这个缺陷，但需要投入更多的时间和精力。

第三节　教育评价

一、概述

教育评价是依据一定的教育目标，运用科学手段对教育活动过程及其效果进行价值判断，从而为教育决策提供依据的全过程。教育评价的对象可以是教育领域中的任何元素，如教师、学生、教育管理人员等，也可以是教育现象、教育活动或事物，如教学环境、课程设置、教育政策、教育过程和形式、教育效果等。在教育评价中，评价者主体根据一定的教育评价和标准，综合需要测量、观察、访谈、问卷、统计、系统分析等各种定性和定量的方法进行评定，发现存在的教育问题，肯定取得的教育成果，从而总结探索改进措施，更好地推动教育改革，提高教育质量。

二、教育评价模式

教育评价在其发展过程中，形成了多种评价模式，每种评价模式代表着一种教育评价理论的观点和流派，各自有独特的使用价值。

（一）目标模式

目标模式又称目标导向评价模式（objectives-oriented evaluation model）或泰勒模式，是由美国著名学者泰勒（R. W. Tyler）创建的。它是第一个较为完整的教育评价理论模式，其主要内容是对以目标为中心的活动结果进行评价，判断目标达到的程度。其具体步骤是：

1. 确定目标。

2. 依据预定的目标，规定预期学生产生的行为，即目标行为化。

3. 编制评价工具。

4. 依据行为变化情况分析判断预期目标的实现程度。

泰勒评价模式在实践中占据主导地位长达近 30 年，但在实施过程中人们逐渐发现了它的不足之处，如：作为评价核心和依据的“目标”的合理性如何判断？非预期的教育目标是否需要评价？如何评价？教育教学是否有统一的目标？为了解决这些问题，学者们对教育评价目标模式进行反思，并根据实际需要提出了许多新的教育评价模式。

（二）CIPP 模式

CIPP 模式（图 6-1）是由美国学者斯塔弗尔比姆（L. D. Stufflebeam）于 1966 年创立的，其主要包括背景评价、输入评价、过程评价、结果评价四种，并以这四种评价的英文名称的第一个字母来命名该模式。

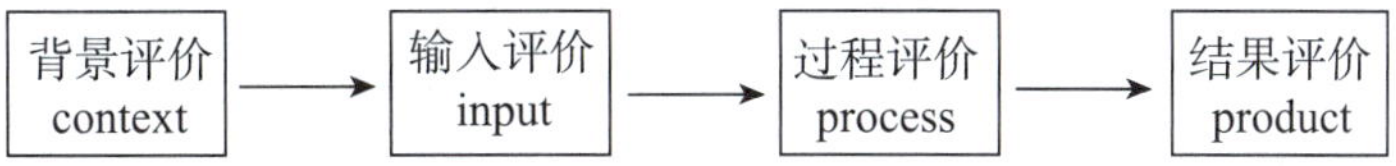

图 6-1　CIPP 教育评价模式

1. 背景评价（C，context evaluation）　它是评价的第一步，以此作为选择和形成方案目标的基础。主要目的是评定被评价对象的综合地位，鉴定其不足之处，集中和整理能用来纠正其不足之处的因素。背景评价主要解决这些问题：评价方案面对的需要是什么？这些需要的广泛性和重要性如何？方案的目标在多大程度上反映了已评定的需要？它的目的是检查教育目标和教育重点是否同学生的需要相协调，评价的最后结果应能为调整教育目标和教育重点提供可靠依据。

2．输入评价（I，input evaluation） 它是在背景评价确定了方案目标之后，对方案的可行性、效用性的评价。这一阶段主要考虑：选择哪些方案？所选方案的合理性如何？输入评价的结果是形成一个最佳方案，同时对实施过程中可能出现的各种障碍作出估计，从而修订改进计划，避免盲目实施导致方案失败以及人力、物力、时间的浪费。

3．过程评价（P，process evaluation） 它是对方案实施情况的监督检查，目的在于调整和改进实施过程。在整个实施过程中，进行全程追踪评价，定期写出报告，使计划及时得到修正，不断充实、不断完善，使之更符合实际需要，保证实施质量。

4．结果评价（P，product evaluation） 它是测量、判断、解释方案的成就，即测量、判断改进计划后实施结果达到预期目标的程度。

CIPP 模式将教育目标纳入教育评价中，使评价更全面完整。同时该评价模式以决策为导向，重视形成性评价及评价的改进功能，并结合诊断性评价、终结性评价，使评价活动更具有方向性和实用性。但该模式中的评价都是为决策服务，所以缺乏完全意义上的价值判断。

（三）目标游离模式

目标游离模式（goal free model）是由美国学者斯科里芬（M. Scriven）提出的。他通过多年的教育研究后指出实际的教育活动除了收到预期效果外，还会产生各种非预期效应或称副效应。如果依据预定教育目标进行教育评价，往往会使评价范围受到限制，而且方案、计划制订者的主观意图也会影响评价。该模式突破了目标的限制，将评价重点放在“方案实际开展情况和成效”以及活动参与者的意图，有利于评价者收集有关较全面的教育资料信息。但该模式由于缺乏统一的评价依据，如果各个评价者具有不同的评判标准，则会给评价工作实施带来一定的困难。

三、教育评价的原则

教育评价原则是教育评价规律的反映，是教育评价活动成功与否的主要因素之一，对教育评价活动具有普遍的指导意义。教育评价原则是以对教育评价过程基本规律的主观反映为基础而做出的，是教育评价主要经验的总结和概括。

1．效用评价 效用评价指对某种教育行为、方式具有的效力和作用所进行的价值判断。在效用评价中，将教育行为或方式看作一种商品或服务，评价的是它在特定时期内满足人的需要的能力。效用本身与受教育对象的感受、社会价值没有必然联系，它注重的是一定教育行为方式下，教育对象或群体发生变化的程度。教育对象发生的变化被赋予价值观，就有正效用与负效用之分。教育行为及方式的效用是其客观存在的属性，但会因人、因时、因地而异。同一教育行为对不同教育对象，其效用是不可比的。同一教育行为在不同时期或不同地点，其效用也可能不同。

2．定性评价与定量评价相结合原则 评价方法按是否采用数学方法分类可以分为定性评价与定量评价。定量评价是指采用定量计算的方法，即收集数据资料，用一定的数学模型或数学方法，采取统计处理手段进行的评价。定性评价是指不通过定量计算的方法，而是采用定性描述、解释的方法作出的价值判断。但定性评价也必须有评价的标准和依据，也必须在取得有关资料的基础上作出科学判断。数量化方法与非数量化方法各有所长，也各有所短。因此，在评价工作中，不宜提倡一种方法而抛弃另一种方法。

3. 静态评价与动态评价相结合原则　静态评价是对评价对象目标达成度的评价，其特点是不考虑原有状态和发展趋势，只考虑评价对象在特定时空范围内的现实状况。它有利于横向比较，有利于强化竞争机制，但无法进行纵向比较。动态评价是根据动态原理提出的进行教育评价活动的行为法则。其基本要求是教育评价过程中要注意对评价对象的历史情况、发展水平及发展趋势进行评价，并研究其对一定社会需要的敏感程度和响应能力。另外，评价的目的、内容、标准、方式应随时间的变化而逐步改进，评价的结论也应根据教育活动、教学水平的发展而不断修正。动态评价的使用有利于指导、激发被评价对象的进取精神，明确前进方向，有利于激发评价对象的进取精神，但无法进行横向比较。只有将静态评价与动态评价结合起来，才能相互补充，避免出现相对主义现象。

4. 他人评价与自我评价相结合原则　他人评价指评价对象自身以外任何客体实施的评价，也称“外部评价”，包括除“自我评价”以外的所有评价，如社会评价、领导评价、同行评价、行政评价、学生评价等。他人评价客观性强，可以避免主观片面性；真实性强，可避免对自己评价过低或者评价过高；要求严格，参与评价和组织评价的人员都清楚自己的身份与职责，因而能够比较认真负责地完成评价工作。他人评价的主要缺点是在组织实施的过程中耗费的人力与财力都比较多，因而不宜频繁进行。

自我评价，指评价主体自己依据评价原理，对照一定的评价标准主动评价自身的评价类型。自我评价不受时间和场合的限制，简便易行；省时，省力，耗资较少；可在较长时间内连续操作，机动灵活。自我评价的实施有利于激发被评价者的积极性，但客观性不足，因而自我评价极少独立使用。自我评价一般在他人评价之前，或者穿插在他人评价中进行，用以证实或者完善他人评价的结果。对于规模比较大的评价活动，通常的做法是先进行自我评价，在此基础上再组织适当规模的他人评价，综合发挥两类评价各自的优势，最大限度地弥补二者的不足，以求达到尽可能理想的效果。

随堂测 6-3

四、教育评价过程

（一）教育评价步骤

教育评价一般需要确定评价目的、建立评价模型、收集评价信息、处理信息资料、作出判断、反馈指导等步骤。

1. 确定评价目的　明确评价要解决什么问题、产生何种效果，并且明确评价范围、对象。

2. 建立评价模型　确定评价内容和评价标准，建立评价指标体系、评价标准体系和指标权重体系。

3. 收集评价信息　根据评价指标体系系统、科学地收集各种信息资料。

4. 处理信息资料　对收集到的信息资料进行整理和分析。

5. 作出判断　在科学分析的基础上，对评价对象的某方面作出客观判断。

6. 反馈指导　将评价结论及时反馈给评价对象，并提出指导性意见，帮助评价对象进行改进和调整。

（二）教育评价指标体系的设计

1. 指标体系的结构　教育指标体系可以按照不同的形式分为多级，如根据教育内容可分为目标指标、过程指标和条件指标。

（1）目标指标：反映评价对象水平和质量特征的指标，主要指成绩、成果和效益的数量与质量，如毕业学生的质量评价。

（2）过程指标：评价教育过程的指标，如教育计划的实施与管理。

（3）条件指标：评价完成教育活动所必需的基础条件指标，如办学条件。

2. 指标体系设计的程序和基本方法　评价指标体系的设计具有较强的政策性和技术性，

需要按照一定的程序，采用科学的方法，进行技术处理，才能达到理想的效果。基本步骤和方法是：

（1）分解教育目标，初步拟定指标：如教育目标中对教师的业务素质有一定要求，那么就可以进一步分解业务素质，如文化素质、教育理论素质、教育实践经验等。

（2）归类合并，对指标进行筛选：可采用经验法、调查统计法等对分解的指标进行归类，以确定主要因素和次要因素，并且使指标达到少而精的要求。

（3）理论论证：对经过筛选的指标，依据教育科学，针对教育目标、评价目标、管理目标和被评价对象的实际情况逐一进行论证，以求得高质量的指标体系。

（4）专家评判：可通过个别访问、座谈讨论、问卷征询、现场调查等方式，请专家和教师等进行评判和修订。

（5）预试修订：经过以上步骤后，可在一定小范围内试验，试验后再修订指标体系，使之更趋于合理化。

五、教育评价内容

对院校进行教育评价，主要对学校在教书育人方面的整体情况，如学校的生活设施是否与教学规模相匹配、教学设施配备和教学资源是否充足、学校的师资队伍建设情况、学校各教学层次的课程设置、教学改革及成效、学生的学业成绩和活动成果、教育管理组织制度、校园文化建设、教师教学水平等全方面内容的评价。下面简要介绍课程评价、教师教学质量评价、教师授课质量评价和教学查房评价。

（一）课程评价

对课程的评价主要涉及：课程目标是否合适并且是否达到；课程结构、进度和连续性如何，课程大纲的实用性与现实性，教学方法的质量与效果，课程结束后学生的能力，课程目标是否进行了检验，在学生成绩方面评价的效果如何，工作人员的进取心及凝聚力，提供的资金及资金利用情况。

（二）教师教学质量评价

在教学过程中，一般从教师的教学态度、教学水平、教学方法和教学效果四个方面来评价教师教学质量的高低。参与评价的人员主要包括教学管理人员、教师和学生，可通过填写问卷、填写评价表和观察等方式进行（附表 6-2）。

（三）教师授课质量评价

授课质量评价一直被认为是教育系统考核教师水平的重要方面之一。在授课质量评价的方法中，问卷是较常用的一种方法。填写问卷者一般是学生、同行专家、同事等。附表 6-3 为教师之间相互进行评价的教师评价表，表中每一项内容的后面，均按“优、良、中、可、差”分为 5 个等级，答卷人员只需在相应的位置上打“√”即可。此外，学生也应参与对教师授课质量的评价，一般让学生在教师某次授课后进行评价，附表 6-4 为学生对教师授课评价表。

（四）教学查房评价

护理教学查房是以临床护理教学为目的、以病例为引导（case-based study，CBS）、以问题为基础（problem-based learning，PBL）、以护理程序为框架，PBL 与病程相结合的护理查房。旨在培养学生理论与实践相结合的能力，并提高其综合素质。

护理教学查房根据主导者以及教学目标的不同，大致可以分为问题式教学查房、病例式教学查房、课题式教学查房、突发事件情景教学查房等，其中最为常用的是病例式教学查房。在病历式教学查房中，教师结合专科的病例特点制订总体目标，准备相关物品和资料，并对学生进行现场指导、评价与操作示范；学生需要提前熟悉病例和相关资料，完成床旁查房操作，听取教师的指导和反馈。通过对教学查房的过程和结果进行评价，能够较为全面地考查临床教师的带教能力和学生解决实际问题的能力，从而有效提升临床教学质量。

六、教育质量保证

质量是教育的灵魂和生命线。因此，保证和提高教育质量是教育工作的重要使命和职责。近 20 年我国的护理教育，尤其是高等护理教育得到了迅速发展，如何在扩大教育规模、增加教育层次、拓宽教育办学形式的同时保证和提高教育质量，是摆在护理教育者面前的一个严峻现实问题。20 世纪 80 年代中期以来，随着全面质量管理思想和企业质量保证体系对教育领域的不断影响，世界高等教育开始出现质量保证理念和相关活动。1998 年，世界高等教育大会在巴黎召开，把高等教育的“针对性”、“质量”和“国际化”三个核心概念写入其行动纲领《21 世纪高等教育展望和行动世界宣言》中，由此人们开始重新审视高等教育质量问题，并在全球范围内掀起一场以高等教育质量标准化为显著特征的教育质量保证运动。2001 年，世界医学教育联合会正式公布《本科医学教育全球标准》，此后，《全球医学教育最低教育标准》《本科医学教育质量保证指南》等一系列文件也相继出台，这些标准和指南从教育过程和教育结果对本科医学教育提出了具体的要求。在护理教育领域，2009 年世界卫生组织颁布了《专业护士和助产士初级护理教育质量全球标准》，该纲要对世界各国的护理学和助产士本科教育规定了最低要求和标准。根据这些指南和标准，各个国家纷纷结合自身国情将标准本土化和细化，逐步建立起强有力的教育质量保证体系。此外，为了积极顺应国际教育标准要求，一些院校在教育部支持下开展了我国医学和护理教育质量标准和专业认证等研究工作，并初步构建了相应的标准指南。2018 年，教育部颁布了《护理学类教学质量国家标准》，为护理学专业教育的发展指明了方向。

（一）教育质量保证内容

教育质量保证是指为了维持并提高教学、学术及科研，以及学生学习的质量和标准的全部体系、资源和信息的总和。教育质量保证一方面要重视培养和教育过程的规范，包括教育投入、教育目标、教育制度、师资配备、软硬件建设、教育理念、教学组织管理、课程建设、科研学术等，另一方面要十分关注教育的结果，即人才培养的“产品”是否符合要求和标准，即必须具备的知识、技能、职业态度、能力、伦理价值观等。此外，教育质量保证标准也可分为基本标准和高质量标准两个层面。基本标准是每个院校必须达到的基本水平要求，而高质量标准则是院校应努力达到的质量发展要求。

（二）教育质量保证方法

教育质量保证一般可通过外部质量保证和内部质量保证两种方法进行。内部质量保证一般是学校自己建立的促进其学校内部自我调节、改进工作、保持和提高教育质量的机制，主要是质量管理和质量测量。如护理院校可以定期对专业教学质量和学生质量进行检查和评估，并且根据评估结果制订相对应的质量保证和改进计划。外部质量保证是建立在内部教育质量保证基础上的，由政府、高等教育学术组织、社会团体机构等对学校教育质量进行监督、评估、认可和促进，如目前我国开展的护理院校专业认证工作。通过一定的组织机构、程序、资源等构建的教育质量保证体系，可以使教育消费者，包括政府、社会、雇主、家庭及受教育者对高等教育所提供的人才教育培养质量、科研成果质量和社会服务质量等感到确有保证，更好地推动高等教育的发展。

小 结

教育评估与评价的理论研究及实践在现代教育管理上越来越显示出其重要性和现实

意义。教育测量与教育评估、教育评价之间有着十分密切的关系，是教育评估和评价的主要信息来源。教育评估所涉及的内容广泛、形式多样，其评估目的与要求也往往不一，构成了不同种类的教育评估，了解和掌握这些评估种类的分类方法和各自特点，有利于在教育评估中采取科学的评估方法，从而达到良好的预期评估效果。试卷编制是实现考试功能和目的的关键环节，必须坚持有效教育评估的标准，突出真实性、区别性、可靠性、实用性，必须对试卷质量进行难度、效度、信度、区分度、综合质量等分析。护生临床能力评估的内容主要涉及认知领域、情感领域和精神运动领域，主要评估方法有观察法、考核法、综合评定法。教育评价是教育活动中的重要环节，要坚持效用评价、定性评价与定量评价相结合、静态评价与动态评价相结合、他人评价与自我评价相结合。

思考题

1. 教学的评价功能有哪些?
2. 如何构建教育评价分类的知识框架图?
3. 护理教育中学习成绩测量常用的方法有哪些?
4. 简述主观题的优缺点。

(李朝征)

附表 6-1

考试命题双向细目表

学院（部）____________ 专业 ____________ 课程 ____________ 试卷类型 ____A / B____

目标 层次 内容	知识			技能			综合应用			创新			分布比例（%）	分数合计
	Ⅰ	Ⅱ	Ⅲ	Ⅰ	Ⅱ	Ⅲ	Ⅰ	Ⅱ	Ⅲ	Ⅰ	Ⅱ	Ⅲ		
模块 1														
模块 2														
模块 3														
………														
………														
………														
………														
………														
………														
………														
其他														
分布比例（%）														
分数合计														
题型														
数量														
分数合计														

说明：1．按学习要求将层次分为三个等级：Ⅰ了解；Ⅱ熟悉；Ⅲ掌握，小格内填写对应分值。

2．内容部分根据课程性质或实际授课分类进行填写，可以自主定义名称。

3．题型分为填空、选择、解释、简答、应用、论述、计算、综合等多种形式，可根据课程考核要求任选其中 1 种或多种题型。

命题教师______

年　　月　　日

附表 6-2

授课教师教学质量评价表

教师姓名		性别		所任课程名称 ____________				
项目	类权	评价项目		项权	A	B	C	D
教学态度	20	教书育人，为人师表		0.2				
		备课充分，临床教学内容充实		0.3				
		认真答疑，书面作业及时认真批改		0.2				
		根据需要，进行必要辅导，耐心答疑		0.05				
		虚心听取学生建议，注意改进教学		0.1				
		关心学生成长、进步		0.15				
教学水平	40	对教学内容有广泛深入的了解		0.4				
		能正确清楚地解答学生提出的问题		0.2				
		讲解清楚，有条理		0.15				
		重点突出		0.1				
		教学难易适度		0.15				
教学方法	20	注重教学方法，能调动学生积极性，教学气氛生动活泼		0.4				
		注重实践，注意培养学生实践能力		0.3				
		教学组织严谨，语言精炼		0.3				
教学效果	20	学生的测验、考试成绩		0.3				
		了解学生学习上的主要疑难问题		0.4				
		学生实践能力有明显提高		0.3				

附表 6-3

教师授课评价表（教师互评专用）

授课教师：____________ 所在学院：____________ 年龄层次：□老 □中 □青

课程名称：______________________________ □公共课 □专业基础课 □专业课

授课班级：____________ 授课时间：____________ 地点：________________

评价指标	评价内容	优	良	中	可	差
教学态度	教师提前到课，精神饱满，合理管理课前学生行为，使学生尽快进入学习状态					
	讲课有热情，有感染力，能吸引学生的注意力					

续表

评价指标	评价内容	优	良	中	可	差
教学内容	课堂讲授目标清晰，重点突出，着重解释难点，教学时间充分利用					
	课堂教学包含举例或者展示真实情景，帮助学生理解课程内容并意识到课程重要性					
教学技能	讲授内容条理清晰，语言明了，深入浅出					
	授课方式吸引人，能够激发学生的学习热情，提高学习兴趣					
	思政元素自然融入教学过程，教书育人融合度高					
	根据课堂情况不断调整教学，选择灵活方式引导学生参与课堂，保证学生能够集中注意力					
教学效果	学生出勤率高，无迟到、早退现象	90% 及以上	80%（含）~ 90%	70%（含）~ 80%	60%（含）~ 70%	60% 以下
	学生课堂专注度高，全程认真听讲，注意力高度集中，无玩手机、睡觉等现象					
	学生课堂参与度高，全程主动思考，积极与教师互动，精神状态与学习状态好					
整体评价	□优　□良　□中　□可　□差					
意见或建议：						

听课教师（签字）______________　　　　年　月　日

附表 6-4

教师课堂教学质量评价

考核学期：____________　课程名：____________　教师姓名：____________

指标	分数	考核内容	评分		
教学态度	20	举止文明，为人师表：包括着装整洁，语言、行为文明 治学严谨，教学责任心强：包括首次上课介绍姓名，按时上下课，对学生严格要求，注重教学反馈等 备课认真，准备充分：包括讲课熟练，时间安排合理，创造性安排教材与授课内容，从学生现有知识出发等	好（16 ~ 20 分）	一般（12 ~ 15 分）	差（< 12 分）

续表

指标	分数	考核内容	评分		
教学内容	30	基本概念和原理讲解准确 善于联系实际，举例恰当，内容丰富 善于结合课程介绍有关的学术信息和外文词汇，适当反映学科新发展 符合教学大纲的要求，系统条理性强，重点突出，难度深度适宜	好 （24～30分）	一般 （18～23分）	差 （< 18分）
教学方法	30	教学手段、形式的选择和运用得当 因材施教，启发思维，注重培养学生提出问题、解决问题和自学能力 课堂组织能力：注意维持课堂纪律，灵活处理课堂上发生的随机事件等 语言规范、生动，逻辑性强 板书工整，条理清楚 能够较好地利用现代化教学手段辅助教学	好 （24～30分）	一般 （18～23分）	差 （< 18分）
教学效果	20	学生听课认真，课堂气氛活跃 对授课内容理解准确 通过讲授使学生掌握本学科的科学方法论和思维方法 按计划完成教学任务：教学量、速度适当，按时完成教学内容	好 （16～20分）	一般 （12～15分）	差 （< 12分）
考核总分					

考核单位：　　　　　　　　　　　　　　考核日期：　　年　　月　　日

评价人学号：________________ 姓名：________________

第七章 护理教育管理

第七章数字资源

导学目标

通过本章内容的学习，学生应能够：

◆ **基本目标**

1．解释教育管理学、学制、学位、课程管理、教学管理、教育经费管理的概念。

2．说出教育管理学的主要功能。

3．列举护理教育教学中的管理原则。

4．说明麦格雷戈管理理论在学校中的应用。

5．陈述我国的学位级别和标准、护理学科的学位层次。

◆ **发展目标**

1．根据掌握的就业政策规划自己的就业方向。

2．进行教学质量的检查与分析。

第一节 概 述

案例 7-1

在教学中，学生最忌讳以下几种倾向：一是“一讲到底”，满堂灌，讲得过多、过细，面面俱到；二是“一练到底”，满堂练，备课找题单，上课用题单，讲解对答；三是“一问到底”，满堂问，常常将一句意思完整的话截成几段来说，教师问上半句，学生答下半句，直到学生钻进教师事先设计好的框子里才肯罢休；四是“一看到底”，满堂看，没有指导，没有提示，没有具体要求。

请回答：

请从教育管理学角度分析如何做好护理教师教学质量的改进。

教育管理学是一门具有综合性、实践性和开放性的管理学科，属于公共事业管理的一种，是贯彻教育方针、实现教育目标、提高教学效果的基本前提和保证。教育管理是教育行政管理部门和学校为了实现教育目的和培养目标，充分调度各种资源，对教育系统所进行的计划、组织、协调、控制等系统化的活动。护理教育管理的目的是实行科学管理，完成护理教育目标，提高护理教育的质量和效率。

一、教育管理学的概念

教育管理学作为一门科学开始于19世纪后期，来自于人们教育管理实践经验的不断积累，经历了近百年的发展，直到1951年，教育管理学才被公认是一门独立的科学。教育管理学涉及许多学科，如政治学、经济学、法律学、社会学、社会心理学等，使之更加丰富、更具有科学性，是教育科学的组成部分，也是管理科学的一个分支。

不同国家的国情不同，各学科、学派研究教育管理的角度不同，有关学者对教育管理学的认识的侧重点也存在差异，其研究的领域涉及教育管理过程和规律、教育管理的现象和本质等方面。教育管理学是研究教育管理过程及其规律的科学，以教育管理过程及其规律为研究对象，主要包括领导行为、管理职能、教育评价、人员培训、组织制度和教育监督等。广义的教育管理学是以整个国家教育系统作为研究对象，包括教育行政和学校管理两部分。教育行政研究国家各级教育行政机关对教育事业的领导和管理；学校管理则专门研究学校内部的管理工作。狭义的教育管理学是以一定类型的学校组织作为研究对象，阐述社会环境与学校之间的关系、学校内部诸因素之间的关系，以及学校组织如何为提高教育质量而提供必要的环境、秩序和措施，以便学校组织按照教育规律正常进行。通常教育管理学涉及下列几个方面：

1．创造和维护有效的学习环境。

2．按不同需求进行课程设置和描述课程内容。

3．监测和评价学校、教师和学生的行为。

与其他教育管理一样，护理教育管理的最终目标是提高学员的工作效率和教育质量。要做到这一点，必须实行科学管理，把教育管理科学的基本原理应用于护理教育的管理实践。

知识链接

教育管理学的发展历史

教育管理学作为一门学科，其发展经历了初创期、形成期和发展期三个阶段。

1．初创期（19世纪末—20世纪初） 此期教育管理活动逐渐从教育活动中分化出来，学校中出现了督导、校长等专职的教育管理人员，教育管理学逐渐发展成一门独立学科，一些学者开始对教育管理学进行专门研究，并出版了相关专著。

2．形成期（20世纪50—70年代） 此期已建立教育管理的学术性专业组织。许多大学开设了较系统的教育管理课程，如管理学、社会学、心理学、统计学、教育评价等。教育管理专家运用行为科学、社会学等理论来研究教育管理，开创了教育管理研究的新局面，出版了大批专著。

3．发展期（20世纪70年代至今） 此期教育管理发展的一个明显趋势是各种教育管理理论逐步成熟和完善，并在指导教育实践中发挥了重要作用。

二、教育管理学的主要功能

教育管理学在学校教育管理活动中主要具有以下方面功能：

1．组织管理方面 应用一定的原理和方法，在特定环境下，引导和组织全体教职工的力量去行动，合理调配和使用教学资源，以达到预期目标，包括资金、预算、仪器设备、人事管理和学生管理等。

2．环境方面 学校与外部团体（如国家和地区的团体之间的关系）、环境对组织职能的发挥起一定的作用。教育管理的任务就是研究教育组织如何适应环境和控制环境。

3．课程方面 包括课程的设置、实施、回顾、监测和评价。通过有效的管理，对教学过程进行监督和评价，为教学活动的进一步发展提供可能。

（李 强）

第二节 护理学校组织

从组织形态的角度看待组织，人们习惯于把组织看成是由若干部门按一定结构方式组合而成，并去实现某个特定目标的整体。护理学院（系）组织的性质不是生产经营性组织，它的基本作用是继承和发扬护理学科的文化遗产。从根本上说，护理学院（系）是一种服务性组织，其主要服务对象是护理学类专业学生。护理学院（系）作为大学的组成部分之一，是一种文化机构，其特点主要体现在组织的构成要素上。根据伯顿·克拉克（Burton R. Clark）的系统观点，高等教育系统基本的组织要素主要分为三个方面：

1．工作 即这个系统内部的劳动分工和安排方式。根据知识特性，各国高等教育工作都可按照学科和院校来进行划分和组合，且具有高度交叉性。这也是高等教育系统的一个显著特性。护理学院（系）是一个学术性组织，其劳动分工是根据知识特性展开的。

2．信念 即位于系统不同部门的很多行动者的主要规范和价值观。学术信念被视为高等教育系统的组织文化，包括学科文化、院校文化、专业文化及系统文化四种信念。

3．权力 工作组织及其伴随的信念便产生了各种权力关系，主要指学术权力。学术系统内部的权力分配和权力合法化是系统运行的最重要方面。

以上三方面的构成要素决定着护理学院（系）的主要成员即教师的工作，促使教师对教学工作和科学发展的忠诚，同时分配着其权力。这种以学术为组织的基本特征，使教师们既属于某一科学和研究领域，又属于特定的大学和学院，因而形成了由学科和事业单位两条主线构成的矩阵型组织结构模式，在一定程度上造成了行政管理和学术管理的分离。

一、高等护理教育的行政管理系统

作为一种学术型机构，尽管护理学院（系）不以追求经济效益为目的，但学术政策的落实、学术事务的开展必须涉及人、财、物、时间和信息资源等在学院内部的分配和流动。因此，一个科学、合理、有效的行政管理系统是提高学院资源使用效率的关键，也是各项教学工作科学、有序开展的保障。

高等学校的行政管理系统，主要是指由高校内相互联系的不同权力和职责主体所共同构成的、具有特定结构和功能的统一体。高等学校的行政管理系统在结构上基本分为校、学院（部）和系三个层次。根据高校的规模，其行政管理系统有校 - 学院（系）二级结构和校 - 学院（部）- 系三级结构。根据我国护理学科的发展规模和现状，护理教育在高等院校中的行政管理系统为校 - 学院（系）二级结构或校 - 学院（部）- 系三级结构。

二、各级行政管理机构及其职能

（一）校级行政管理机构及其职能

党的十三届四中全会以后，党中央确定高等学校全面实行党委领导下的校长负责制。高等学校党的委员会是学校的领导核心，统一领导学校工作，履行党章等规定的各项职责，把握学校发展方向，决定学校重大问题，监督重大决议执行，支持校长依法独立负责地行使职权，保证以人才培养为中心的各项任务完成。校长是学校的法定代表人，在学校党委领导下主持学校行政工作，贯彻党的教育方针，组织实施学校党委有关决议，行使高等教育法等规定的各项职权，全面负责教学、科研、行政管理工作。校长之下设有多个职能部门，如教务处、高教研究与教学质量评估中心、科研处、人事处、教师发展中心、财务处、国有资产管理处、团委、学生工作部、招生就业处等，并配备相应的职能管理人员，他们作为校长的参谋机构和助手，协助校长执行学校各方面的管理事务。

（二）学院级行政管理机构及其职能

护理学院设在大学之下或医学院（部）之下，其基本职能是协助校长或院长管理护理学院内部事务；制订护理学院的发展规划，加强学科专业建设；统筹和调配全院的人、财、物等资源；协调所属各教研室之间的关系及与教学医院各临床护理教研室的关系等。目前我国护理学院机构内部有的设系级机构，有的根据护理学科专业直接设立基础护理学、人文护理学、社区护理学，以及内、外、妇、儿科护理学教研室等。

（三）系级行政管理机构及其职能

护理系有的直属大学管理，也有的学校设立于医学院（部）之下。系级行政管理机构在上级行政部门的指导下，具体负责开展护理教学、科研和管理活动，落实上级意图，接受上级监督和考核。护理系机构内部根据护理学科专业设立基础护理学、人文护理学、社区护理学，以及内、外、妇、儿科护理学等教研室或教研组，教研室或教研组是护理教育和科研的最基本单位。

（李　强）

第三节　护理学院的管理过程

一、管理过程的要素

管理过程是管理者为实现预定目标而开展各种行政管理活动的程序。关于管理活动所包含的要素、步骤或环节，学者们的看法有所不同。最著名的是美国管理学家卢瑟·古利克（Luther Halsey Gulick）的 POSDCORB 理论，他认为管理过程包含计划（planning）、组织（organising）、人事（staffing）、指挥（directing）、协调（coordinating）、报告（reporting）和预算（budgeting）七大要素。计划，即为了实现所设定的目标而制订出所要做的事情的纲要，以及如何做的方法。组织，即为了实现所设定的目标，就必须建立权力的正式机构和组织体系，以便对各个工作部门加以安排、规定和协调。人事，包括有关职工的选择和训练、培养和适当安排等方面的职能。指挥，包括以下各项的一种连续的工作：作出决策；以各种特殊的和一般的命令和指示使决策具体化；作为领导者发挥作用，即包括对下属的领导、监督和激励。协调，即为了使各部门之间的工作和谐而步调协同，共同实现设定的目标，是一种使工作的各个部门相互联系起来的极为重要的职能。报告，指必须使那些管理人员对其负责的人得到有关正在进行的情况的报告，并使自己及其下属通过记录、调查和检查而得到有关情报。预算，包括所有的财务计划、会计和控制形式出现的预算。古利克在他的“管理七职能论”中把管理看成是普遍适用的，他特别强调了管理职能在管理中的作用。

美国管理学家戴明（W. Edwards. Deming）提出的 PDCA 循环则将学校的管理过程分为计划（plan）、执行（do）、检查（check）、行动或处理（action）四个环节。计划，包括方针和目标的确定以及活动计划的制订。执行，是根据已知的信息，设计具体的方法、方案和计划布局，再根据设计和布局进行具体运作，实现计划中的内容。检查，就是总结执行计划的结果，分清哪些对了、哪些错了，明确效果，找出问题。行动（或处理），是对总结检查的结果进行处理，对成功的经验加以肯定，并予以标准化；对于失败的教训也要总结，引起重视；对于没有解决的问题，应提给下一个 PDCA 循环中去解决。PDCA 循环的四个过程不是运行一次就完结，而是周而复始地进行。一个循环结束了，解决了一部分问题，可能还有问题没有解决，或者又出现了新的问题，再进行下一个 PDCA 循环，以此类推。PDCA 循环不是停留在一个水平上的循环，不断解决问题的过程就是水平阶梯式上升的过程。我国关于学校管理过程的论述，基本上是在戴明的 PDCA 循环基础上发展起来的，包括计划、实施、检查和总结四个环节。

随堂测 7-1

随堂测 7-2

二、护理学院的管理过程

教育管理过程是教育组织及其成员为实现教育组织的目标并满足个体成员的需要而采取的有计划、有目的、系统的行动。护理学院（系）的管理过程属于普通学校管理过程的范畴，包括计划、实施、检查和总结四个环节。

（一）计划

计划是起始环节，是对未来工作作出安排或者设计构想。计划工作就是预决定做什么、怎么做、何时做和谁去做。计划的作用包括：①使管理活动围绕目标进行；②提供活动的线路图；③使工作具有系统性；④将发展战略转化为日程表；⑤使教职工明确工作范围和职责。制订计划应符合上级教育部门的精神，并具备可操作性。制订计划的步骤包括获取信息、了解情况、起草初稿、充分讨论和最终定稿。

（二）实施

计划的实施是管理过程的中心环节，实施工作包括组织、指导、协调和激励等活动。

（三）检查

检查是中继环节，其目的是控制运行、纠正偏差、考核业绩、推广经验。检查有多种类型，如全面检查、专题检查、经常性检查、突击检查。检查方法包括召开会议、巡视、随堂听课、个别交谈等。

（四）总结

总结是终结环节，其目的是总结经验，发扬成绩，吸取教训，为新一轮的周期循环创造条件。总结有多种形式和方法。总结要求客观公正，一分为二，实事求是。

三、护理教育教学中的管理原则

管理原则就是管理活动必须遵循的基本原则。护理教育教学中应用比较广泛的管理原则包括：

（一）一长制原则

一长制原则又称单一行政首长负责制。一个护理学院（系）常有多个领导，但其中之一必须是主要行政负责人。目前我国高等院校的护理学院（系）基本上采用院长（系主任）负责制，全面负责院（系）的行政工作，其他领导各自负责一部分工作。

（二）职责分明原则

护理学院（系）应使每个成员明确自己的职责所在，成员只有了解自己的职责和义务，才能成为组织中有效的一员，进而有助于组织效率的提高。

（三）目标化原则

管理者应设法使每个成员了解本学院（系）的目标和意图，在制订学院（系）的目标时应具体、明确并具有可操作性。

（四）规范化原则

护理学院（系）内的一些常规性工作如教育管理工作、考试管理、学生成绩管理等，应尽可能地科学化、规范化、程序化和标准化，以减少人力和时间消耗，使管理者有更多的时间处理其他事务。

（五）稳定性原则

在制订政策和计划时，必须认真研究、考虑周全，一旦制订就不要轻易放弃或改变，从而减少由于政策起伏而带来的额外消耗。

（六）灵活性原则

稳定不等于一成不变。当受环境所迫，且内、外部条件基本成熟时，应该对政策和计划加以修改完善。灵活性与稳定性是相互矛盾的统一体，关键是寻找两者之间的平衡点。

（七）安全感原则

教职工在护理学院（系）内的安全感是保持学院（系）稳定高效的必要条件，当缺乏这种安全感时，学院（系）内就会形成一个个小团体，产生内耗。因此，学校应从各方面来提高教职工的安全感，包括规章制度、组织气氛、公平待遇、工作条件、仪器设备等。

（八）竞争性原则

安全感与竞争是对立的统一体，在护理学院（系）内既要鼓励竞争，但又要给予一定的安全感，在两者之间寻求一种平衡状态，有利于提高整体组织效率。

（九）动力原则

在护理学院（系）中，充分激发教职工的工作动力十分重要，根据马斯洛的层次需要理论，当人的最基本的生理和安全方面的需要得到满足后，教职工的工作动力主要来自于渴望得到学校和同事认可的需要，希望其工作得到尊重的需要，以及能够最大限度发挥个人潜能的需要。因此，护理学院（系）领导者应在注意满足教职工基本需要的基础上，更注意满足高一层次的需要，充分发挥教职工的工作热情和主观能动性，提高工作效率。美国著名行为科学家道格拉斯·麦格雷戈（Douglas McGregor）博士提出的X理论和Y理论是一个在管理学界中对人事管理方面颇具影响的理论，X理论和Y理论是建立在关于人的本质的假设基础上的（表7-1）。一个X理论的管理者，会趋向于设定严格的规章制度，以减低员工对工作的消极性，属于专制型领导。一个Y理论的管理者，主张用人性激发管理，使个人目标和组织目标一致，会趋向于对员工更大的自主权，让员工有更多的发展机会，以激发员工对工作的积极性。这个理论完全基于两种相反的假设，并且认为内部动力和外部动力会影响人们工作的积极性，因而领导行为也应该是不同的。根据麦格雷戈管理理论，护理学院（系）的领导者可以针对不同的工作人员采取灵活的管理方法，以充分调动全体教职工的工作积极性，发挥最大的工作潜能。

表7-1 麦格雷戈管理理论在学校中的应用

	人的本质的假设	管理者可能的行为
X理论	1．人是懒惰成性的，总是尽量逃避工作 2．大多数人是在被动或强迫状态下完成工作 3．一般人没有进取心，不愿意承担任何责任，宁愿听从别人的指挥	1．在规定下班之前，工作人员不能提前离开学校 2．管理者在教学过程中坚持检查工作任务 3．时间表由管理者制订 4．课题必须征得管理者同意 5．教师没有得到管理方面的培训

续表

	人的本质的假设	管理者可能的行为
Y理论	1．人并非天生懒惰，而是追求工作 2．如果承担任务，就能学习自我控制和自我指导 3．一般人能主动承担责任 4．每个人都具有充分的想象力和创造力并希望展现出来	1．为教师制订弹性工作时间 2．允许教师有足够的自由安排教学计划并实施，尽量减少控制 3．对所承担的任务给予充分的信任 4．所有教师都参与教学计划的制订，集思广益，可提供新观点，并参与改革

（十）合理的人事政策原则

合理的人事政策原则可以提高护理学院（系）的工作效率，包括师资队伍的合理培养和使用，为每个教职工提供发展的空间等。

（十一）建立评价制度原则

护理学院（系）应建立相对客观的评价指标，使评价能够真正起到信息反馈、表彰先进、帮助落后者的作用。

（十二）建立良好人际关系原则

良好的人际关系可以提高士气，营造一种和谐、轻松的工作氛围，因而有利于各项工作任务的执行，提高护理学院（系）的工作效率。

（十三）争取社会支持原则

护理学院（系）也是一个开放系统，与其环境进行着不断的相互作用。随着科学技术的高速发展，外界社会对学院的影响越来越大。因此，护理学院（系）领导者既要扮演教学领导的角色，同时还需要扮演懂得公共关系、善于与社会打交道的角色，以争取获得社会团体的支持。

护理教育教学中的管理原则是相互联系、相互制约、不可分割的一个整体，只有综合起来运用，才能充分发挥作用。因此，我们必须掌握这些原则的基本内涵，统一起来加以运用，自觉地遵循这些原则，将管理工作提高到一个新水平。同时，在管理过程中不断加深对教育规律的认识，提高管理的理论水平，总结管理实践经验，使管理原则的科学体系进一步完善。

（李　强）

第四节　护理教育体制

随着科学技术的发展，教育系统内部结构和功能也日趋复杂，社会对护理人员的素质和服务质量也提出了新的要求。护理教育的一些基本制度和规范，如学制、考试制度、招生就业制度、教师资格制度也发生了相应变化，逐渐形成了适应健康中国发展的现代化护理教育制度体系。

一、学制

学制是指一个国家的各级各类学校的系统，包括学校的种类、由谁来主办和管理、学校的性质和任务、入学条件、修业年限以及各级各类学校的关系等。

（一）建立学制的基本依据

护理教育的学制是护理教育发展过程中，根据社会需要和自身发展要求不断加以调整、完善和规范化而逐渐形成的。护理教育学制确立基本依赖于以下几方面：

1．护理人才目标培养 学校应根据我国护理教育的基本国情及本学院的特色，制订切实可行的护理人才培养目标，如“学术型”“专业型”“临床应用型”等。从培养目标出发，确定达到培养目标所需要的修业年限。

2．社会经济和医学科学的发展水平 护理是一门古老而年轻的学科，自从有了人类，护理便随之产生。但是，在生产力水平低下、经济社会落后的年代，护理从业人员难以接受到科学系统的护理教育。19 世纪 30 年代后，随着科技发展和社会进步，欧洲开始出现护士学校，一般设在教堂内。19 世纪中叶，南丁格尔首创了科学的护理学专业及第一所正式的护理学校，随后护士学校纷纷成立，这些学校基本采用医院办学的职业教育模式，学制 2 ～ 3 年。第二次世界大战后，美国医学科学水平迅猛发展，护理教育也从医院办学向大学办学模式转化。我国的护理教育自 20 世纪 80 年代改革后开始恢复高等护理教育，现已形成了多层次、多轨道的护理教育体系，以适应不同区域经济发展的需求。

3．社会政治制度 任何社会对教育机构所培养出来的人才均有一定的素质、能力、技术等方面的要求。学制作为学校教育的基本制度，规定着各种教育层次的护理教育应该面向什么对象，各种层次的护理教育之间的教育内容如何衔接，各个层次的护理教育及各类护理学校的办学方向是否保持一致。

4．受教育者的年龄特征和教育背景 护理教育的主要目的在于传授知识和技能，而知识和技能本身有其自身的内在逻辑和层次递进规律，它往往受制于受教育者的接受能力和领悟能力，因此受教育者的身心发展特征和教育背景是确定各层次护理教育的入学条件、修业年限的基本依据。

（二）我国普通护理教育的学制

我国现行的普通护理教育体系的层次结构，按培养护理人才的等级从低到高可以分为中等护理学教育、护理学专科教育、护理学本科教育和护理学研究生教育四个层次，不同层次学制不同（具体内容详见第一章）。

（三）我国成人护理教育的学制

随着经济社会发展，生命全周期、健康全过程的健康管理理念日益深入人心，普通高等护理教育受益面难以满足当代护理需求，成人护理教育成为部分在职护理人员提升的主要途径。目前我国成人护理教育主要有以下形式，不同形式的学制如下：

1．夜大学和业余大学 常设在普通高等院校的夜大学部和职工大学，设有两个层次：大专和专科升本科教育。分别招收中专毕业及大专毕业的在职护士，学习方式主要是业余形式，学习期限大专为 4 年，专科升本科为 3 年。

2．自学考试 自学考试已成为提高护理人员现有学历层次的主要形式之一，学习方式主要是自学，考试是中心环节，专科一般 3 ～ 4 年，专科升本科一般为 2 ～ 3 年。

3．其他 其他形式的成人护理教育还包括广播电视大学教育和网络教育，主要利用现代信息技术开展远程教育。学习方式有全日制和业余两种，招生对象和修业年限与同等教育层次的普通高校和夜大学的护理教育相同。

二、学位制度

学位是评价一个人学术水平的一种尺度，也是衡量一个学科学术水平高低的一种标准。对于学位获得者来说，学位不仅代表着他在知识等级中的地位，而且反映出他的学术能力。学位本身具有很强的严肃性，学位制度是国家和高校为保证学位的严肃性，通过建立明确的学术衡量标准和严格的学位授予程序，而对达到相应学术水平的受教育者授予一定称号的制度。

根据 1980 年通过并公布的《中华人民共和国学位条例》规定，我国的学位分学士、硕士、博士三级。各级学位的授予条件如下：

1．学士学位 高等学校本科毕业生，成绩优良，达到下述学术水平者，授予学士学位：①较好地掌握本学科的基础理论、专门知识和基本技能；②具有从事科学研究工作或担负专门技术工作的初步能力。

2．硕士学位 高等学校和科学研究机构的研究生，或具有研究生毕业同等学力的人员，通过硕士学位课程考试和论文答辩，成绩合格，达到下述学术水平者，授予硕士学位：①在本门学科上掌握坚实的基础理论和系统的专门知识；②具有从事科学研究工作或独立担负专门技术工作的能力。

3．博士学位 高等学校和科学研究机构的研究生，或具有研究生毕业同等学力的人员，通过博士学位的课程考试和论文答辩，成绩合格，达到下述学术水平者，授予博士学位：①在本门学科上掌握坚实宽广的基础理论和系统深入的专门知识；②具有独立从事科学研究工作的能力；③在科学或专门技术上做出创造性的成果。

三、招生和就业制度

（一）招生制度

招生制度是一个国家高等教育制度的重要组成部分，它规定着不同层次、不同类别的高等学校在人才选拔中所拥有的权限、人才选拔的标准、形式和范围等。

1．统一的入学考试方式 实行统一考试制度的目的在于保证不同的高等学校学生入学水准的相对统一，实行择优录取。实行统一考试的前提条件是现有教育资源相对不足以满足全部申请入学者的需要，而通过统一考试则起到有效而合理化筛选的作用。我国自 1977 年恢复高考制度以来，实行全国统一考试的招生制度。护理专业的全日制教育已经纳入国家统一招生计划，通过全国统一考试进行择优录取。

2．由大学单独组织入学考试的形式 为保证部分顶尖大学的学术水平，以体现大众化高等教育中的精英教育特征，一些高校保留了竞争性选拔的单独考试制度。“申请 - 考核制”作为博士招生的新制度，正逐步替代普通招考制度，成为博士招生的主流制度。

3．统一考试和单独考试相结合的形式 统一实行考试与大学单独考试相结合，便于更准确地把握考生的详细情况，避免一考定终身。

（二）就业制度

长期以来，我国实行统招统分的制度，高校毕业生的就业必须纳入国家的整体计划。鉴于统一分配存在学生、学校以及用人单位缺乏主动选择权，专业不对口等弊端，我国于 20 世纪 80 年代中期开始实行指令性计划和指导性计划相结合，试行“供需见面、双向选择”的分配制度。20 世纪 90 年代后，社会主义市场经济体制的建立，高校毕业分配制度进一步改革，目前我国的毕业就业制度已经完全打破了传统的就业计划模式，其整体框架是少数毕业生由国家安排就业，多数由学生自主择业。护理专业毕业生就业也基本上实行了以毕业生就业市场作为基础的资源配置方式，学院（系）设有就业指导中心，为毕业生提供就业信息，并进行毕业生就业指导和咨询服务。

（王桂云）

第五节　护理教育管理中的内容

一、教师管理

教师管理的目的是选拔并建设一支政治坚定、思想过硬、品德高尚、知识渊博、精于教学、勤于育人以及数量适度、结构合理的教师队伍，创设宽松的环境，促进教师个人发展和人才培养工作的有效性。

（一）教师管理的意义

教师管理是学校管理的重要组成部分，是教育改革成功的重要保障，是教师成长发展的重要条件。教师是教育改革最终的也是最直接的贯彻者和执行者。因此，教师管理是教育管理的一个重要领域。

（二）教师管理的基本内容

现代教师管理的基本内容主要包括：教师的任用，即在明确教师从业资格的基础上，制订教师队伍发展规划、对外招聘教师、对内进行教师岗位的聘任；教师的评价，即依据一定的标准对教师的工作状态和工作成就作出判断和评定；教师的激励，即通过满足教师的合理需求来提高教师的工作积极性；教师的培训，即通过多种方式更新教师的知识，提高教师的能力。

1．教师任用

（1）教师从业资格：教师职业作为专门职业，对从业者的资格有多方面的要求，包括思想品德、学术水平、学历学位、工作能力等。在我国，对教师资格的要求须符合 1994 年开始施行的《中华人民共和国教师法》规定的“遵守宪法和法律，热爱教育事业，具有良好的思想品德，具备国家规定的学历或经国家资格考试合格，有教育教学能力”。作为高校护理专业教师，须在规定时间内取得高校教师资格证。

（2）教师聘任

1）教师队伍发展规划：科学地预测、分析教师的供给和需求状况，制订必要的政策和措施以确保学校在需要的时间和需要的岗位上获得所需要的人才，这是任用教师的前提。一般需做好以下几个环节：一是现状分析，包括学校现有教师的学历规格、专业情况、学科分布、年龄结构、性别比例等；二是需求预测，即对校内教师流动情况的预测，如职务变动、岗位变更、自然减员等；三是人事决策，在现状分析和需求预测的基础上，制订相应的学校人事政策，以保障教师资源得到充分开发和有效管理，如岗位调动、培训深造、薪资调整等。

2）教师选聘程序：确定教师岗位，发布招聘信息，接受应聘材料；院系等基层单位根据预定的岗位任职标准进行评审；请通过评审的教师到校面谈、试讲，当面考察，确定候选人；学院（和学部）学术委员会对候选人进行集体评审，投票表决推荐；学校学术委员会对候选人进行集体评审决定取舍。

3）教师岗位聘任：是高校根据工作需要和职务要求，用签订合同或发放聘书的形式聘用人员在一定时期内担任教学或其他岗位职务。目前岗位聘任主要依据 2000 年由中共中央组织部、人事部、教育部联合下发的《关于深化高等学校人事制度改革的实施意见》。

2．教师评价　教师评价是指教育行政部门或学校依据一定的标准对教师的工作状态和工作成就作出判断和评定的过程。教师评价的内容通常包括四个方面：一是师德状况；二是能力状况；三是工作行为态度；四是教学任务完成情况。评价时应遵循客观公正、全面考核、注重实效等原则。采取平时考核与定期考核相结合，从不同评价者角度如教师自评、同事互评、领导鉴评、学生评价等相结合进行多元评价。

随堂测 7-3

3．教师激励 激励理论显示人在行动之前，会先考虑自己的行动是否会带来回报。如果个体不能确信自己的努力能够导致令人满意的绩效评估结果，或者认为即使自己的绩效目标完成以后，组织也不会给予所期望的报酬，那么其个人潜能就可能得不到充分发挥。因此，为了充分调动个人积极性，必须建立一套努力—绩效—报酬模式，使其认识到自己的努力能够获得良好的绩效评估成绩，而这种成绩又会给自己带来所期望的奖酬。学校如果能有效地运用这些报酬系统，对调动教师工作积极性、发掘创造力会产生积极的影响，并由此形成良性循环。科学合理的报酬系统，一是学校领导班子要精心设计，充分听取教职员工的意见；二是要物质奖励和精神奖励相结合，增强教师的集体荣誉感和个人成就感；三是要注意量力而行。

4．教师培训

（1）教师培训模式：教师的职前培养和职后培训是构成整个教师教育的两个基本组成部分。教师培训模式多种多样，从其培训的取向来看，可以分为知识本位培训（knowledge-based training）和胜任力本位培训（competence-based training）两大类。前者着眼于教师知识的更新，主要通过课堂教学、专题报告等课程化途径进行；后者则指向教师胜任力的改善，一般要通过一些非课程化的途径实施。

（2）教师培训方式：目前，教师培训方式主要有以下几种。

1）校外培训：是一种将教师送到相关的大学、学院或进修学校进行再学习的方式，可脱产或不脱产。我国教师校外培训主要有两种形式，即学历教育和非学历教育。

2）校本培训：是一种由学校自己组织，聘请大学或学院相关专家参与设计，并针对学校的实际情况制订培训方案的方式，比如讲座等。

3）研修培训：是一种知识、能力两种取向并重，课程化培训与非课程化培训相结合的综合培训方式，可线下或线上形式进行学习。

二、课程与教学管理

（一）课程管理

1．课程管理及其要素 课程管理是在一定社会条件下，课程管理者依据一定的管理原则和运用一定的管理方法，对一定课程系统的人、财、物、课程信息等因素进行决策、计划、组织、指挥、协调、控制，以有效地实现一定课程系统预期目标的活动。课程管理的基本要素由以下 4 方面组成：

（1）课程管理主体：是指课程管理者，包括课程的主管人员和课程实施的管理人员。

（2）课程管理客体：是指课程管理的对象，包括被管理的人、财、物、信息等因素及其所组成的课程系统。

（3）课程管理手段：是指有关课程管理的技术、方法以及对课程管理客体所施加的决策、组织、协调、控制、领导等职能。

（4）课程管理目标：是指课程管理活动所要达到的理想状态。

2．课程管理的基本内容

（1）课程规划管理：课程规划是指国家或地方教育主管部门对学校课程建设的宏观规划、总体方案研制的过程。一般是在教育主管部门领导下由教育行政人员、教育专家以及富有经验的教育工作者代表统筹安排各种资源，全面负责从课程分析到课程设计的整个研制过程。

（2）课程标准管理：课程规划研制所产生的最重要的课程文件就是课程标准，这是确定某一学段的课程水平和课程结构的纲领性文件，一般包括课程标准总纲（即课程计划）和各科课程标准（即各科教学大纲）。课程标准以纲要的形式规定了各学科的内容、体系和范围，体现了国家对各学科课程内容与教学的基本要求，是国家管理和评价课程的基础，也是编写教材、进行教学和考试评价的直接依据。

（3）课程计划管理：是在地方和学校两个层面上展开的制订、调整、补充课程标准，并且根据课程标准开展教学和管理的活动。

（4）教材管理：是地方和学校选择教材、编写教材的管理活动。

（5）课程实施管理：课程实施是将课程方案付诸实践，其本质是教学过程。

（6）课程评价管理：课程评价管理主要涉及学业成就测验的管理与发展性课程评价的管理。在学业成就测验的管理中，应注意：①加强对试题编制工作和编制人员的管理；②加强对测验考试实施的管理；③加强对测验考试信息反馈和质量分析的管理。在发展性课程评价的管理中，应注意：①加强对课程评价改革指导思想的学习，树立新的发展性评价观；②加强对教与学过程评价的管理；③加强对学生制订改进学习计划的指导和管理。

（二）教学管理

1．教学管理的含义 教学管理是运用管理科学和教学论的原理与方法，充分发挥计划、组织、协调、控制等管理职能，对教学过程各要素加以统筹，使之有序运行，提高效能的过程。

教学管理可划分为宏观和微观两个层面。宏观层面是指教育行政机关对各级各类学校及其他教育机构教学的组织、管理和指导；微观层面即学校内部的教学管理。

2．教学管理的基本环节

（1）教学计划管理

1）教学计划管理的含义：教学计划管理是指通过对未来教学工作和活动的设计，控制和指导整个教学过程，从而使教学活动处于最佳状态，并取得最好的教学效果。

2）教学计划管理的实施：①制订教学计划：包括全校教学工件计划、教研组工作计划和教师教学工作计划；②执行教学计划：管理者要合理调度学校的人、财、物等资源，推动教学工作的开展，使教学计划由设想转化为现实；③检查执行情况：对教学计划执行情况的检查，可以根据需要采用不同的方式，包括全面检查、专题检查、平时检查、定期检查等；④评价教学计划：旨在对教学计划管理过程进行回顾与反思，是一个依据执行情况对教学计划重新审视的过程。

（2）教学组织管理

1）教学组织管理的含义：教学组织管理是指按照教学过程的规律制订教学工作的顺序、建立相应的方法，以保障教学系统有序、规范、高效运行的活动。

2）教研组建设：教研组是各科教师从事教学活动的集体，同时也是学校教学管理的最基层组织，教研组建设应做好以下工作：①按照不同学科建立和健全教研组。一般同一学科教师在 3 人以上；不足 3 人者，可将性质相近的学科教师组织起来，成立多学科性的教研组。②选任教研组组长，明确组长权责。③制订规章制度，如教研组的定期会议制度、集体备课制度、听课制度、考勤制度等。

3）课务安排：学校在安排课务时，要考虑到教师的专业背景、学识专长，同时又要考虑到教师的实际教学能力和业务水平，还要适当考虑教师的年龄等特点。

4）教务行政：①招生：招生是教务行政的基本工作之一。通常的招生程序是：调查摸底，即对有关的毕业生人口和招生数进行调查了解；组织考务；录取新生，根据招生政策和考试成绩，完成录取工作；组织入学，新生注册报到。②编班：应依据标准进行编班，确定班级的规模。③编排课表：编排课表的基本原则是有利于提高学习效率，各门课程适当错开；便于教师开展教研活动；有利于教学设施场地的充分利用；便于学校其他活动；课表确定后应保持相对稳定。④学籍管理和档案管理：主要指学生学籍卡片、健康卡片、入学登记表、毕业登记表、教师教学档案、学校设备资料、各类文件和报表等的整理、统计、归档和存放等事项。⑤图书资料及教学仪器管理：图书资料和教学仪器都属于教学设备，应按要求进行管理，做好登记，以防遗失等。

（3）教学质量管理

1）教学质量管理的含义：教学质量管理是指为了保证学生培养质量，促使教学效果达到培养方案、课程计划、教学大纲和教材所规定的要求，对教学过程和效果进行的指导、控制等活动。教学工作管理的中心任务是提高教学质量，教学工作的计划管理、组织管理以及教务管理等都是围绕提高教学质量进行的。作为教学管理的核心，教学质量管理具有全面性、全员性、全程性、规范性、动态性等特点。

2）教学质量标准的制订：教学质量标准应根据教育方针、培养目标、学校教育的任务、教学大纲及教材的内容和要求来制订。主要包括三方面内容：①教学工作质量标准：标准的制订需要仔细研究教学论、教育心理学的有关理论，结合学校教学过程的特点提出标准的具体内容。②教学效果标准：教学效果应体现在学生知识、能力和个性等方面的发展上。③时间标准：使教学工作按照课程计划、教学大纲所规定的教学时间进行。

知识链接

护理学类教学质量国家标准

2013 年 7 月，教育部启动《普通高等学校本科专业类教学质量国家标准》（简称《国标》）研制工作，委托高等学校教学指导委员会根据专业建设的基本规律进行本专业国家标准的研制。2018 年 3 月，教育部发布了我国第一个高等教育教学质量国家标准，涵盖了普通高校本科专业目录中全部 92 个本科专业类、587 个专业，涉及全国高校 56 000 多个专业点。其中，《护理学类教学质量国家标准》分为护理学专业毕业生应达到的基本要求和护理学专业本科教育办学要求两部分。护理学专业毕业生应达到的基本要求部分明确了护理学本科教育的思想道德与职业态度目标、知识目标和技能目标。护理学专业本科教育办学要求部分包括十大内容：宗旨与结果、教育计划、学生成绩评定、学生、教师、教育资源、教育评价、科学研究、管理与行政、改革与发展。附录为高等中医药院校护理学专业补充标准。该标准明确了对本科教育的具体要求，将进一步推动护理学本科创新人才培养机制的探讨，激发高校办学活力，促进特色办学，深入推进管、办、评分离，为提高护理学专业办学质量起到有力的推动作用。

3）教学质量的检查与分析

①教学质量检查与分析的步骤：从时间上讲，教学质量检查与分析的步骤为——学期初检查教学工作计划的落实情况，检查教学工作是否已进入正常轨道；学期中根据教学大纲、教材和教学进度计划检查教学常规是否正常执行，分析前半学期的教学质量；学期末组织和安排好期末复习和学期考试，全面检查与分析教学质量，做好教学总结。从层次上讲，教学质量检查与分析的步骤为——任课教师分析所教各班本学科的教学质量，班主任分析本班学生的成绩；教研组检查与分析全校某学科的教学情况；教务处综合检查与分析全校各学科、各教师的教学情况，以及全校学生的总体学习情况、学业成绩。

②教学质量分析的常用方法：a. 评议法，是指由学校管理者组织教师和学生对某教师、班级的教学与学习情况进行分析。从本质上说，评议法是一种定性分析方法。b. 数据分析法，也称定量分析法，教学质量检查的结果，有些是可以用数量来表示的，如优生率、及格率、学生学业成绩的提高幅度等。c. 比较法，一般分两种，一种是就当前教学状况和结果进行横向比较，如本校同年级班级之间的比较、校与校之间的比较等；另一种是将同一对象的前后教学状

况和结果进行比较，如将某班学生的本学期成绩与前一学期成绩进行比较。d. 因果分析法，旨在对形成当前教学质量结果的原因进行分析。因果分析有助于学校管理者确定今后教学管理的重点，在教学管理中实施有效调控，以进一步提高教学质量。

4）教学质量的改进：包括三个方面，即提高质量意识，全员参与教学质量管理；加强流程控制，抓好教学质量的全过程管理；开展教育科研，以科学的理念与方法改进教学质量。

三、学生管理

学生是教育管理的主要对象之一，学生管理的基本要求主要包括树立正确的价值观、引导和加强学生的自我管理、坚持和运用各种激励方法对学生进行正向激励、育人和制度约束相结合、加强对学生情感的管理、集体管理与个体管理相结合、常规管理与动态管理相结合、用科学标准来评价学生，根本目的是使学生具有良好的学习习惯、生活习惯和行为习惯，促进学生的全面发展。

（一）学生管理的特点

1．教育性 以学生为主体进行，体现服务和引导以及对学生生命的关怀。

2．开放性 从社会、家长、学校、老师、个人等整体的视角出发。

3．持续性 学生管理是一项系统工程，是阶段性与连续性的统一，需要有长效机制和可持续的意识。

4．差异性 包括个体差异和群体差异。

整合小提示

因学生所处的时段、年级等不同，相应的管理方式亦不同。

（二）学生管理的意义

1．有利于教育目的的实现 做好学生管理工作，能够满足学生自身发展的需要，并从根本上确保教育的社会性，引导教育的发展方向，使所培养的人与社会需要相一致。

2．有利于教育教学工作的开展 在教育工作中，注重学生管理，把学生全面发展与因材施教结合起来，培养学生比较完善的基本素质，又充分发挥其独特的个性，确保教育教学工作的顺利开展。

3．有利于学生的健康全面成长 科学开展学生管理工作，帮助学生学会做人、学会求知、学会劳动、学会生活、学会健体和学会审美等，促进学生综合素质的提高。

（三）学生管理的基本原则

1．内外结合 包括学校和课堂内外的结合、家校结合、外在管理和内在自我约束的结合。

2．专兼结合 需要专职的管理人员和其他兼职管理人员。

3．知情结合 要使学生管理顺利进行，首先要让学生在认知上明白道理和制度的必要性及重要性，才能够得到学生心理的回应和情感的认同。

（四）学生管理的内容

1．学生学习活动管理 通过管理学生学习活动，端正学生的学习态度，养成良好的学习习惯，培养自我学习的能力，促进学生的协调发展。主要包括两方面：

（1）学生入学、学籍、档案管理等教务行政工作；对学生学习的方式方法、学习思想和态度、就业指导和规划等方面的管理工作。

（2）具体学习事务的管理。

2．学生行为习惯管理 通过学生行为习惯的管理，使学生养成良好的生活行为习惯，习得必要的生活技能，树立正确的生活观，制订和规范各项日常生活规章制度。

3．学生心理健康管理　学生的心理问题主要源于学业压力、生活压力、前程压力、情感问题等，如果不加重视可能会酿成不堪设想的后果，因此务必加强对学生心理健康的管理，可通过辅导员谈话、心理咨询、团体辅导等方法预防心理问题的发生，提高学生承受挫折抵抗打击的能力，维护和保持健康的心理状态。

四、教育经费管理

教育经费管理对于正确筹集、合理分配及使用资金、不断促进教育事业发展、促进校园建设、保证教学及科研等各项任务的完成具有重要的意义。

（一）教育经费管理概述

教育经费管理是指遵循管理原理和有关法规制度，对教育经费进行筹措、分配和使用的过程。教育经费管理是教育管理活动的组成部分，要想行之有效就必须符合管理工作的一般规律；同时，它在相当程度上又是国家意志的体现，其活动也应以有关法律、法规、规章和制度为依据。

（二）教育及学校经费的来源

1．教育经费的来源　20世纪80年代教育改革前，我国的教育经费主要来自政府的预算内财政拨款。20世纪80年代中期以后，尤其是社会主义市场经济体制建立后，随着教育管理体制的逐步改革，教育经费的来源渠道日益呈现多元化，地方在教育方面的支出份额逐渐加大。

2．学校经费的来源　不同类别、不同性质的学校，其教育经费的来源也有所区别。实施义务教育的学校和公立学校的经费主要依靠政府财政拨款，而高等学校、私立学校的经费则明显地呈现出多元化趋势，学费收入、社会捐助在其总经费中占有相当的比重。

（三）教育及学校经费的分配和使用

1．教育经费的分配和使用

（1）教育经费的分配原则

1）均等性原则：现代教育的基本特征之一就在于努力维护教育机会均等，实现教育的大众化和民主化。这就要求分配教育经费时，首先要考虑地区和人群间的均等，尤其对“老少边穷”地区和教育处境不利人群应给予特殊政策与适度倾斜。

2）效益性原则：将有限的资源投入到最需要的领域，发挥其最大的功效，培养出更多更优秀的护理人才。

（2）教育经费的支出项目：教育经费按其用途可分为经常费和基本建设费两大类。经常费是教育机构开展经常性活动所需的经费，按开支对象又可分为用于个人部分的人员经费和用于公用部分的公用经费两类。基本建设费是为实现固定资产的再生产，进行一定规模的工程建造和设备、工具、器具的购置所需的资金。

2．学校经费的支出和使用

（1）学校经费的支出项目：学校经费的支出是指其为开展教学及其他活动发生的各项资金耗费和损失。主要包括：

1）事业支出：即学校开展教学及其辅助活动所发生的支出，包括基本工资、补助工资、职工福利费、社会保障费、助学金、公务费、业务费、设备购置费、修缮费和其他费用等。

2）建设性支出：即学校用于建筑设施方面的支出，包括用专项资金和社会捐赠等新建、改建、扩建建筑设施所发生的支出。

3）经营支出：即学校在教学及其辅助活动之外开展非独立核算经营活动所发生的支出。

4）对附属单位补助支出：即学校用财政补助收入之外的收入对附属单位补助所发生的支出。

（2）学校经费的使用要求：在使用学校经费的时候，必须遵循下列要求。

1）学校的经费支出和使用，必须严格执行国家有关财务规章制度所规定的开支范围和开支标准。

2）从有关部门取得的有指定项目和用途并且要求单独核算的专项资金，必须按照要求定期报送资金使用情况，项目完成后，报送资金支出结算和使用效果的书面报告，并接受有关部门的检查和验收。

3）学校必须加强对经费支出的管理，各项经费支出应按实际发生数列支，不得虚列虚报，不得以计划数和预算数代替。

（王桂云）

小 结

本章主要讲述了护理教育管理方面的主要内容，主要包括教学管理学的概念及主要功能、护理学校组织、护理学院的管理过程、护理教育体制、护理教育管理中的内容等。护理教育管理是高校教学管理的重要工作之一，其目的是实行科学管理，达成护理教育目标，提高护理教育的质量和效率，对维护正常的教学秩序、保证教学质量起着关键作用。教师在教学中起着主导作用，对教师的管理旨在促进教师个人发展和人才培养工作的积极性，提高教育教学质量。学生是教育管理的主要对象之一，学生管理的目的是为学生成长提供各种引导和服务，根本目的是使学生具有良好的学习习惯、生活习惯和行为习惯，促进学生的全面发展。

思考题

1．教育管理学在学校教育管理活动中的主要功能包括哪些？

2．护理学院的管理过程主要包括哪些环节？

3．教学质量检查与分析的步骤和常用方法是什么？

第八章　护理专业学生的素质教育

第八章数字资源

导学目标

通过本章内容的学习，学生应能够：

◆ **基本目标**

1. 描述素质教育的本质、类型、特征。
2. 陈述素质教育的目的、任务。
3. 描述护理专业本科生的素质教育特点。
4. 用自己的语言正确解释下列概念：素质教育　个性化教育　终身教育　身体素质　创新素质　抗挫折能力　劳动教育
5. 叙述素质教育的过程。
6. 比较中西方素质教育异同点。
7. 陈述素质教育的起源与发展过程。
8. 结合当前社会实际和护理专业特点，说明护理专业素质教育的特点。
9. 说明素质教育与全面发展的关系。

◆ **发展目标**

1. 运用本章所学知识，更有效地对护理本科生进行专业素质培养。
2. 运用本章所学知识，深入梳理教学内容，结合课程特点深入挖掘一门专业课的课程思政元素，形成一节课的教学设计方案。

第一节　素质教育的本质与起源

案例 8-1

2008 年 4 月 24 日，在湖北武汉华中师范大学召开了湖北省素质教育研究组的筹备大会。会上 83 岁高龄的中国著名历史学家章开沅老先生的几句话，道破了素质教育的真正含义和在社会、历史、人类方面的紧迫性。他说，人类现在正在毁灭自然，我们要尽快改变这种现象，急需提高全人类的素质；素质教育不只是针对小孩子，各位教育工作者也要提高自己的素质；比如说，顺手带走没有喝完的水，这就是一种素质。从现场来看，教育工作者的素质有待提高，至少没有第二个人带走自己的水瓶，甚至地上随处可见。可悲可笑可气！

请回答：

上述案例体现了素质教育哪些方面的内容？

素质教育在我国于20世纪80年代末提出的，是对当代中国教育产生很大影响的教育思想之一。素质教育是以提高全民族素质为宗旨的教育，具有思想性和时代性，是当代教育界期望形成的一种理想性的教育价值观，是期望达到的一种新的教育境界。本节将着重介绍素质教育的本质、内涵、分类与特征、起源以及与国外教育模式的比较。

一、素质教育的本质

教育的本意就是对人的全面培养，是传授知识、提高技能与培养品德的行动与过程。教育用知识丰富人的思想，完善人的品德和修养，开发个人潜能，发展人的个性，提高人们适应社会和改造社会的能力，从而不断推进社会的发展。素质教育更加注重提高人的内在品质，强调知识向素质和能力的转化，是以提高全民族素质为宗旨的教育。李岚清同志在《基础教育是提高国民素质和培养跨世纪人才的奠基工程》一文中说到："素质教育体现了基础教育的本质，它从'培养有理想、有道德、有文化、有纪律的社会主义公民'出发，以全面培养接受教育者高尚的思想道德情操、丰富的科学文化知识、良好的身体和心理素质、较强的实践和动手能力以及健康的个性为宗旨，面向全体学生，为学生学会做人、学会求知、学会劳动、学会生活、学会健体、学会审美打下扎实基础，使学生在德、智、体等方面得到全面协调发展"。

素质教育的概念提出后争议不断，其根本在于对"素质"的不同理解。素质（quality），狭义的解释是人本来的特点和原有的基础，是与生俱来的感知器官、神经系统、大脑结构和功能的特性，是人的先天因素决定的。从心理学的角度定义为：由于对个体的经验和环境的反应而形成的个人心理结构。素质广义的含义是人在后天通过环境和教育训练所获得的稳定的、长期发挥作用的基本品质结构，是人的先天因素和后天因素相互作用的产物，包括人的思想、知识、身体、心理品质等。广义的素质概念是素质教育这种新思想科学性的基础。

从本质上说，素质教育（quality-oriented education）是为实现教育方针规定的目标，立足于社会的长远发展，着眼于受教育者群体，以面向全体学生、全面提高学生基本素质为根本目的，以注重开发受教育者的潜能，促进受教育者德、智、体、美方面生动活泼地发展为基本特征的教育。面向全体学生，既是对学生一视同仁的教育，又要体现个性化教育，是一种合作式、相容性的教育，是人人接受效果相同的教育，是主动学习的教育，是人人都是成功者的教育，涵盖了因材施教。全面提高学生基本素质是指不仅注重对学生的身体、心理、技能、知识、品德、态度、情感和价值观全方位的培养，同时要教会学生发展自我、适应社会的能力，促进学生生理与心理、智力与非智力、认知与意向等因素的全面和谐发展，增强学生在知识经济社会和信息社会所需要的多方面的素质和广泛的适应性。

知识链接

素质词解

从词源看，"素质"一词古已有之。在古汉语中，"素"本质白色生绢，如《礼记·玉藻》载"大夫素带"，质大夫束着白色生绢做的腰带。"素"同时也可指绘画中的白色粉底。另外，"素"还有"始""本"之意。"素质"一词由"素"字发展而来，并与其含义相承：一是指白色，如《逸舟书·克殷》载"百夫荷素质之旗于前"；二是指原本之质，引申为人的基本素养，即素质。"素质"最初见于晋代张茂先得励志诗："如彼梓材，佛勤丹漆，虽劳朴，终负素质"。这里是借事育人，指培养的人才若不勤于修养和提高，就会糟蹋已形成的良好素质。

二、素质教育的分类与特征

素质教育倡导对学生进行教育而不是训练，对于护理专业的学生来说，素质教育可体现知识全面化、实用性，突出人文素质教育，注重实际能力培养，避免目前高等教育中出现的过多的职业化技能训练以及学生高分低能的现象。素质教育更多地追求教育的内在价值，而不是教育的工具价值。联合国教科文组织 20 世纪 90 年代中期就提出“四个学会”，即：学会生活（learning to living together），学会认知（learning to know），学会做事（learning to do），学会生存（learning to be）。素质教育正是这样理想追求的体现，是教育国际化与现代化的需求。

（一）素质教育的分类

关于素质的分类，不同学者有不同的认识，在《关于加强大学生文化素质教育的若干意见》（1984 年 4 月 10 日）一文中指出：大学生的基本素质包括政治素质、思想素质、道德素质、文化素质、专业素质、身体素质和心理素质，其中文化素质是基础。同时还指出，“我们所进行的加强文化素质教育工作，重点指人文素质教育”，旨在提高全体大学生的文化品位、审美情趣、人文素养和科学素质。

1．政治素质（political caliber） 指政治主体在政治社会化的过程中所获得的对他的政治心理和政治行为发生长期稳定的内在作用的基本品质，是社会的政治理想、政治信念、政治态度和政治立场在人的心理中形成的并通过言行表现出来的内在品质。

2．思想素质（ideological quality） 指人们从事社会活动所必需的内在基本条件和基本品质，是个人的思想观念、思想觉悟、理想信念以及政治方向、政治立场的综合表现。

3．道德素质（moral quality） 也称“德性”，简称“品德”。个人在道德行为中所表现出来的比较稳定的、一贯的特点和倾向，是一定社会的道德原则和规范在个人思想和行为中的体现，包括道德认识、道德情感、道德意志和道德行为。

4．文化素质（cultural quality） 指人们在文化方面所具有的较为稳定的、内在的基本品质，表明人们在这些知识及与之相适应的能力行为、情感等综合发展的质量、水平和个性特点。

5．专业素质（professional quality） 包括一定领域内的科学知识、专业技能。

6．身体素质（physical quality） 通常指的是人体肌肉活动的基本能力，是人体各器官系统的功能在肌肉工作中的综合反映。身体素质一般包括力量、速度、耐力、灵敏度、柔韧性等。

7．心理素质（psychological quality） 指保持心理健康和具备建立良好人际关系的知识和技能。

（二）素质教育的特征

1．素质教育的全体性 面向全民族全社会的每一位接受教育者，区别于“应试教育”。通过素质教育的开展，努力将我国的人口压力转变为人力资源优势。《中共中央国务院关于深化教育改革全面推进素质教育的决定》中强调，“实施素质教育应该贯穿于幼儿教育、中小学教育、职业教育、成人教育、高等教育等各级各类教育，应当贯穿于学校教育、家庭教育和社会教育的各个方面”。

2．素质教育的整体性 人的素质是一个有机的整体，培养学生在德、智、体、美等各方面的全面发展，并以培养他们成为有理想、有道德、有文化、有纪律的社会主义“四有”新人为宗旨，以使全体学生全方位地、整体地、和谐地发展。

3．素质教育的全局性 素质教育不仅在学校，同时也受到社会的政策、经济、文化环境等的影响。教育不仅存在于课堂和学校，同时也要注重宿舍、家庭、社会大环境和周边环境的影响。素质教育不仅是课程教育，同时包括教学软环境和文化氛围的影响；不仅在于教的过程和内容，而且还受到非教学过程及非教学因素的影响，即“言传莫过于身教”。素质教育的整体协调性，其内涵是人文、社会、自然三大知识范畴的有机整合与通观。既要促使学生全面发展，也要考虑个体差异，因材施教，使每一位学生的潜能都得到充分发挥。

4．素质教育的主体性 这是素质教育的核心，个体的发展需要激发个体的主动性。素质是外在知识通过主动学习主体内化而成。主体性教育是将重点放在唤醒学生的主体意识，注重学生智慧和潜质的开发，强调学生主体性、能动性，激发学生求知欲和实践意识，开发并激励学生的探索和创新精神。

5．素质教育的创新性 在人才培养目标中应突出培养学生的创新精神和怀疑的态度。世界高等教育大会的文件提出“培养首创精神和学会创业，应当是高等教育的主要关注点”，还提出“高等学校毕业生不仅越来越少地被称为求职者，相反，他们将更多地成为创业者”。教育就其最高的境界而论，就是培养学生反抗流行的理论和向传统进行挑战，只要他们的反抗、挑战和背叛在理智上是真诚、严肃而有建设意义的。培养学生科学的评判性思维，批判性地接受，在思考中质疑，从而促进学术的发展。

6．素质教育的实践性 素质教育以培养学生的实践能力为重点。强调教育与生产劳动、与实践相结合。素质教育的实践要调整和改革基础教育课程体系、结构和内容，重视实验课程，加强实践环节，使学生接触自然，了解社会，参与社会活动，培养热爱劳动的习惯和艰苦奋斗的精神。高等学校尤其要加强社会实践，组织学生参加科学研究、技术开发和推广活动以及社会服务活动，启发学生在实践中找问题，带着问题学习理论和相关知识，活学活用。素质教育的实践性在护理学教育中是从护理学的特点出发，要求在护理学教育的见习、实习阶段，尤其应注重加强人文素质教育。联系护理学生见习、实习时所接触的典型实例，进行护理学人文专题讲座和案例分析，将人文理论知识应用于实践，使学生学会从专业、道德、法律、政治等不同角度去解决临床问题。同时利用假期组织志愿者到城乡支工、支农、支教，从社会实践中提高能力，促进知识的转化。

7．素质教育的时代性 社会没有永恒不变的素质水准，不同时代对素质教育的目标、内容和要求不同。在21世纪教育国际讨论会上，柯林·博尔（Kolin Boll）倡导的未来应该具有三张“教育通行证”的理念受到推崇：一张是学术性的，一张是职业性的，一张是证明一个人的事业心和开拓能力的。其内涵包括思维、规划、合作、交流、组织、解决问题、追踪的各方面的能力。因此，素质教育永远跟随时代的发展。

随堂测 8-1

科研小提示

依据建构主义学习理论，开展护理本科生素质教育与课程思政有效融合的教学改革的实证研究。

三、素质教育的起源与发展

（一）素质教育的起源

素质教育在我国的发展基本上经历了酝酿创立期（1983—1993）、区域推广期（1994—1996）和全面推广期（1997—）。自1993年《中国教育和改革发展纲要》中提出由“应试教育”转向全面提高国民素质的轨道以来，“素质教育”一词已经多次被写进国家政策文件，也已经成为各类教育者最常用的自觉语言。特别是在1999年中共中央国务院作出了关于深化教育改革、全面推进素质教育的决定，素质教育进一步被确定为我国教育改革和发展的长远方针，成为我国各类教育追求的理想。

关于“素质教育”这一特定的概念不一定有完全对应的外文词汇，但素质教育的思想、政策和实践已成为全世界共同的潮流。回顾中外教育发展史，可以很早就发现素质教育的痕迹。早在我国夏代，教育内容主要是养老、传授生产知识和军事技能，到了商代，则增加了教孝、习射、习礼、习乐等全面培养素质的各项课程。美国 1642 年在哈佛开展了大学的正式课程，由哈佛的第一任校长邓斯特（Dunster）一个人教所有年级的全部课程，包括逻辑、修辞、数学、天文、伦理、政治、历史、植物学，以及希腊文、叙利亚文、希伯来文、阿拉伯文和教义问答，几乎涵盖了当时社会的所有文化内容。

（二）素质教育的发展

1985 年《中共中央关于教育体制改革的决定》明确提出“教育体制改革的根本目的是提高民族素质，多出人才，出好人才”。1988 年首次在一些文章中出现“素质教育”一词，标志着素质教育开始其理论和实践的初步探索。1993 年在国务院颁发的《中国教育改革和发展纲要》中，首次将“应试教育”和“素质教育”对应起来，指出教育应该实现从应试教育向素质教育的转变，这成为素质教育较早的政策性指导，对素质教育的发展起了很大的推动作用。1996 年《中华人民共和国国民经济和社会发展九五计划和 2010 年远景目标》中，更加明确了教育模式的转变方向，素质教育进入实践推广阶段。1998 年时任教育部部长陈至立提交了《面向 21 世纪教育振兴行动计划》，提出了“跨世纪素质教育工程”，至此素质教育已经成为我国教育发展的理想蓝图。1999 年 6 月召开的第三次全国教育工作会议上，中共中央国务院向全国人民发出了全国实施素质教育的总动员，素质教育被确立为教育改革的重心和教育发展的目标。2000 年以后，素质教育在各教育机构逐步推开，逐渐改变着我们的生活。教育部在《基础教育课程改革纲要》中提出：“改变课程内容‘繁、难、偏、旧’和过于注重书本知识的现状，加强课程内容与学生生活以及现代社会和科技发展的联系，关注学生的学习兴趣和经验，精选终身学习必备的基础知识和技能”。2006 年素质教育写入新修订的《中华人民共和国义务教育法》。科学发展观强调以人为本、全面协调可持续发展，进一步明确了实施素质教育的本质和目标。改革开放以来，我国已召开过四次全国教育工作会议，每一次会议都有一个历史性的纲要性文件出台，第四次会议颁布了《国家中长期教育改革和发展规划纲要（2010—2020 年）》（以下简称《教育规划纲要》）。《教育规划纲要》从我国现代化建设的总体战略出发，根据教育发展的新趋势、新特征，紧紧抓住教育发展的重要战略机遇期，提出了到 2020 年基本实现教育现代化，基本形成终身学习型社会，进入人力资源强国行列的战略目标和优先发展、育人为本、改革创新、促进公平、提高质量的工作方针，规划和指导了我国未来十年教育事业改革和发展的宏伟蓝图，开启了由教育大国向教育强国、由人力资源大国向人力资源强国迈进的新征程。当前，全社会对教育热点的关注空前提高，接受优质教育成为人民群众热切期盼，但是我国教育事业与经济社会发展的要求还不完全适应，优质教育资源不能满足人民群众日益增长的需求，特别是素质教育水平和教育质量亟需提高。

四、中西方素质教育发展的比较

1．素质教育与通识教育的起源　素质教育的概念是中国独有的，但是素质教育的思想和实践是全球性的。正如 1998 年联合国教科文组织发表的《世界教育报告》所概括的：整个 90 年代，教育政策上追求教育民主和追求教育质量的双重取向在“全世界各地都很明显”。这反映了世界对社会发展、对人才质量要求的相同判断，反映了相同的价值取向和目标追求。与此相类似的是西方通识教育的发展。在 20 世纪 90 年代美国掀起的“新美国学校”运动认为：“我们必须首先认识到知识不仅包括信息，知识更重要的是通过实际行动应用评价信息在自己及他人身上发生有效变化的能力”。在西方传统教育中，学习的动力与所学知识的动机没有关系，仅为学而学，经常导致软弱的学习动机、被动学习以及丧失潜力，因此教育转向倡导学生逐步养成主动参与、乐于探究、勤于动手的学习习惯，培养学生搜集和处理信息的能力及交流与合作的能力。美国的高等教育历经传统学风，即初期通识教育，进行过文雅与实用的争论，经过学术自由与自由选修的风潮，形成了学科分化与通识分类必修的教育模式，提倡经典名著与核心课程的设置，不断强化通识教育。

2．素质教育与通识教育的比较 素质教育是直接指向人的身心发展的一种教育模式，它除了关心对人的知识素质发展外，还关心人的心理、情感、社会责任感等方面的教育内容。通识教育的核心在于培养人的整体素质，强调对不同文化的了解，重视培养人的思维方法及敏锐的洞察力。素质教育与通识教育的共同点是两者的目标和任务的一致性、培养途径和方式具有相似性、与专业教育的融通性、实践性与创新性。素质教育与通识教育的区别在于教育重点的差异性、教育内容的差异性、教育阶段的差异性。

新时代背景下大学生素质的不断提升，对于新思想能否有效贯彻、新时代中国特色社会主义事业能否更快发展、“两个一百年”的奋斗目标能否顺利实现，以及大学生的自我发展、自我接纳、自我认同和自我价值的实现都有着非常强的现实意义。正如习近平总书记所说：“教育就是要培养中国特色社会主义事业的建设者和接班人，而不是旁观者和反对派。”要想全面贯彻新思想，大学生就必须不断提升与正确的政治方向相一致的思想道德素质和以此为基础的其他各项素质。

（沈晓颖）

第二节 素质教育的实施过程

案例 8-2

2021 年 5 月，第 56 届中国高等教育博览会在青岛举办，在大学素质教育研究分会承办的以“素质教育：跨界与融合”为主题的论坛上，郑州大学副校长屈凌波致辞，他认为高等教育要立足中华民族伟大复兴战略全局和世界百年未有之大变局，要以更高的站位、更精准的定位和更大的力度发展素质教育，培养德智体美劳全面发展的社会主义建设者和接班人。一要立德树人、培养时代新人，使其担起民族复兴重任；二要完善评价体系，落实“五育”并举，切实引导学生提升综合素质；三要坚持面向未来，探索跨界融合，打破专业壁垒，为实现“两个一百年”的奋斗目标顽强拼搏。

请回答：

1．为什么要在大学阶段开展素质教育？

2．党的教育方针与素质教育有什么关系？

对护理专业学生开展素质教育，提高学生适应社会能力，培养具有坚实理论基础、优良素质和较强适应能力的护理人才，满足社会对医疗卫生保健服务的需求是护理人才培养的目标之一。

一、素质教育的目的与任务

（一）素质教育的目的

素质教育是为实现国家的教育目的，着眼于全体学生和社会长远发展的要求，以全面提高学生的基本素质为根本目的的教育，其目的就是全面提高人的整体素质。不仅考虑个人素质的结构、特点与规律，也顾及社会发展对人的素质要求，即社会本位与个人本位的适宜结合。素质教育强调在尊重学生主体地位和健全其个性发展的基础上，让所有学生在学校期间不仅能接受到课本上的文化基础知识教育，达到发展学生智力的目的，还要提高学生适应社会能力，特别是要加强对学生道德观念的培养，引导学生树立正确的世界观、人生观和价值观，形成优秀的人格和品质。

1．培养学生做人　开展素质教育首先要培养学生学会正确处理自己和他人、主体和客体的关系。美国品德教育联合会主席迈克唐纳（MacDonald）说，只有品行没有知识是脆弱的，但没有品行仅有知识是危险的，是对社会潜在的威胁。意大利诗人但丁（Dante）有句名言：一个知识不全的人可以用道德去弥补，而一个道德不全的人却难以用知识去弥补。因此素质教育的重要目的是培养学生不仅学会生存，还应该学会合作；不仅学会生活，还应该学会关心他人、关心集体、关心社会、关心人类。作为现代社会人，能够正确处理各种矛盾，明辨是非，学会发展和珍视伦理的价值以及各种政治、经济和社会制度赖以存在的意义，明确历史使命，坚定理想信念，以深厚的历史文化积淀构筑精神支柱。

2．培养学生做事　知识和能力是价值中立的，它们本身不涉及好与坏，但在运用过程中必须要在价值观念和伦理道德上作出判断和取舍。作为受过高等教育的人，其行为做事、待人接物、为人处世应该有其气质和气度、品格和品位、人格和人道。不仅能够正确选择做什么，并且在选择后能够有能力做成事，学会将书本中的知识技能灵活地应用于现实生活。

3．培养学生成才　素质教育的根本目的不是教导单一的技能，而是提供广博的通识基础，是在培养学生做人的基础上使之成为对社会有用之才。在大学不是造就某一行业的专家，学生需要的是心灵的刺激与拓展、见识的广博与洞明。在培养学生成才方面，不仅要立足于现在，更要着眼于未来。

（二）素质教育的任务

新时代高校的素质教育应以培养学生的创新精神和实践能力为重点，造就有理想、有道德、有文化、有纪律的德智体美劳全面发展的社会主义事业建设者和接班人，其任务可以概括为以下几点：

1．培养与提高学生的身体素质　主要包括潜能和特点（力量、耐力、速度、灵敏度、柔韧性）等方面，并体现在身体结构与功能上。培养与提高身体素质，就是要保持和增进身体健康，发挥生理潜能，促进和完善身体的功能与适应性。

2．培养与提高学生的心理素质　保持与增进心理健康，发挥心理潜能，培养和提高心理特点与心理品质，促进和完善认知与意志、智力因素与非智力因素。

3．培养与提高学生的社会素质　保持和增进社会健康，培养和提高政治、思想、道德、审美与劳动技能等各方面的品质。

4．培养与提高学生的创新能力　《国家中长期教育改革和发展规划纲要（2010—2020年）》强调要进一步改革和创新人才培养体制，重视培养学生的创新能力。培养学生的创新意识和创造能力，使他们具备不断创新、不断发展的竞争力。

二、素质教育与全面发展教育

素质教育与全面发展教育在所要达到的教育目的和人才培养目标上基本是一致的，都是为了全面提升人才的素质，促进人的全面发展，是社会主义教育的目的。素质教育是对学生全面发展教育的完善和落实，全面发展教育是实现素质教育的有效途径。实施全面发展教育是我国既定的教育方针，贯彻全面发展的教育方针，实现人的全面发展，就要进行素质教育。全面发展教育主要指“人的全面发展”，身、心、技、能的全方位提高，是素质教育的最终目标。素质教育是一种教育理念，着眼于提高学生的内在素质与品质，强调知识的内化与身心发展。随着社会的发展，素质教育的内涵在不断地深入和发展，对全面发展教育也在不断完善与充实。

三、终身教育与素质教育

终身教育（life-long education）与素质教育同样都致力于人的素质的提高。1965 年，在巴黎召开的成人教育大会上，时任联合国教科文组织成人教育局局长的法国保尔朗格朗首次提出“终身教育”的概念，在联合国教科文组织国际教育发展委员会发表的《学会生存——教育世界的今天和明天》中对终身教育的理论原则进行了系统而深刻的论述。终身教育的五条原则是：

1. 要保证教育的连续性，以防止知识过时。
2. 使教育计划和方法适应每个社会的具体要求和创新目标。
3. 在各个教育阶段都要努力培养新人，使之适应充满进步、变化和改革的生活。
4. 大规模地调动和利用各种训练手段和信息，这种训练和信息超出了对教育的传统定义和组织形式上的限制。
5. 在各种形式的行动（技术的、政治的、工业的、商业的行动等）和教育目标之间建立密切的联系。

四、实现素质教育的过程

素质的形成是知识和信息内化的过程，在于潜移默化与日积月累。党的十九大报告中，习近平总书记强调“要全面贯彻党的教育方针，落实立德树人根本任务，发展素质教育，推进教育公平，培养德智体美全面发展的社会主义建设者和接班人”。2018 年在全国教育大会上习近平总书记将“劳”与“德智体美”相并列，将育人目标从“德智体美”拓展为“德智体美劳”，为我国新时代高校素质教育发展指明了方向。

（一）“五育”并举

教书育人理念先行，具备科学的教育理念和育人理念，才能全面贯彻党的教育方针，促进学生全面发展，践行为党育人、为国育才的根本要求，才能持续完善德智体美劳全面培养的育人体系，健全学校家庭社会协同育人机制，实现学生的全面发展。在素质教育的实施过程中，需在发展智育的同时强化德育、体育、美育和劳动教育的育人功能。尤其是要发挥劳动教育的综合育人作用，学校应准确把握新时代劳动教育特点，丰富劳动教育清单，将教育目标和内容有效衔接。为劳动教育的实施创造良好条件，通过加强专业指导，健全劳动素养评价制度等方式采取有效措施，形成合力将劳动教育的短板补起来。

（二）课程建设

近年来课程在不断调整中有以下特点：首先要构建全员、全程、全课程育人格局，全面推进课程思政建设；其次，通过基础课程的设置加强学生基本的学术能力；最后，注重多元文化与价值观的培养，同时加强对各类学科知识的整合。

新时代的高等教育工作者须深入梳理专业课教学内容，结合不同课程特点、思维方法和价值理念，深入挖掘课程思政元素，有机融入课程教学，达到润物无声的育人效果，将各类课程与思想政治理论课同向同行，形成协同效应。课程建设既要考虑公共课、专业基础课和专业课的设置比例和开设学期，还要考虑理论教学与实践教学课程的学时分配和前后衔接，既要注意第一课堂的教育考核与学分要求，又要兼顾第二、第三课堂的相互配合和考核标准。

随堂测 8-2

知识链接

医学专业课程思政要点

要在课程教学中注重加强医德医风教育，着力培养学生“敬佑生命、救死扶伤、甘于奉献、大爱无疆”的医者精神，注重加强医者仁心教育，在培养精湛医术的同时，教育引导学生始终把人民群众生命安全和身体健康放在首位，尊重患者、善于沟通，提升综合素养和人文修养，提升依法应对重大突发公共卫生事件能力，做党和人民信赖的好医生、好护士。

（三）师资队伍建设

注重培养教师的个人品质和学术内涵，加强对教师教学能力的培养，通过教学观摩，相互取长补短。鼓励教师教学研究相并进，为学生树立楷模，为学生创造自由思维的空间，师生能够在学术上以理互辩，共促学术发展，达到教学相长。教师的教学能力还依赖于平时的工作实践而不断地提高，唯有做到对学生“德、智、体、美、劳”的全面关注，让学生作为学习主体将综合素质教育内容内化，才能达到全面提高学生综合素质的目的。

（四）教学环境建设

教育工作是一项极为复杂的工作，它会受到来自外界多方面因素的影响。潜移默化的功效不亚于教师或课本，摒弃单一的知识传授，重视其他方面能力的教育和培养，才能使学生的综合素质得到全面提高。大学的校园与建筑，能够让每一位师生与访客感受到其严肃与优雅的人文情怀，在校园建设上不仅要考虑实用方便，还要斟酌其精神的作用与心绪的功能。有水方显灵气，有绿更有生机，要能看到名人的足迹，使学生见贤思齐，领略到人美、物美、环境美，促使学生致力于美的维护与创造。校园的文化氛围熏陶着每位学子，耳濡目染，成为学生心灵和精神的方向。学校的理念会逐渐深入学生的心灵，体现在未来的点滴思想与行为中。

（五）教学方法改革

在教学过程中，教师作为主导者须对课程的组织体系和各个教学环节都进行深入的分析和优化设计，努力寻找和培育学生知识、素质和能力的增长点，将学生综合素质培养渗透到课程各个环节，提高课程教学质量和与学生培养目标的相符度。推进课堂革命，变单纯的满堂灌填鸭式教学为启发式、互动式、探究式，让学生主动、积极地参与到教学活动中。在传统的教学的基础上采用多种教学方法，如协同教学、PBL、微课教学法（micro class teaching method）、翻转课堂（flipped classroom）、个别教学（individualized teaching）、小组教学（group teaching）等，有效提升教育教学质量。

知识链接

客观结构化临床考试

客观结构化临床考试（objective structured clinical examination，OSCE）又称临床技能多站式考核（multiple station examination，MSE），是一种现代化的临床技能测评工具。要选定和培训标准化病人，用于培养和考核学生临床基本技能，注重学生的整体思维能力的培养和对患者关怀意识的树立。

（六）教学评价体系建设

正确的评价可以不断纠偏，促进素质教育的稳步发展。要建立以发展素质教育为导向的科学评价体系，全面评价包括对学生学业成就、学生素质、教师课程、学科、学校及区域性的教育评价。对学生的学习情况不能只以期末考试这种终结性评价来评价学生，要建立多元化的考查考核机制，对学生的知识、技能、品行、特长等进行综合考查考核，采用形成性评价，融入大量开放性的题目，注重综合能力的评价。

五、我国高校人才培养模式的改革

随着社会人群对健康的深入理解和多层次的要求，人的价值、人的健康、人的生活质量正在受到世界各个国家越来越多的重视，因此社会迫切需求高素质、多角色的护理人才。探讨符合中国国情且与国际护理教育接轨的护理人才培养模式也成为必需。如何突出护理专业特点，优化教育资源，培养出集综合素质、全面知识、专业技能和健康体魄于一体的高素质护理专业人才是护理教育的发展方向。各大院校根据自己的特点进行了各项改革尝试，促进了我国护理高等教育事业的不断发展。

现代社会要求护理人才不仅要具备高、精、深的专业技能，还要将专业与综合素质融为一体，成为全面发展的护理专业人员。21世纪的护理人员必须具备处理复杂临床问题的能力、健康指导的能力、与人有效合作的能力、沟通交流的能力、独立分析和解决问题的能力、评判性思维的能力、独立获取信息和自学的能力，以及一定的科学研究能力。要求护理专业人员：

1．在科学的知识、理论和研究的基础上进行工作，并承担完成护理工作的责任和义务。

2．与患者以及健康领域的其他专业人员建立伙伴关系，成为多专业组成的健康保健队伍中的成员，能够有效地与他人交流、合作和协调。

3．在各种不同的情况下为不同的个人、家庭和人群提供护理。

4．能够获取、收集信息并评价信息的价值。

5．能够对患者及其家属进行正确有效的健康教育。

6．具备组织、分配和监督护理实践活动的能力，能合理使用和管理人力、物力、财力资源，并能够评价护理工作的成效。

7．参与研究并应用研究成果，有终身学习的责任和能力，能够持续地促进个人在专业上的发展。

8．作为专业人员应有能力参与卫生政策法规的制订。

因此，在人才培养模式上不能局限于课堂教学与实践训练，而是要在丰富课堂教育的基础上扩展实践训练的基地与内涵；不仅注重知识传递，而且关注知识的串接与整合。新的教学模式不仅重视人的生物属性，同时关注人的社会属性，突出护理的专业特点。在课程设置上以人的生命发展为教学主线，树立完整的健康观念，教学内容以人的健康问题为思考主线，教学方式上注重活用课堂、延伸课堂，改变以教师为中心的灌输式的教学方法，转为以学生为中心，注重学生能力和素质的培养，做到理论和实际充分结合。

（李　翀）

第三节　护理专业本科生素质教育的构成和专业素质培养

案例 8-3

为培养学生“服务社会，奉献爱心”的志愿精神和社会责任感，提高学生的综合素质，护理本科青年志愿者协会于2013年5—11月组织了“爱心背书”活动，倡导同学们在徒步旅游时携带书籍和文具，带给沿途的贫困学校和孩子，在某市周边偏远小学建立图书漂流站，把知识的阳光播撒到孩子们心中。本次活动历时5个半月，共有43人参与，走访了12所小学并建立图书漂流站，为数百名孩子送去了温暖与关爱。活动中，同学们一起徒步背书，和孩子们谈心、做游戏，这些经历都成为了他们难忘的记忆和永恒的感动。

请回答：

案例中某医科大学通过“社会课堂”从哪些方面对学生进行了专业素质培养？

素质教育是适应时代发展需要而产生的一种新的教育观念、教育思想、教育方法和人才培养模式。护理专业本科生素质教育的核心内容包括德育教育、通才教育、创新教育、人文素质教育、身体素质教育、专业素质教育等。

一、护理素质教育的核心内容

（一）德育教育

德育教育包括基本品格、职业道德、专业态度等。早在南丁格尔时期，这位护理学的创始人就强调护士应由品德优良、有献身精神和高尚的人担任，要求护士做到“服从、节制、整洁、恪守、信用”。她不但重视护理教育，而且重视护士的品德教育，每年从1000～2000名入学申请者中挑选15～30名学生入学。大多数学员由她亲自挑选，条件是有教养、有进取心、思维敏捷、灵巧、判断力强，并有一定的教育水平和宗教信仰。她认为，具有这些品质和条件才适合成为护士。她要求妇女“正直、诚实、庄重”，并说，“没有这三条，则将一事无成”。

1．培养学生关心时事政治的兴趣　良好的政治素质是合格的跨世纪人才的重要标志，通过对现实的合理分析，扩大了学生视野，培养了其爱国家、爱民族、关心社会的情操。对国内外发生的焦点事件组织讨论，提高认识，帮助他们树立正确的世界观、人生观以及道德观。

2．社会道德教育　大学生是社会培养的有用之才，首先应该具备作为社会人的基本道德水准，加强诚信教育和感恩教育。让学生更多地去用心感受世间万物、人间冷暖，体会来自社会、长辈、朋友甚至是陌生人的关怀，并以一颗感恩的心去不断完善自己、服务他人，以兼备的德才成为构建和谐社会的主要力量。

3．专业思想教育　培养学生对护理专业的正确认识。帮助新生尽快完成由一名中学生向大学生的转变，树立新的奋斗目标，适应大学生活。开展专业思想教育及如何做好一名护理专业大学生的讲座，开展新老生联谊活动，由老生引领新生参观护理学院，介绍学院概况，学院实施导师制。通过这些活动，使新生初步了解护理专业，对护理学院有亲切感、归属感，从而为稳固专业思想打下良好基础。

4．职业价值观教育 培养学生树立正确的职业价值观，包括追求卓越、利他主义、责任感、同情心、移情、负责、诚实、正直、慎独及严谨的科学态度；培养学生的敬业精神，包括对一组共同价值的承诺，自觉地建立和强化这些价值，以及维护这些价值的责任等。

（二）通才教育

哲学使人智慧，诗歌使人高雅，历史使人豁达，伦理使人至善，美学使人精致，文学使人聪颖，专业使人精深。教育是要让学生通过学习获得某些价值、态度、知识和技能，在于运用知识开启心灵，发展心灵，使其学会做人，学会合作与奋斗，能够适应并能促进社会的发展，呈现出累积的智慧，生活得恰当和美满。护理专业是维护人类健康的事业，护理人员需要拥有全面的人文与科学知识，只有充分了解自己、了解社会、了解患者，才能为患者设计和提供适宜的健康照护。

（三）创新教育

在护理工作中要关注患者的个体需求，将护理的理论以不同的方式灵活地应用于每位患者的护理工作中。学科发展依赖于学术的不断创新。在教学中要不断加强学生创新意识的培养，进行创新思维训练，启发灵感，组织学生参加科技小组，与临床联合解决实际中的护理问题、教学疑难等，培养学生发现问题、思考问题、解决问题的能力。

（四）人文素质教育

人文素质教育包括很宽泛的教育内容，相对于专业化很强的护理学来说，为人的健康服务的专业，对人文素质的要求更高。因为在人类健康维护领域，无论是从健康、疾病的概念、临床决策的过程，还是从对患者的关怀，都蕴涵着对人类价值的关注。在《全球医学教育最低基本要求》的七项中有三项与人文素质教育密切相关，即：职业价值态度、行为和伦理，沟通技能，批判性思维和研究。

1．人文社会科学教育 护理学科本身蕴含着丰富的人文精神，彰显人性化、人本化、人文化，是科学价值与人文价值的完美统一。在临床实践中，护理行为需要充分关注患者的人性、人心、人情。古希腊圣贤格言："知道是谁生了病比知道他生了什么病更重要"。传统中医学中的"大医精诚"都体现了这一点。人文社会科学教育可以培养医学生热爱自然、珍惜生命、关爱他人的人文情怀，可以扩展护理专业学生的知识视野、思维空间、仁爱胸怀、医德抱负，可以涵养心智、砥砺品格、陶冶情操、锤炼意志，使人"不以物喜，不以己悲"，"富贵不能淫，贫贱不能移，威武不能屈"，达到淡泊明志、宁静致远的人生境界。

2．护理学发展史教育 护理界前辈对护理本质和价值的探究可作为学生道德素质教育的生动教材，让历史为现在和将来服务，可使学生了解学习的目的，更能调动学习主动性。

3．心理健康教育 健康的心理、阳光的心态在护理工作和个人发展中有着非常重要的作用。注重开展心理健康教育，早期进行心理素质测评，结合实际通过举办讲座、编演短剧、角色模拟等多种形式帮助学生挖掘心理潜能，发扬自身的优良品质，改善认知结构和行为模式，提高适应能力，同时改革课程设置，加强心理课程建设，普及心理学基本知识和心理保健方法，从整体上提高护生的心理素质。

4．职业发展观教育 进行角色定位与职业生涯规划的教育，畅想未来护理职业发展与自我发展的联系，看到社会对护理需求的变化，设计自我专业发展的进程，达到自我职业发展与护理事业进步的双赢。

5．挫折教育 抗挫折能力是指面对逆境承受压力的能力，或承受失败和挫折的能力。目前大学中部分大学生因优越的生活环境而形成的一些缺陷日益显著，尤其在面对挫折时的手足无措更造成了学生的不良发展。因此，如何培养学生的自理能力及人际沟通能力、正确判断事物的能力，提高心理承受能力，增强团结协作和牺牲精神等成为素质教育中的一项重要内容。挫折教育应贯穿于整个素质教育过程中。例如军训活动既能培养护理专业学生的良好组织纪律，更能磨炼他们的意志和毅力，抓住军训的这一时机，鼓励学生刻苦训练，顽强拼搏，不畏艰难，勇于胜利，提高承受挫折的能力。

（五）身体素质教育

护理工作也是一项体力劳动工作，需要有良好的身体素质，可以根据专业特点，在体育课和课外活动中选择太极拳、游泳、健美操、舞蹈等项目，设定身体素质考核指标及评价标准，为学生创造多种形式的体育活动项目训练，开展与职业相关的趣味体育比赛，以丰富多彩的体育活动来提高护理专业大学生的身体素质。

（六）专业素质教育

护理本科生专业素质构成要素包括四个方面：其一是专业知识，包括基础学科知识、专业主干学科知识和学科前沿知识；其二是专业技术，包括基本护理技术、整体护理技术等；其三是专业能力，指护理临床决策能力、护患沟通能力、自主学习能力等；其四是专业态度，包括职业认知、职业情感、职业行为等。具体体现在具备以下知识和能力：

1．发展和应用解决问题、评判性思维技巧。

2．融合自然科学和社会科学的知识，用以理解自我和理解他人。

3．解释和使用量性资料。

4．使用科学的数据和方法计划、实施和评价护理措施。

5．应用社会、政治、经济、历史的知识分析专业问题。

6．用书面和口头的方式有效地交流，并能清楚地表达个人的看法。

7．建立有效地与他人合作的工作关系。

8．理解不同文化对健康的影响。

9．理解护理专业的特点。

（七）个性化教育

护理专业的服务对象是人，因此从事护理工作的人员应具备良好的个性。受教育者的个性是自身的动机、兴趣、能力、气质、性格及来自家庭和社会等诸多因素交互作用的产物，其复杂性决定了受教育者既能形成良好的个性，也能形成不良个性，因此，素质教育应当在培养学生良好个性素质的同时，改造其不良个性。

个性化教育是培养个性化人的教育，是引导个体独立的内在潜能和资源发展的教育。促进受教育者个性健康发展，教师的作用是很大的，教师的良好个性能够影响到学生良好个性的形成。教师应充分了解学生的个性特点，给予不同的引导和教化，尽可能地因材施教，积极创造宽松的成长环境，引导学生，促进学生的个性发展。对学生的个性化教育应做到以下几个方面：

1．强化学生的自我意识　素质教育要使受教育者从外在行为到内心世界尽可能地符合社会需要，形成完美的自我意识。

2．培养受教育者完整独立的人格　人格的完整性实质上就是一个人内心世界诸多因素的协调发展。人格的独立性来源于儿童的智力与亲身经历完成的实践活动。

3．发展学生的个性才能　培养和发展学生的兴趣爱好、理想信念和世界观等方面，从而促进学生个性中某一方面或某些方面的发展，为个性的全面发展做好准备。帮助学生找出为社会谋福利的劳动中带来的快乐。

（八）劳动教育

劳动教育是使得学生树立正确的劳动观点和劳动态度，热爱劳动和劳动人民，养成劳动习惯的教育，是德、智、体、美、劳全面发展的素质教育的主要内容之一。人类通过劳动才将自己与动物更加鲜明地区分开来。可见，劳动教育在人类社会发展历程中的作用至关重要。而高校加强劳动教育，不仅是教育自身发展的客观需要，更是实现立德树人目标的根本要求，是培养新时代大学生成为有理想、有追求、有担当的社会主义事业建设者和接班人的重要手段。新时代大学生劳动教育与素质教育、生活教育和人格教育密不可分。

1．加强劳动教育，完善大学生素质教育结构 要提升大学生的劳动能力，培养大学生劳动技能，通过“五育融合”形式培养大学生。

2．加强劳动教育，丰富大学生生活教育内涵 要筑牢正确的劳动价值观、培养大学生的劳动品质、提高大学生的生活能力。

3．加强劳动教育，健全大学生人格教育机制 要加强劳动教育课程设置，建立一支健全的劳动教育师资队伍，完善劳动教育评价体系。

二、护理专业本科生的素质教育特点

（一）理念为本

护理是为人类健康服务的专业，坚持“以素质教育为根本，以专业学习为基础，以创新能力为核心，以社会实践为纽带”的理念，培养学生不仅掌握技术，更重要的是拥有爱心和能力。护理是“爱心、仁术”的完美结合。

（二）课程为主

护理专业是实践的专业，其课程设置如何体现科学与实践为一体，融入现代健康观，应用当代科学技术新的发展成果，形成独特的为人类的健康保驾护航的特色，是护理专业课程设置的目标。在我国《高等教育面向21世纪教学内容和课程体系改革计划系列报告》中指出：课程体系的改革正是为全面提高学生综合素质的教育改革的具体计划。护理专业课程体系的具体结构可以分为：公共基础课程、专业基础课程、护理学专业课程。课程设置模式按照护理课程在必修课中的位置分为：建筑式、渐进性、平行性课程设置模式；按照护理学基本概念的排列分类可以有：生命周期模式和健康模式。

（三）教育为桥

优化的课程即如何让学生更快地接受教育，让学生在学习中更好地“认识人、理解人和帮助人”。教育是将优秀课程中的理论知识转化为学生素质和能力的手段。

1．科学设计课堂教学 应用病例分析、小组讨论、案例设计、角色扮演等多种方法，合理应用多媒体等现代化教学设备，激发学生的学习积极性和主动性。

2．开展护理文化教育 定期举办人文讲座、文学赏析、辩论演讲和读书活动、论文交流活动，组织暑期社会实践活动，引导学生树立正确的人生观、世界观、价值观，建设有中国特色的护理文化。

3．注重临床实践的引导 加强临床教学基地的建设，统一教学思想。正确选择护理实习基地，重视对教师的选拔、培养和督导，坚持评判性思维教学，训练学生逻辑思维、临床推理能力，实践整体护理理论，应用护理程序解决问题，学习护理结局的分类，探讨实践和理论的完美结合，为学生成为优秀的护理人员做好铺垫。

（四）教师为范

德高为师，身正为范。教师对护理专业的态度会在授课和示教中有意无意地显露出来，直接关系到学生正确世界观和价值观的建立，对学生产生巨大的影响。临床护理教师的敬业精神、授业水平、仪态风貌及在抢救患者时表现出的沉稳和干练会激起学生对专业的热爱和对护理教师的崇敬，进而坚定了专业信念。

（五）环境育人

环境和氛围是一种无形的、在一个群体中人们相互影响导致同化的力量。

1．校园环境 大学的文化格调和品位是由学校的办学方向、学术氛围、学术水平、管理水平、校园文化和学风等聚合而成的，渗透到学校由内而外的方方面面，构成一种无形的力量，对于道德素质、心理素质等的形成等具有潜移默化的作用，这种影响往往是专业课程所无法囊括的。建立良好的人文素质教育环境氛围，重视护理文化的凝练与推广，建设校园文化环境，丰富学生课余文化活动，以多种形式启迪护理学生自我提高、优化的观念，促进学生自觉陶冶情操和规范行为，在潜移默化中塑造新一代护理人才。

2．社会环境 充分发挥“社会课堂”的作用，组织护生到医院、社区、孤儿院、养老院及护理院等实践基地，使学生看到真实的“健康”与“疾病”，增加感性认识，也亲身感受到“护理”的职责；学会与人交流，尊重和关心他人，树立为社会服务的奉献精神和公德意识。积极参加大学生科技、文化、服务“三下乡”活动，使学生在实践中锻炼自己、提高自己、完善自己。

随堂测 8-3

三、护理学专业本科生专业素质培养的方法和途径

加强本科护生的综合素质，培养德、智、体、美、劳全面发展的护理人才，以满足社会对护理人才的需要，是目前护理教育界极为关注的焦点。素质教育是“塑造灵魂”的教育。素质是一种品质，人的素质是一个由多元品质构成的集合体，包括思想政治品质、人文素养、创新精神和实践能力、法律意识与道德修养。新医学模式下本科护生的培养目标要求护士不仅要有高尚的情操、扎实的专业知识和熟练的技术技能，还要有良好的心理素质和健康的体魄。护理学专业本科生专业素质培养的方法和途径如下：

1．思想道德素质的培养 要全面提高护理学专业学生素质，首先应从培养思想道德素质入手，将思想政课程与专业课程有机融合。重视专业教师在传授知识过程中的思想政治教育，将思想政治教育融入学生专业学习的各个环节，渗透到教学、科研和社会服务各个方面。

2. 专业素质的培养 培养学生扎实的基础知识、娴熟的操作技能、精深的专业知识、良好的沟通技巧、团结协作的精神，在教学过程中重点使教育目标素质化，调动学生的学习主动性。

3．心理素质的培养 在护理本科专业教育中，培养学生坚忍不拔的意志品质和艰苦奋斗的精神，提高承受和应对挫折的能力。让学生重视情绪管理，学会控制自我情绪和自我心理调适。组织学生参加社会实践活动，在社会实践中培养自己的意志品质。教学机构可开设建立心理咨询机构、心理素质教育辅导和心理素质训练课程，促进学生心理健康发展，帮助存在心理障碍的学生。

4．人文素质的培养 通过人文学科知识的学习和积累或环境的熏陶，使学生掌握一定的专业知识，具备一定的文化底蕴、艺术修养、审美情趣以及关心社会、关心人类的态度和精神，成为一个有智慧、有修养且儒雅的人。

5．科研素质的培养 在学生充分掌握护理研究知识的基础上，成立“科研小组”，学生通过参加教师的科研项目、申报大学生创新创业训练项目、互联网＋大学生创新创业比赛、大学生挑战杯等科研训练，锻炼学生科研设计、科研计划书的撰写、综述的撰写等基本的科研能力，提高学生的护理科研素质。

6．身体素质的培养 对学生进行健康饮食指导及各种体育运动等强身健体活动来增强体质，为日后护理工作中对患者进行健康教育奠定坚实的基础。

7．劳动素质教育 高校应注重将劳动精神与劳动价值等渗透于教学全过程，培养出更高素质的大学生。要求学生积极参加自己职责范围内的劳动和自我服务性的劳动，培养劳动意识和劳动习惯；有效实施劳动教育课，要求学生必须完成一定量的劳动任务；积极组织学生参加社会实践，改变劳动观念；开展勤工助学活动，使学生通过自己的诚实劳动取得收获。

（沈晓颖）

小结

本章系统阐述了通过改革课程设置、充分利用课堂、注重教师队伍的培养、建立完整科学的评价体系、重视教学环境和软环境的建设来培养与提高学生的身体素质、心理素质、社会素质、评判性思维与创新能力。应重点理解和掌握护理专业本科生素质教育实施过程及素质教育的特点，在此基础上全面提升护理专业学生的素质，促进学生的全面发展。

思考题

1. 结合罗杰斯人本主义思想论述对护理专业学生进行素质教育的启示。

2. 在科学技术日新月异、产业不断更新转型、全球化经济所带来的世界百年未有的大变局中，人应该进一步具备什么样的素质和能力才能立足于新时代，应对世界经济、政治的这种大变局？怎样培养这种素质和能力？

3. 请结合实际论述在护理院校如何对护理专业学生加强专业素质培养。

第九章

护理中的评判性思维

第九章数字资源

导学目标

通过本章内容的学习，学生应能够：

◆ **基本目标**

1. 解释护理领域评判性思维的概念。
2. 说出护理评判性思维的构成、学生评判性思维发展的6个阶段、评判性思维课程设置的模式。
3. 比较评判性思维与创造性思维、决策制订、问题解决概念的异同。
4. 概述评判性思维对护理专业的重要意义、培养评判性思维的策略。
5. 举例说明评判性思维能力的评价方法。

◆ **发展目标**

运用评判性思维测量工具对某校学生的评判性思维能力进行正确测评。

第一节　概　述

案例 9-1

小王是刚毕业参加工作的老师，她认为评判性思维能力对护士非常重要，而扎实的护理专业知识、丰富的护理经验和科学的认知技能是护生养成良好评判性思维能力的基础，只要加强这三方面的培养，护生将来就一定会具备较强的评判性思维的能力，面对临床问题，做出科学的护理决策。

请回答：

请对小王老师的观点进行分析。

一、评判性思维的含义

评判性思维（critical thinking），又称批判性思维，作为一种普遍的思维活动，存在于不同的学科领域，目前尚没有一个公认统一的定义。“评判的”（critical）源于希腊文的两个词

kriticos（提问、理解、分析和判断的能力）和 kriterion（标准）。从该术语词源上看，评判性思维是基于恰当的评估标准的有辨识能力的判断。

（一）哲学等领域评判性思维的定义

评判性思维的定义最早起源于哲学领域，尤其是 19 世纪中后期，哲学、教育学和心理学等领域学者对评判性思维的定义进行了探讨。

评判性思维作为一个技能的概念可追溯到被称为“现代评判性思维之父”的美国教育家杜威（John Dewey）提出的“反思性思维”（reflective thinking），指能动、持续和细致地思考任何信息或被假定的知识形式，洞悉支持的理由以及它所指向的进一步的结论。此定义被认为是评判性思维定义的最早雏形。

1946 年，美国学者格拉泽（Edward Glaser）提出评判性思维是态度、知识和技能的综合体，将评判性思维定义为“对问题进行深入思考的态度倾向性，对逻辑性质询和推理方法的掌握，以及运用这些方法的技能”。

1987 年，美国学者恩尼斯（Robert Ennis）提出评判性思维是“在确定相信什么或者做什么时所进行的合理而成熟的思考”，并强调评判性思维者既要有评判能力又要有评判性人格特质。

同年，美国加利福尼亚州立大学“评判性思维与道德性评判中心”主任理查德·保罗（Richard Paul）指出：“评判性思维是积极地、熟练地、灵巧地应用、分析、综合或评估由观察、实验、推理所获得的信息，并用其指导信念和行动。”

1990 年，美国哲学协会（American Philosophy Association，APA）在费星（Facione）倡导下，通过多学科德尔菲研究，在《评判性思维：一份专家一致同意的关于教育评估的目标和指示的声明》一书中给出评判性思维的基本定义：评判性思维是有目的的、可自我调控的判断过程，包括阐述、分析、评价、推理及对证据、概念、方法、标准的解释说明，或对判断所依据的全部情景的考虑。该定义对评判性思维进行了相对全面的阐释，也已经在世界范围内得到了广泛的认可。

尽管学者们对评判性思维有不同的理解，但都可将其视为运用多种思维技巧和方法进行质疑、分析和评价的认知活动。评判性思维首先是一种认知活动，但并非所有的认知活动都是评判性的，只有反思性的思维活动才是评判性思维。评判性思维是在充分进行质疑的基础上提出问题，进而利用已有知识和经验细致地对问题进行分析、推理并做出合理的判断，最终对问题的解决方法进行正确取舍的思维或认知活动，可用图 9-1 表示。

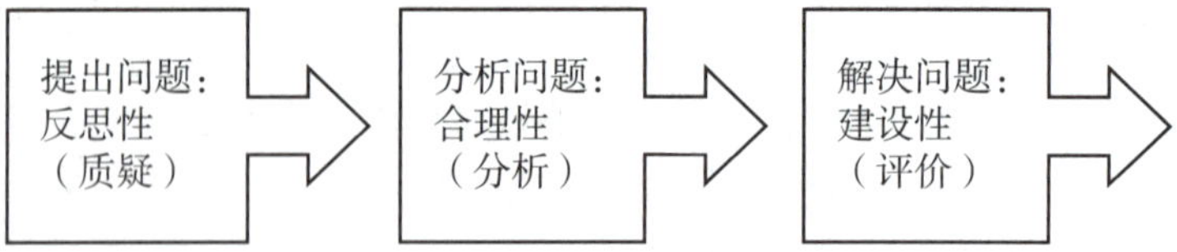

图 9-1　评判性思维认知活动过程

知识链接

评判性思维不同定义的共性

加拿大麦克马斯特大学（McMaster University）哲学系教授、国际非形式逻辑和评判性思维协会（Association for Informal Logic and Critical Thinking）创始人戴维·希契柯克

（David Hitchcock）在学术报告《评判性思维教育理念》中指出："我们不应为评判性思维定义缺乏共识的现象而惊讶，因为新的领域通常在达成一个广泛共识之前都会有很多不同的定义。在不同中，我们也能找到值得考虑的共同点：①评判性思维是一种思维；②评判性思维可以应用到一切题材中；③评判性思维包括反思、回顾、延迟判断；④好的评判性思维是合理的；⑤评判性思维包括仔细推敲证据；⑥评判性思维的目标是做出明确的判断；⑦理想的评判性思维者在恰当的时候都会评判性地思维；⑧做一个评判性思维者需要有相关的学识、技能、态度以及习性（行为倾向）。"

（二）护理学领域评判性思维的定义

哲学领域广义的评判性思维定义较宽泛，为更好地指导护理实践，护理学者提出护理领域的评判性思维定义。

1994 年，Kataoko-Yahiro 和塞勒（Saylor）提出护理学科中的评判性思维是对护理问题解决方法的反思和推理过程，着重于决定相信什么或做什么，这其实是恩尼斯的理论在护理情景中的运用。

1997 年，欧沃曼（Overmann）将护理评判性思维定义为有效的临床问题解决和临床决策的思维过程，该定义侧重于思维的结果，认为护理人员在实践中必须把思维转化为行动，这才是思维的最终目的。

1998 年，美国护理学院协会（American Association of Colleges of Nursing，AACN）定义："评判性思维存在于独立和相互依赖的决策中，包括提问、分析、综合、诠释、推理、演绎和归纳、直觉、应用和创造"。相关知识和技能包括：运用护理理论和其他恰当的理论模型；运用护理学及相关学科知识作为护理实践的基础；掌握临床判断和决策的技能；进行自我反思并就专业实践与同事交流；通过获取数据和对不一致结果的质疑对照护结构进行评价，并对行为和目标进行调整；参与创造性的问题解决。

1999 年，亚当斯（Barbara L. Adams）将护理专业中的评判性思维定义为：收集资料，创造性地提出护理诊断和干预措施，因而使护理计划个体化和精确化的逻辑思维过程。

我国学者陈保红、姜安丽等于 1998 年提出了适合我国国情的护理学科的评判性思维的定义：评判性思维是关于护理决策有目的、有意义的自我调控的判断过程和反思推理过程。"有目的、有意义的过程"指个体在学科价值观和良好人格基础上进行护理决策的思维和行为倾向；"自我调控和反思"指个体对作出决策的思维过程和实施结果进行自觉的自我控制和调节，包括对临床护理问题的合理质疑和建设性的构建两方面；"合理护理决策的制订"要以护理认知活动为基础，离不开对特定病案和情境的分析、综合、判断、推理过程，而这些是综合运用知识、经验和能力的体现。

综合国内外护理学者对评判性思维的理解，本书将护理领域的评判性思维定义为：护理评判性思维（critical thinking in nursing）是对护理现象和问题进行有目的、有意义的自我调控的判断和反思推理过程，最终做出合理的护理决策。

随堂测 9-1

（三）评判性思维的构成要素

虽然国内外学者对评判性思维的理解不尽相同，但可将护理评判性思维概念内涵的构成归结为专业知识基础、护理经验、认知技能和态度倾向四个要素。

1．专业知识基础　专业知识是护理评判性思维的前提和基础。专业知识基础包括来自自然科学、人文科学以及护理学的知识和理论。护士知识基础越广泛、扎实，就越有利于其用整体的观念看待及解决个体、家庭及社区健康保健的需要。

2．护理经验 护理知识需经临床实践的检验，护士只有在具备护理患者的实践经验的基础上才能发展其临床实践中的评判性思维能力。

3．认知技能 认知技能是评判性思维的核心，无论评判性思维的内涵有多广泛，其本质都是一种思维过程，包括评判性分析、归纳、演绎、获取信息、逻辑推理、计划、评价、知识的迁移等认知技能。

4．态度倾向 态度倾向指自觉运用评判性思维的态度、性格特征和思维习惯等，是在护理实践中运用评判性思维的动力。护理专业中评判性思维态度倾向表现为：自信、独立思考、公正、诚实、责任心、好奇心、冒险和勇气、创造性、执着、谦逊等。

随堂测 9-2

一个良好的护理评判性思维者不仅要具备扎实的专业知识基础、较强的认知技能、丰富的实践经验，还应具有特定的态度倾向，几者结合起来，才能自觉、合理地运用评判性思维解决护理问题，作出最佳决策。

（四）与评判性思维相关的概念

评判性思维由于概念较为复杂，致使其在护理学领域应用时常与创造性思维、决策制订、问题解决等概念相混淆。

1．创造性思维（creative thinking） “创造”一词具有“首创”的性质。创造性思维，顾名思义，是一种具有开创意义的思维活动，即开拓人类认识新领域、开创人类认识新成果的思维活动。创造性思维不同于评判性思维，其区别在于，在处理同一件事情时，评判性思维者会思考各种方法是否适合，而创造性思维者则思考是否存在其他方法。创造性思维和评判性思维是高素质护理人才必须具备的能力，两者既有区别，也有联系。评判性思维重在“破”，创造性思维重在“立”。评判性思维是创造性思维的动力和基础，没有评判就没有创造。

2．决策制订（decision-making） 决策制订是从两个或两个以上可行方案中选择一个最佳方案的思维活动过程。在护理实践中，临床护理决策制订是护士最重要的职能。在护理管理和其他护理工作中也需要做出合理的决策。护理决策由一系列既相互联系又彼此独立的步骤组成，包括确定问题、陈述目标、寻求备选方案并作出决断、实施方案、评价和反馈。评判性思维与决策制订不是等同的概念，但两者存在密切联系。评判性思维是护理决策制订的思维基础，有效地运用评判性思维方法将有助于作出科学合理的护理决策。决策制订是评判性思维的核心目标，护士运用评判性思维方法的目的是制订最佳的护理决策。

3．问题解决（problem-solving） 问题解决是指个人面对问题时，综合运用知识技能以达到解决问题目的的思维活动过程。问题包括结构良好型问题（well-structured problem）和结构不良型问题（ill-structured problem）。结构良好型问题是指按指定程序思维方式即可求得答案的问题。结构不良型问题是指情景不明、因素不定、不易找出解答线索的问题。此处的问题解决主要是指结构不良型问题的解决。问题解决的过程始于护士发现患者的问题，并坚持不懈地寻求作出决策的要点，进而缓解乃至解决问题。问题解决的过程与护理程序的步骤基本一致，包括发现问题、收集资料、提出解决问题的方案、实施方案和评价结果五个阶段。将评判性思维运用于解决问题的各个阶段，可为患者提供更为安全、有效的护理。

问题解决、决策制订和创造性思维这三种能力对护理工作者都非常重要，且相互交织。良好的评判性思维能力是创造性思维形成、科学决策制订和问题解决的前提和基础。

二、评判性思维的发展历史

（一）评判性思维的雏形阶段

评判性思维源于哲学，是 20 世纪 30 年代由德国法兰克福学派提出的批判理论和思维方式。追溯到古希腊苏格拉底的“产婆术”，可被视为最早的评判性思维，苏格拉底称其为“探究性质疑”（probing question），整个过程就是通过质疑，辨析问题中的破绽，使得思维能够建立在有理有据的基础上。早在先秦时期，中国就开展了有关评判性思维的雏形研究，虽未正式提出这一术语，但评判性思维的理念一直融合于墨家思想，在与儒家、道家、名家及其他学派进行辩论的过程中，对各家各派的主张进行理性审查，对他们的论证进行分析和评估，形成了墨家的评判性思维。

（二）评判性思维现代概念的提出及在教育学中的发展

评判性思维的现代概念源于杜威 1910 年在《我们如何思考》（*How We Think*）一书中提到的“反思性思维”。自 20 世纪 30 年代开始，在教育学和心理学领域，研究者们着手开展比较系统的实验研究，评判性思维运用逐渐兴起。至 20 世纪 80 年代，“评判性思维运动”在北美蓬勃发展起来，并扩展到欧洲许多国家。作为评判理论与教育联姻的产物，评判性思维为教育带来了生机和活力。以美国为代表的西方国家在大学里大量增加逻辑推理的课程，并伴随出现了许多评判性思维的新概念。1991 年，美国《国家教育目标报告》（*The National Education Goals Report*）要求各层次学校“应培养大量的具有较高评判性思维能力、能有效交流、会解决问题的学生”，将培养学生对学术领域和现实生活问题的评判性思维能力作为教育的重要目标。到 20 世纪末，美国、加拿大、澳大利亚、新西兰等国已有 40% 以上大学开设评判性思维课程。其中，美国超过千所高校开设了评判性思维课程，不同版本的教科书多达数百种，并成立了评判性思维中心和评判性思维基金会，联合教育部等国家机构、学术组织每年举办一次国际评判性思维学术研讨会。1998 年，世界首届高等教育会议发表《面向 21 世纪高等教育世界宣言：设想与行动》，指出“高等教育机构应当教育学生成为知识丰富、目的明确的公民，能够评判性地思考、分析社会问题，寻找解决社会问题的方法并运用它们解决这些问题，从而承担起社会责任”。21 世纪以来，国际上出现了 21 世纪技能导向的教育改革运动，越来越多地从重视基础性读写算（reading，writing，arithmetic）的“3R”技能转向重视面向所有人的高阶性、多维性和复杂性的“4C”技能（critical thinking，communication，collaboration，creativity）。作为 21 世纪技能核心的评判性思维技能，日益被认为是 21 世纪个体生存力、创新力和竞争力的核心。培养学生的评判性思维能力在国际教育界业已达成共识，也是国际高等教育改革的共同目标。

（三）评判性思维在护理教育学中的发展

20 世纪 80 年代以后，评判性思维的概念开始引入护理领域并受到高度重视。1986 年，美国护理学院协会（AACN）制订的《护理专业高等教育标准》中，将评判性思维列为护理专业本科毕业生应具备的首要核心能力。1989 年，美国国家护理联盟（National League for Nursing，NLN）在护理本科的认证指南中将评判性思维能力作为衡量护理教育质量的标准之一，此后，美国护理学者对护理专业中的评判性思维作了大量的研究。2001 年，英国高等教育质量保证署（Quality Assurance Agency for Higher Education，QAA）颁布了《护理教育的学科基准》，规定了护理毕业生的基本要求，其中包括问题解决、资料收集和诠释时具备评判性思维的能力，并在提供照护服务时综合考虑社会、文化、精神、法律、政治和经济因素。2009 年，WHO 颁布《专业护士及助产士起点教育全球标准》（*Global Standards for the Initial Education of Professional Nurses and Midwives*），要求护理毕业生需具备评判和分析思维，其课程设计标准为“教育项目要能够培养临床推理、解决问题和评判性思维能力”。

20 世纪末，评判性思维的概念引入我国，随着教学改革的发展和教学理念的转变，护理学界对评判性思维的重要性有了较为深刻的认识。2018 年，教育部颁布的《护理学类教学质量国家标准》指出，学校在教学时要“注重学生科学思维和创新思维的养成”，标准明确要求护理学专业本科毕业生必须“初步形成科学的质疑态度和评判反思精神，具有循证实践、勇于修正自己或他人错误的态度”。

三、评判性思维的重要性

社会发展对信息的依赖日益增加。21世纪为“信息超载”的时代，人们必须具备评判性思维能力，才能评判性地阅读、倾听、观察和分析，使繁杂的信息得到有效的使用。评判性思维已成为现代人才必须具备的核心能力之一。促进学生评判性思维能力的培养已成为教育改革的重点。

在护理领域，随着人们对卫生保健需求的日益增加，21世纪的护理范式从传统的任务导向转为角色导向。护士涉足的领域除了照护患者，还包括社区、跨专业合作、个案管理等，需要扮演照护者、教育者、领导者、协调者、研究者等多重角色。也就意味着护士必须具备评判性思维能力，才能作出科学合理的决策，有效解决各种问题。因此，评判性思维在临床护理、护理教育、护理管理、护理科研等护理学科的各个领域有着重要意义。

（一）评判性思维在临床护理中的重要性

护理是一门独立的学科，护理人员在临床实践中应独立判断患者的健康状况、存在的护理问题和所要执行的护理措施。随着医学模式的转变，护理实践工作的重点已由单纯的疾病护理转向以患者为中心的护理。护理人员需要运用现代护理知识，结合护理实践经验和科学循证依据，对患者情形进行具体分析，提供个体化、人性化、有效的护理，而不是简单按照常规的护理步骤进行护理。这就要求护理人员在护理实践中必须具备一定的评判性思维能力，通过系统、逻辑的思考方式，灵活地应用已有的经验及知识对面临的问题及解决方式进行分析、推理，做出合理的判断和决策，保证护理实践的安全，提升护理工作的质量，推动护理学科的发展。

知识链接

评判性思维的重要性

一位患者因“腹痛、腹胀伴肛门停止排便、排气10小时”拟诊急性肠梗阻入住普外科，经治疗后肠功能恢复，但仍有腹痛。护士巡视病房时发现患者疼痛的部位和性质与往常的肠梗阻略有不同。护士追问病史，患者陈述疼痛在活动时发生，休息后缓解，且有低热。部分心肌梗死患者疼痛可向上腹部放射，且可伴胃肠道症状和发热，疼痛发生在劳力或情绪激动的当时也是冠心病疼痛的特点。而肠梗阻除非发生肠坏死，否则初期一般不会出现明显的全身变化，患者早期的发热与病情似乎不符。护士立即建议医生查急诊心电图和实验室指标，并请心内科会诊，证实为急性心肌梗死。由于发现和治疗及时，患者很快康复出院。如果患者按肠梗阻处理，予禁食、补液，与心肌梗死的治疗完全相反，不仅耽误病情，甚至会危及患者的生命。由此可见，护士具备评判性思维能力是多么重要！

（二）评判性思维在护理教育中的重要性

评判性思维是护士应具备的技能，因此也必然是护理教育实践中的重要内容。随着社会发展和卫生改革的深入，评判性思维对护理教育的特殊意义日益显现。自20世纪80年代以来，国内外护理界就通过大量试验证明了评判性思维与学生的教育成就密切相关。另外，基于问题的学习（PBL）、基于团队的学习（TBL）、情景模拟教学等现代教学方法的开展需要以学生具备评判性思维能力为前提，而这些方法的开展又进一步促使学生评判性思维的提升以及信息检索、团队合作、沟通交流等护生其他必备核心能力的发展。而能力导向的人才培养是护理学界所倡导的。因此，培养学生的评判性思维能力被视为护理教育最重要的职能，得到了各国护理学术组织、教育职能部门的广泛认可。美国护理学院协会（AACN）、美国国家护理联盟（NLN）、美国护理认证委员会联盟（NLAC）、英国高等教育质量保证署（QAA）和 WHO 均将评判性思维列为护理教育质量的评价标准。我国也在护理学专业教育标准中将评判性思维的培养列为本科护理教育的基本要求。NLN 提出卓越护理教育的目标就是培养学生具备终身学习的能力，实现持续的自我发展，不断拓宽知识和技能。而具备评判性思维能力是护理专业学生置身于大量信息，选择性获取专业性、技术性和进展性知识，实现终身学习的关键环节。总之，有效地培养学生的评判性思维能力已经成为全球护理教育界关注的焦点。

（三）评判性思维在护理管理中的重要性

护理管理工作内容包括对人、财、物的管理，其重要职责之一就是作出各种决策，正确的决策是成功有效管理的重要保障。在复杂环境中，决策的制订需要对各种现象、事物和人群进行分析，对传统的管理思想、管理方法进行质疑，采用新型有效的管理方法。因此，为实施人性化、科学性的护理管理并不断提高护理质量的控制水平，都需要护理管理者具备评判性思维意识和能力。

（四）评判性思维在护理科研中的重要性

在护理科研过程中，其首要步骤就是对各种观点、方法、现象、常规等保持好奇和质疑精神，发现问题，搜集相关资料，在众多资料中发现可用信息并在此基础上进行验证，最后以有力的证据提出新观点、模式或方法。因此，在这些步骤中，护理科研者必须具有评判性思维的意识，并不断地提升评判性思维的水平。

（侯云英）

第二节 护理中的评判性思维的培养

案例 9-2

在一次内科护理学的课堂上，教师开展了急性心肌梗死的模拟教学。一名模拟患者的学生用手捂住胸口，表情痛苦且呼吸短促。小组中一名学生立刻指示某一学生拨打电话呼叫救护车。并请患者描述疼痛的性质、时间及疾病史、用药史。确认这些问题得到回复后，该名学生请求教师为该患者使用硝酸甘油舌下含服。这时，模拟急救人员的学生进入教室为患者进行吸氧，并快速送至医院进行救治。在模拟结束后，教师组织学生讨论心肌梗死的症状识别、紧急处置及相应的护理措施，要求学生进行反思并书写反思日志。

请回答：

在这次内科护理学教学过程中，教师是如何运用教学策略培养评判性思维的？

一、学生评判性思维发展的阶段

教师在培养学生评判性思维能力时应遵循评判性思维发展的规律，这对促进学生评判性思维的发展至关重要。评判性思维发展的规律和特征是教育教学改革的基础，只有遵循此规律，教学策略的改革才能有的放矢，取得成效。评判性思维发展要经历六个阶段，每个阶段有不同的特征和相应的教学指导。

（一）阶段一：非反思性思考者

非反思性思考者通常难以意识到思维在生活中扮演的重要角色，他们缺乏明确评估自己的思维并予以改进的能力。生活中的大多数人都处于这个阶段而不自知。想要打破这一状况则需要诚实的反思，没有动机则没有变革的动力。教师要学会引导学生意识到自己思维的问题，从而产生变革的动力。

（二）阶段二：挑战性思考者

当思考者开始意识到思维在生活中扮演的重要角色，并承认思维不足所导致的许多严重的问题时，他们就步入了挑战阶段。在此阶段自我欺骗是最常见的思维问题。因此，教师需要在班级中引导并开展有关思维的讨论，可通过设计班级活动来引导学生思考他们的思维问题。在活动中，教师可以要求学生检验自身思维的优点和不足，讨论思维的区别，向学生介绍思维的组成和评估的标准，并说明谦虚谨慎及意识到自我傲慢的重要性。

（三）阶段三：初级思考者

初级思考者能够积极应对挑战并明确把握对生活各领域的思考。这个阶段的思考者能够认识自我思维中存在的基础问题，并开始尝试改变、改进。初级思考者开始修正他们思维的某个方面，但对于思维的改进，他们缺乏系统的规划，因此，努力往往都是缺少目的性的。教师需要帮助学生识别出自己思维的缺陷，并认识到通过系统规律的思维练习才能使自己成为一个好的思考者。

（四）阶段四：思维的实践者

这个阶段的思考者已经意识到自己需要养成把握思维的习惯。他们不仅认识到思维中存在的问题，而且也知道需要全面、系统地去解决这些问题。尽管思维的实践者尝试用系统方法解决思维问题，他们仍然缺乏深入的洞察力，因此很难发现思维中的深层次问题。这个阶段，教师可引导学生制订思维练习的计划，并不断修正计划，直至找到适合自身的思维练习方法。

（五）阶段五：高级思考者

高级思考者已养成了有效的思维习惯。基于这些习惯，他们能够对生活中的重要领域进行积极分析，并较为深入地洞悉问题。尽管如此，他们还并不能始终对生活中的所有领域开展高层次的思维，有时还是会陷入自我中心和一边倒的推理。学生要到大学甚至更高层次，才能成为高级的思考者。因此，教师应让学生知道如何成为一个高级的思考者，引导学生把成为高级思考者作为一个重要的目标。在教学活动中，教师应引导学生讨论如何培养思维的完整性，以及勇气和公正，帮助学生认识到思维中的自我中心主义和社会中心主义。

（六）阶段六：高超的思考者

高超的思考者不仅能够系统把握自我的思考，而且能持续监控、修订和重新思考持续改进思维的策略。他们已经将基本的思考技能内化。因此，评判性思维于他们而言，既是有意识的，也是出于直觉。通过自我评估的广泛经验和实践，高超的思考者不但能够系统积极地评估生活的所有重要领域，还能不断发展对问题深入思考的新视角。他们是公平的思考者，有着很高的思维层次，但基于自我中心主义的天性，其思维也并不完美。对于大多数学生，很难成为高超的思考者。同样，重要的是让他们认识到怎样成为一个高超的思考者。

二、培养评判性思维的策略

如何发展学生的评判性思维能力？美国著名哲学家杜威强调，一位好的思考者必须能够同时把正确的态度和原则性知识结合起来，并将二者融合为一。对于护理教育者而言，有许多策略可发展护理专业学生和护士的评判性思维。但是在讨论具体的教学和评价策略前，需要考虑一个重要的基础问题，即提供培养评判性思维的学习条件。

（一）创设评判性思维的正向学习条件

对于护理教师而言，创设一个正向的学习环境十分重要。学生能感受到自我的价值，感到他们的努力被支持。教师对学生的观点有所反馈，并鼓励学生间开展互动。这样的环境能够使得学生积极倾听，在互动中创造机会，学生之间也会敞开心扉分享观点，并共同承担学习的风险。这个过程中，学生不再按照老师安排的所谓的正确方式前进，他们可能会走弯路，但收获亦会更多。

1．教师角色的转换　有利于学生评判性思维发展的学习环境在文化上应该无威胁性，具有鼓励性，学生可以自由讨论和表达思想。教师应该是思想开放、灵活且支持性的，他们不应持有强烈的信念（如自己的想法、等级制度），而应重视和信任学生的意见，接受变化并对学生的挑战持开放态度。因此，鼓励教师运用沉默的技巧帮助学生进行反思，并帮助学生学习如何解决争议问题。还可以通过角色榜样示范评判性思维。

2．教学外在条件的建设　护理教育系统应重视评判性思维的重要性，并将其作为一门学科进行教学。学校需具备评判性思维教学必需的资源，如丰富的图书馆藏书及文献资料、相应的课程设置（如哲学、逻辑学、心理学等）、充足的教学设施等资源等。学校教师需要开展科学研究，探索适合学生进行评判性思维学习的有效教学策略和模式，精心设计教学内容，以促进教学效果。

3．学生自身的准备　学生对于评判性思维的教学要有一定的心理和知识准备。学生作为评判性思维教学过程中的主体，需要广泛收集信息，理解和辨别信息，并综合各类信息做出适当决策。这个学习过程将运用一些挑战性的策略，如鼓励学生自主反思、同伴合作、采取多元的视角思考等。因此，学生在学习中要做好直面挑战的准备，并且乐于寻求真理、心胸开阔、自信且充满求知欲的态度则更有利于在学习中发展评判性思维。此外，学生还需要做好相关的教育学、哲学、逻辑学和心理学知识的准备。

（二）进行评判性思维的课程设置

评判性思维能力的培养需要有相关课程的建设和开发。许多教育研究者、哲学家、心理学家和教师经过了诸多的讨论和实验，提出了三种课程模式。

1．独立的评判性思维课程　很多学者认为将评判性思维融入传统学科教学，会导致两者间的冲突，因此主张建设一门独立的评判性思维课程。要设立一门独立化的评判性思维课程，不涉及过多的学科知识，而将重点放在评判性思维的方法、态度的训练以及习惯的养成。目前，在我国仅有少数学校开设了独立的护理评判性思维课程，且这类课程往往在高校仅作为通选课程予以开设。

2．渗透于传统学科课程的融合课程　“融合课程”就是在传统的学校课程之中列入评判性思维的教学目标，并且加入一些评判性思维的内容和练习，学校课程表不需作任何改变。这种做法在许多学科，包括护理学科的教学中是较为多见的。

3．“独立课程”和“融合课程”的综合化　有学者认为，“独立课程”和“融合课程”的统合，可以使评判性思维的培养获得更大的效益。这种综合化思路，意味着学校不必再纠缠于两种课程的选择，而是可以将独立的思维技能教学与常规课程中的思维教学结合起来，相互提供评判性思维技能规则和相关内容，在反复的练习中促进学生评判性思维能力的发展。

必须指出，三种课程模式都应遵循以能力为导向，即以培养学生的评判性思维的态度、知识和技能的综合素质为宗旨，作为课程设置的重要原则。

（三）探索促进评判性思维的教学方法

促进评判性思维的教学方法一直是国内外许多护理教育研究者都非常关注的研究热点。具体的措施有：

1．讨论法（discussion） 是在教师的引导下，学生就某一问题进行探讨、评论，培养和锻炼学生独立思考的方法。具体体现为：①讨论时，学生更为主动、思维更容易集中。②讨论时，学生可对老师的言论、主题进行思考，并能将讨论中的不同观点予以整合并尝试进行问题解决。

2．提出问题（ask questions） 在课堂、临床、会议以及面对面的沟通时，老师应注意提问的质量。教师提出的问题应能帮助学生理清思路，发展思维的深度和广度，并能推动学生实现从护理角色的扮演到对问题的内化进而成为成熟的护理实践者。因此，要尽量减少提出客观性问题诸，如“哪项正确”，或者提出偏好性的问题，如“你喜欢 a、b 还是 c？”以上两种问题都被视为是无效的提问。对于培养评判性思维，常用的提问方法有：

（1）苏格拉底问答法（Socratic method）：指提出多个问题而不是一个问题，或者从低层次的问题问到高层次，是较为经典的一种提问方式。通过不断提问来暴露对方观点中的错误，使对方对自己的错误和缺陷有所认识，从而接近正确合理的本质。在这个方法中，教师通过提问激发他人的思维，并对所有的反馈和提问均以问题的形式予以回答，最终实现帮助他人解决问题并促进思维的进一步发展。

随堂测 9-3

（2）结构性争论（structured controversy）：将学生分成几个小组进行分组讨论学习，透过正反立场互换，使学生深入探讨分析重要的护理议题。通过有目的地介绍争议性话题，来提高人的思维、认知，实现有效学习。这种方式较之一般的讨论更能凸显议题的争论点，在争论中，学生不仅运用客观知识，还需要推理决策，并能通过循证的方式支撑所达成的一致性结论。具体实施包括引导、讨论和补充三个阶段。

3．概念地图（concept mapping） 指在教学过程中，让学生将概念与概念之间的连接描绘成一幅结构图，通过组织、分析、推理的思考过程，做出有目的性的判断。概念地图能帮助学生“看到”自己的思考和推理，有利于学生主动建构知识体系。该方法较为灵活、规则少、易于教学，在护理教学和研究中的作用日益显著。它需要学习者在具体情境中对涉及的概念进行区别、整合，确认优先顺序，在概念间建立有意义的联结。

4．基于问题的学习法（problem-based learning PBL） 基于问题的学习法是基于真实的情景和案例引导学生对这些特殊情景进行讨论的一种学习方法。PBL 主要有四个要素：①将学习目标转化为问题；②小组学习；③解决方案包含对问题的解释和可能存在的诊断及处理措施；④小组讨论中没有解决的问题需要在小组外进一步学习。小组中的每位学生都需要贡献自己的智慧，为分析问题做准备，在讨论和查阅资料的过程中梳理清楚事情的来龙去脉，形成自己的独立见解，明确选择，评价这些决定和行为结果。教师对于学生来说则意味着专家资源，更多的是引导学生查阅信息，进行价值判断，分析存在的问题，并运用循证的方法对结论给予支持，制订决策以及运用其他评判性技能。在 PBL 中，学生以寻找真相为目的，不断分析、推理构建新的知识，并在合作和互动中尝试学习与理解知识。这个主动学习的过程有利于学生评判性思维能力的培养。

知识链接

如何在阅读中提高自己的评判性思维能力？

在阅读文章的过程中可以为自己提出这样的问题：

描述　1．作者是谁？ 2．这篇文章的主要目的和结论是什么？ 3．这篇文章的背景是什么？

分析　1. 作者是专家吗？ 2. 作者为他们的主要论点提供了什么样的证据？这些证据的可靠性如何？ 3. 整体的论点令人信服么？ 4. 文章是否有不受支持的断言？ 5. 漏掉什么了吗？ 6. 结论是否合理？

评价　1. 这篇文章对你的研究有什么意义？ 2. 这篇文章的优点和缺点是什么？ 3. 你将如何使用这篇文章？ 4. 这篇文章和你读过的其他信息有什么联系？它是否反驳、支持或挑战其他证据？ 5. 还有什么需要考虑的？你想进一步调查这一论点的哪些方面？

5. 反思学习　反思学习可使学生更好地利用经验，从经验中发现新的观念和信息，增强自我意识；使教师了解学生的困难和想法，并识别学生评判性思维发展的情境以制订相应策略和建议。反思学习的方法具体有：①教材互动（text interaction）：用于在阅读教材中发展学生的评判性思维。在这个教学过程中，学生在课前对教材进行阅读，即预习。通过阅读，学生提出问题：有哪些假设有待验证？信息中是否存在冲突？得出的结论尚缺乏哪些充分的证据？互动结果可在课前交给老师进行分析或者在班级、小组内开展讨论。②反思日记（reflective journals）：常用于临床护理实践，要求学生以日记的形式记录实践中的所见所闻、所感所想，也可以将自己的情绪比如恐惧、焦虑等进行安全的表达。由于叙事性的写作可以让教师了解学生的困难和想法，这种方法可以帮助他们识别学生的评判性思维发展的背景并制订适当的策略或建议。③实践反思讨论法：是指在实践中保持探究质疑态度，实践后书写反思日记，实践告一段落后组织讨论，教师评阅反思日记。该方法对于发展学生的评判性思维、提高自信和环境适应能力、增加实践的丰富性和多样性、反省自我情感和态度、确立正确学科价值观有显著效果。

6. 榜样示范（role modeling）　护理教师是护生学习的一个重要榜样。教师在课堂、研讨会、实验室和临床实践中花了大量的时间与学生在一起。因此，护理教师本身需要成为评判性思维者，并能够创造一个培养评判性思维、自立和独立以及质疑的学习环境。他们应该有能力在学术或临床环境中进行教学。为了树立榜样，培养评判性思维者，护理教师需要评估自己的评判性思维者能力，反思自己的教学风格，重新思考自己的教学方法。

此外，还有许多教学方法，如案例学习、合作学习、文档法、现象法、概念分析和澄清等可以通过在正向的学习环境中实施，从而达到培养学生评判性思维的目的。

（四）开展积极的教学反馈和评价

1. 对评判性思维教学进行积极反馈　在教学过程中，对于学生的积极思考和问题回答要给予积极反馈，为学生创造一种无压力的环境，减轻学生上课的心理压力。应该让学生意识到，不论是老师还是学生，没有一个人是知道所有答案，并且没有一个答案是适合所有情况的。教师要支持学生开放式的讨论和敢于冒险的精神，允许学生出现错误，并反思所学内容，与自己的经验相联系，然后将所学转化为认知。

2. 对评判性思维的教学效果进行评价　强调学习体验，有利于师生沟通与交流，对学生评判性思维的发展起到促进作用。在教学活动的过程中采用形成性评价或形成性评价与终结性评价相结合的评价形式，及时对学生进行反馈与调节，以增强学生的学习体验。

三、评判性思维能力的评价方法

评判性思维能力评价方法较多。现介绍几种：

（一）一般的评判性思维测量工具

1. 加利福尼亚评判性思维技能测试（California critical thinking skills test，CCTST）和加利福尼亚评判性思维倾向问卷（California critical thinking dispositions inventory，CCTDI） 以美国哲学协会1990年形成的评判性思维理论为基础，于1990—1992年编制了CCTST、CCTDI。测验适用对象为大学生、高中生。

2002年，南京师范大学学者罗清旭对CCTST进行了初步的翻译及修订，并具有较好的信效度。CCTST设计34个条目，6个分量表，即分析、评价、解释、推理、演绎和自我规范。总分0～7分、8～12分、13～18分、19～23分、＞24分分别表示评判性思维技能极弱、弱、中等、强、极强。

2004年，香港理工大学彭美慈联合国内学者共同修订了CCTDI-CV中文版，使之更适合中国本土文化。CCTDI-CV设计70个条目，7个分量表，即寻求真相、开放思想、分析能力、系统化能力、评判性思维的自信心、求知欲、成熟度，每个分量表得分区间为10～60分。CCTDI-CV总分为70～420分，得分≥350分、≥280分、≥210分、＜210分，分别表明被试者有强正向、正向、不明确及负向的评判性思维倾向。

2. 华生-格拉泽评判性思维评价（Watson-Glaser critical thinking appraisal，WGCTA） 由华生和格拉泽于1980年编制，适用于9年级以上学生和成年人。由80个条目组成多项选择测验，分成5个分量表：推理、识别假设、演绎、阐明、评价争论。每个分量表包含16道题目。WGCTA只对正确答案进行评分，每个正确答案得1分，共计80分，得分越高，说明评判性思维的认知技能越高。

3. 学习环境偏好问卷（learning environment preference test，LEP） 该工具是基于认知发展理论发展而来的，由65个条目组成，包括5个分量表，分别是教学内容、教师的角色、学生和同伴的角色、教室氛围和活动、教学评价。

4. 康奈尔评判性思维测试X级（Cornell critical thinking test，level X）和康奈尔评判性思维测试Z级（Cornell critical thinking test，level Z） 由Robert Ennis和Jason Millman编制。

康奈尔评判性思维测试X级由52个条目组成，分成5个分量表：归纳、可信性、观察、演绎和假设确认。适用对象为4～14年级学生。

康奈尔评判性思维测试Z级分为6个分量表：归纳、可信性、预测和实验计划、谬论（尤其是模棱两可的话）、演绎、定义和假设识别。适用对象为大学生和成年人，也可用于程度高的高中生。

（二）护理领域常用的评判性思维测量工具

在护理领域，许多研究使用CCTST、CCTDI、WGCTA作为测量工具，这些量表均以心理学和社会行为科学为理论基础，测试内容与护理学科关联性不强，导致在护理领域中使用这几种测量工具时，其结果的一致性不强。但是目前专门针对护理人员使用的量表较少，现介绍如下：

1. 临床护理实践/注册护士评判性思维测试（critical thinking in clinical nursing practice/RN test） 由美国国家护理联盟（NLN）于2001年颁布。有120个条目，反映了21项评判性思维的行为，例如循证解释、判断证据的价值、检验偏差。每种行为都涉及了评判性思维的技能，如解释、评价、分析。

2. 护理专业学生评判性思维测评（critical thinking skill test for nursing students） 由韩国学者于2014年编制。适用对象为护理专业学生。有30道多项选择题，包含分析、推理、评价、综合性思维4个领域27项技能。

（三）考试测评

除了标准化的量表测评，考试测评也是一种常用的了解学生评判性思维的方式。评价高层次认知能力时，考试题目要合乎两个标准：①使用新的信息或材料，这些信息或材料应是学生在以往学习中未遇到过的；②提供的材料是需要学生经过分析、推理思考而得出答案的。因此，在评价时需多考虑情景性问题，题型可以为选择题或问答题。情景性问题要适合学生的水平，不一定有固定的格式，但应该是开放性问题，这有利于学生展开分析。这种试题出题的4项原则：①试题要有理论依据，使学生所得出的正确答案建立在充分的理论依据上；②试题的水平在应用层次或以上；③需要多重逻辑思维来回答问题；④高度的辨别力，尤其在选择题的题型上，答案选项应该有最优选项。

（四）其他评价方式

1．概念地图　由教师根据学生所描绘的结构性概念地图进行评价，地图中呈现的概念间的等级组织、概念间关系的合理性和有效性、链接的数量和重要性、信息的完成度等，都可以作为评价个人评判性思维的指标。

2．行为指标观察　在授课过程中，教师可结合学生课堂中的表现行为进行评价。可观察的行为指标可包括（但不限于）：允许偏见和个人倾向；忍受不同的观点；识别关系，根据新的或不充分的数据悬置或调整判断。尽管行为观察需要花费较长的时间并带有一定的主观判断，但也是最可信、最强大，并且可在任何时间都能够实施的评价方法。

3．学生文档　可评价的学生文档包括文章、日记、学习计划或者其他记录思维发展的文件。随着时间的推移，发现学生在提问的技巧性、对情境的关注度、行为和决策的自我反思、不同情境下细微状况的辨识度、自我评价方法方面的改进。该方法的优势在于其评价证据的丰富性。

（王　钰）

小　结

培养学生的评判性思维能力是护理教育者的重要任务之一。护理教师应将评判性思维能力的培养贯穿于学生学习的全过程，由学习的主导者转变为学习的促进者，为学生创设良好的学习氛围和环境，灵活运用各种教学策略和手段，提高学生学习的主观能动性，促进学生评判性思维能力的发展。为全面了解评判性思维，促进护生评判性思维的培养，本章重点介绍了：

1．评判性思维的定义，构成，创造性思维、决策制订、问题解决的概念辨析，发展历史及对护理学科的重要意义。

2．学生评判性思维发展的6个阶段，包括非反思性思考者、挑战性思考者、初级思考者、思维的实践者、高级思考者、高超的思考者。

3．培养评判性思维的策略包括环境创设、课程设置、教学方法和教学反馈及评价。

4．常用的评价量表：①一般的评判性思维测量工具：加利福尼亚评判性思维技能测试、加利福尼亚评判性思维倾向问卷、华生-格拉泽评判性思维评价等；②护理领域的评判性思维测量工具：临床护理实践/注册护士评判性思维测试等。

思考题

1．请分析以下观点的正误并说明理由：评判性思维能力就是质疑的能力。

2．如果一个护士没有良好的评判性思维能力，是否可判断其不具有较强的创新能力？

3．简述评判性思维的课程设置。

4．如果你想要了解本校护理专业3年级学生的评判性思维水平，你将运用什么评价工具进行测评？

第十章 信息化教学及在线课程设计

第十章数字资源

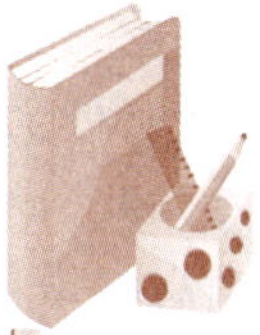

导学目标

通过本章内容的学习，学生应能够：

◆ **基本目标**

1. 复述下列概念：信息化教育、信息化教学、信息化教学资源、信息化教学模式、信息化教学设计、信息化教学环境、在线课程。
2. 描述信息化教学资源的主要特点。
3. 列举信息化教学模式的优点。
4. 说出常用的信息化教学环境及其功能。
5. 比较 MOOCs 和在线视频公开课的异同。
6. 比较在线课程设计与传统线下课程设计的异同。

◆ **发展目标**

1. 联系实际简述教师信息化教学能力的现状和构成。
2. 结合所学的护理专业知识，按照信息化教学设计的步骤和方法设计一份护理信息化教学教案。
3. 结合一门本校在线课程学习体验，评价在线课程对学习的影响。
4. 应用在线课程设计知识设计一份在线课程教案。

护理信息化教学是以现代化信息技术为支撑，优化教学过程，借助现代教育媒体、教育信息资源和教育技术方法，实现师生之间沟通交流及学生之间协作学习的一种现代教学方式。教育部在《教育信息化 2.0 行动计划》中明确提出，积极推进“互联网＋教育”，坚持信息技术与教育教学的深度融合。中共中央、国务院印发的《中国教育现代化 2035》中也明确提出，“加快信息化时代教育变革，利用现代技术加快推动人才培养模式改革”。可见，护理信息化教学符合当前国家政策要求，而开展护理学专业在线课程建设和教学实践顺应了信息化教学要求下人才培养模式改革的要求。因此，本章围绕信息化教学的相关概念、信息化教学设计、信息化教学环境、在线课程设计与应用以及信息化教学应用与评价进行阐述，旨在培养护生的信息素养和信息化教学能力。

第一节 概 述

一、信息化教学的相关概念

（一）教育信息化与信息化教育

1. 教育信息化 教育信息化是指在教育过程中，比较全面地运用以计算机多媒体和网络通讯为基础的现代化信息技术，促进教育的全面改革，使之适应信息化社会对教育发展的新要求。由此可见，教育信息化是一种过程，教育信息化发展到一定阶段的必然结果是形成一种全新的教育产物——信息化教育。

2. 信息化教育 信息化教育是指在现代教育思想和理论的指导下，运用现代信息技术，开发教育资源，优化教育教学过程，以培养和提高学生信息素养为目标的一种新的教育方式。

教育信息化是一个动态的不断发展的过程，而信息化教育是现代教育思维理论与现代信息技术相结合的产物，是以信息技术为基础的教育方式。

（二）信息化教学

信息化教学是在现代教育理论和现代教学方法的指导下，以信息技术为支撑，优化教学过程，借助现代教育媒体、教育信息资源和教育技术方法实现师生之间的沟通交流和学生之间的协作学习，培养学生信息素养的一种现代化教学的教育方式。信息化教学是以现代信息技术为基础的教育体系，包括教学观念、教学组织、教学内容、教学模式、教学技术、教学评价、教学环境等一系列的改革和变化。

二、信息化教学资源

（一）信息化教学资源的概念

信息化教学资源，是指以信息技术为支持的、为教学目的专门设计或者为教学目的服务的各种教和学的资源。具体地说，是指经过数字化处理的，可以在计算机或网络环境运行的多媒体材料或教学系统，它主要包括数字视频、数字音频、多媒体软件、CD-ROM、网站、电子邮件、在线学习管理系统、计算机模拟、在线讨论、数据文件、数据库等。

（二）信息化教学资源的主要特点

以现代信息技术支持的信息化教学资源与传统的教学资源相比，具有以下特点：

1. 处理和存储的数字化 利用多媒体计算机的数字转换和压缩技术，能够迅速实时地处理和存储图、文、声、像等各种教学信息，既方便教与学，增加信息容量，又能够提高信息处理和存储的可靠性，以供师生使用。

2. 过程的智能化 利用多媒体技术将各种教学信息以声音、文本、图形 / 图像、动画、视频等形式呈现给学生，为学生提供了多重感官的信息刺激，提高了学生的学习效果。同时，多媒体计算机教育系统具有智能模拟教学过程的功能。学生可以通过人机对话，自主地进行学习、复习、模拟实验、自我测试等，并能够通过实时地反馈，实现交互，从而为探究型学习创设条件。

3. 传输的网络化 网络技术的发展与普及，特别是各级教育网络的建立，使教学信息传递的形式、速度、距离、范围等发生了巨大变化，从而为网络教育、远程教育、虚拟仿真教学等新的教育形式的产生和发展奠定了基础，这种网络化的传输具有很大的灵活性，实现了教学资源的跨时空共享。

4. 资源的开放性 网络上传输的教学资源具有自由发布、来源广泛、信息量大和传输范围广的特点。教师将教学资源通过网络为学生构建了自主、开放的学习环境，极大地提高了学生学习的自主性和灵活性。

5．资源的可再生化　随着教学信息化程度的提高和现代教育环境系统工程的建立，现代教材体系也逐步成套化、系列化、可再生化，这使得学生能根据不同的条件、不同的目的、不同的阶段，自主有效地选用相应的学习资源，为教育社会化、终身化提供了保障。信息时代的教学资源可以在学生的积极参与下，通过学生利用信息技术对知识的整合、再创造实现教学资源的更新和再次开发，实现可再生性。

三、信息化教学模式

（一）教学模式

教学模式又称教学结构，简单地说就是在一定教学思想指导下所建立的比较典型的、稳定的教学程序或阶段。它是人们在长期教学实践中不断总结、改良教学而逐步形成的，它源于教学实践，又反过来指导教学实践，是影响教学的重要因素。

（二）信息化教学模式

信息化教学模式，是指为构建利用信息化手段扩大优质教育资源覆盖面的有效机制，充分发挥学校、教师的主体作用，推动信息化手段和数字教育资源在教学中的广泛应用，促进信息技术与学科教学的深度融合，在现代教学思想和理论指导下，师生之间运用现代教育媒体而形成的较为稳定的教学策略、结构和程序的活动范式。

信息化教学模式是根据现代化教学环境中信息的传递方式和学生对知识信息加工的心理过程，充分利用现代教育技术手段的支持，调动尽可能多的教学媒体、信息资源，构建一个良好的学习环境。同时充分调动学生学习的积极性、主动性和创造性。具有以下优点：

1．提供丰富多彩的信息资源　现代教育技术手段为课堂教学所提供的教学环境，使得课堂信息来源变得更加丰富多彩，教师和课本不再是唯一的信息来源。多媒体的运用不仅能够扩大知识信息的含量，还能够调动学生的视觉和感官，为学生提供一个资源更加丰富的学习情境。

2．指导学生学习探索　“互联网 +”等现代教育技术手段的应用，使教师的主要作用不再是提供信息，而是重点培养学生获取知识的能力，指导学生的学习研究和实践探索活动，启发学生主动思考、主动探索、主动发现，从而形成一种新的教学活动进程的结构形式。

3．实施个别化教学　计算机的交互性，使得通过多媒体技术可完整呈现学习内容与过程，并为学生提供个别化学习的空间。学生可以自主选择学习内容的难易、进度，并随时与教师、同学进行交互、处理信息，促进个人成长和发展。

4．培养学生创新能力　时任教育部部长陈宝生在 2018 年全国教育工作会议上指出，深入推进高校创新创业教育改革，努力培养学生的创新精神、实践能力。信息化、互联网、大数据等作为创新的产物，将其应用于教学实践，特别适合于学生进行“自主探究 - 发现”法的学习，为学生发散性思维、创造性思维发展和创新能力的培养创造了条件。

四、信息化教学方法

（一）教学方法

教学方法是教育者和学习者为了完成一定的教学目标和教学任务，运用一定的教学方式和教学手段而形成的教与学的活动途径和步骤。它规定了教学参与者在教学任务中的角色、不同角色之间的相互关系以及每一角色的具体任务。

（二）信息化教学方法

信息化教学方法是指教师通过现代教育媒体，向学生传递教育信息过程中所采取的工作方式，包括对学生学习认知活动的组织方式和控制方式。这种教学方法十分强调媒体或信息技术手段的应用，是围绕现代教学媒体的应用而形成的方法。信息化教学方法通常包括讲授 - 演播法、探究 - 发现法、问题教学法、程序教学法、微格教学法、模拟训练法、成绩考查法等。

五、信息化教学媒体

（一）媒体与教学媒体

1．媒体 媒体是指承载、加工和传递信息的介质或工具，既指信息的载体，又指存储和传递信息的实体。形象地说，媒体是指信息传递过程中所依赖的符号、工具以及各种技术手段。

2．教学媒体 当某一媒体被用于教学目的时，在教学过程中作为承载教育信息的工具，即被称为教学媒体。教学媒体是为了实现教育教学目的，在教学过程中介于教师的教与学生的学之间，携带并传递着教学信息，影响师生信息交流与传递的工具。教学媒体是教学内容的表现形式，如实物、教材、图片、声音、动画、视频等。

3．现代教学媒体 现代教学媒体是指利用现代技术承载和传递教学信息的工具。现代教学媒体是相对于传统教学媒体而言的。传统教学媒体一般指黑板、粉笔、教科书等。现代教学媒体主要指电子媒体，由硬件和软件两部分构成。硬件是指与传递教育信息相联系的各种教学机器，如幻灯机、投影仪、录音机、电影放映机、电视机、录像机、电子计算机等。软件指承载了教育信息的载体，如幻灯片、投影片、电影胶片、录音带、录像带、光盘等。

（二）信息化教学媒体

信息时代开发的标志性教学媒体，或者以前已经存在但在信息时代还作为主流的教学媒体，均被称为信息化教学媒体。通常分为视觉媒体、听觉媒体、视听结合媒体、交互媒体以及综合媒体。

随堂测 10-1

六、教师信息化教学能力培养

随着信息化、大数据时代的到来，信息技术已渗透到教育领域，教育信息化能力成为教学信息系统的“神经”。信息化教学能力是教师开展教育教学活动的支撑，是新时代大学生能力培养的基础。教师信息化教学能力的发展是促进教育现代化、提高教育教学质量、实现师生终身学习的有效途径。由此可见，教师信息化教学能力已成为教师专业素养的基本组成部分，是教师如何利用信息资源完成教学活动、教学任务的综合能力的体现，不仅影响教师专业化水平，还可影响学生学习发展。

（一）教师信息化教学能力的内涵

教师信息化教学能力是指教师运用信息技术手段或在信息化教学环境下，为了实现教学目标而必须具备的教学开发、设计、实施、管理、诊断、评价、研究等能力，是信息技术与教育教学深度融合的关键。从整体教学过程的角度看，教师信息化教学能力包括信息素养能力、信息化教学设计能力、信息化教学实施能力、信息化教学评价能力、促进学生信息化学习的能力，它们相互联系紧密，相互依存，其中核心是信息化教学设计与实施能力。

教师信息化教学能力并非是固定不变的，而是处于一种动态变化的状态。在不同的历史时期、社会背景和教育背景下，教师信息化教学能力的要求是动态的、变化的，但也是有指向的。教师必须适应这种动态变化的要求。相应地，信息化教学能力发展也是动态的，这种动态性是教师信息化教学能力不断发展、不断完善、不断提升的过程；也为了适应社会的变化，教师信息化教学能力是不断更新知识和能力素质、追求新知的过程。因此，在教师的学习、工作和实践中，信息化教学能力永远处于一种动态的发展状态。动态发展的动力来自于学习、教学实践和协作教学等，直接的动力源泉更是来自于教师信息化教学能力发展的意向和发展的自主性，需要教师具有自主学习、终身学习的意识与能力。

1．信息素养能力　信息素养是全球信息化需要人们具备的一种基本能力，是一种对信息社会的适应能力，包括能够判断何时需要信息，懂得如何获取信息、如何评价和有效利用信息等。教师的信息素养能力主要包括信息意识能力、信息技术操作能力和信息技术应用能力。

（1）信息意识能力：教师的信息意识表现为对信息是否具有特殊的、敏锐的感受能力和持久的注意力，有无信息意识决定教师捕捉、判断和利用信息的自觉程度。教师应具有良好的信息意识能力，对信息保持强烈的敏感性，积极主动地去挖掘信息、搜集和利用信息，并有效地运用于自己的教学实践中。

（2）信息技术操作能力：信息技术操作能力主要表现为教师对以计算机技术为核心的各种信息技术工具和设备的熟练操作能力和在教学中正确合理选择适当媒体的能力。

（3）信息技术应用能力：信息技术应用能力表现为教师利用信息技术解决实际问题的能力，包括选择并获取信息、分类加工信息、利用信息及评价信息的能力等。

2．信息化教学设计能力　教师应具备信息化教学设计能力，应用现代化的教学设计思想和方法指导网络环境下的教学，重视对教学过程的系统化设计。网络学习环境下的教师应掌握教学设计的基本原理，并能运用教学设计的方法指导网络教学。能根据教学、学生学习和发展的需要，选用合适的信息技术工具，有效地设计教与学的活动。主要包括学习需求分析、确定学习目标、设计学习资源和认知工具、选择认知工具和教学策略、对学习者的自主学习进行评价。

3．信息化教学实施能力　信息化教学实施能力是指教师能运用有关信息技术工具和资源营造有利于学生学习和发展的环境，并能在不同教学模式和不同教学环节中熟练运用有关的信息技术工具和资源的能力。信息化教学强调“以学生为中心”的信息技术与学科课程的整合，要求教师从关注课程内容转移到注重学生的全面发展。教师信息化教学实施能力包括：①有效呈现教学信息的能力；②控制教学过程的能力；③提供信息素材，联系社会生活的能力；④评价学生学习成果的能力；⑤培养学生自主学习和协作学习的能力；⑥促进学生全面发展的能力。

4．信息化教学评价能力　在信息化环境下，学生由封闭式学习转为开放式学习，由系统专业化的学科知识的学习逐渐向课程整合化发展，学生的评价也由学校单一评价逐步转向多元化评价。因此，教师要充分利用已有的教育资源，借助信息技术综合评价每一位学生，促使学生的发展与教育既定目标的不断融合。教师信息化教学评价能力主要体现在：①通过使用电子档案袋、网络教学互动平台等信息技术，实现形成性评价；②利用信息技术关注学生个性差异，实现多元化评价；③利用信息技术进行自评和他评，强调学生的参与互动，实现评价主体的多元化；④在信息化教学设计中，将教学前的准备阶段、教学过程中、教学活动结束后的全过程与教学评价有机整合，发挥评价对教学和学习的促进作用。

5．促进学生信息化学习的能力　在信息化教学活动中，学生是教学过程的主体，学生的学习不再是依赖于教师的授课与课本的学习，而是利用信息化平台和数字化资源自主地探究，并在教师、学生之间开展协商讨论、合作的学习。因此，通过信息技术与教学资源整合，应达到以下目标：①培养学生具有终身学习的态度和能力；②培养学生具有良好的信息素养能力；③培养学生掌握信息、有效利用资源的学习方法，学会在数字化情境中进行自主发现的学习，学会利用网络通讯工具进行沟通交流、合作讨论式的学习，学会利用信息加工工具和创作平台，进行实践创造的学习。

（二）教师信息化教学能力的现状及培养

1．教师信息化教学能力的现状　一项针对某省 5 所高校 483 名一线教师的调查结果显示，教师在教学内容呈现、教学情境创设、教学素材的选择与加工、互动交流环节的设计方面的能力相对较好，但对信息化教学的认知和提升信息化教学能力的意识仍有待加强，信息化教学实施能力和评价能力均有待进一步提升。另有研究显示，教师信息化教学能力与教师性别、年龄、学位、职称等人口学特征和高校的制度机制、培训内容、培训形式等外部环境因素相关。

2. 教师信息化教学能力的培养 随着教育信息化进入2.0阶段，教师具备基础的信息化应用能力已转为要求教师具备信息技术与教学深度融合创新的能力。因此，教育信息化背景下教师信息化教学能力的培养是当前师资队伍建设的核心问题之一。

（1）教师个人：教师应明确提升信息化教学能力是其胜任教学工作的必然要求，正确认识提升自身信息化教学能力在教育信息化2.0背景下开展教学活动的重要性，用教育信息化2.0时代的教育理念指导教学实践，在实践中不断反思改进。同时，应主动适应信息化教学能力的动态变化，循序渐进地丰富信息化教学知识、提升信息化教学能力。

（2）外部环境：①建立完善的教师信息化教学能力发展机制：包括培训机制、激励机制、考评机制、共享机制等，应形成“培训—激励—考核—提升”一体化的发展机制。可将培训、考核作为职称晋升、评奖评优、绩效考核等方面的重要参考依据，以此激励教师自觉参与各种形式的活动；同时鼓励信息化教学资源、经验共享，以促进教师信息化教学能力的发展。②实施有效的教师培训：教师信息化教学能力培训应从教师的实际教学需求出发，结合不同教师的实际情况，既要考虑到普遍性，又要兼顾个体差异。培训形式应多样化，如针对不同年龄、职称的教师采取讲座、报告会、工作坊、沙龙等形式开展，也可采取线下、线上或线上线下相结合的混合式培训。③加强信息化技术支持：可依托现代教育技术中心等机构，为教师提供信息化教学的硬件设备、软件平台等有形技术的支持；以及线上线下混合式教学和虚实结合的教学过程的组织、监控、评价等无形技术的支持，以促进教师信息化教学能力的长效发展。

（陈红涛）

第二节 信息化教学设计

一、信息化教学设计的基本原则

信息化教学是与传统教学相对而言的现代化教学的一种表现形态。信息化教学设计是指在信息化环境下对教学全过程进行设计，是在综合把握现代教育教学理念的基础上，充分利用信息技术和信息资源，科学合理地安排教与学的各个环节和要素，为学习者提供良好的信息化学习条件，促进教学过程和教学效果的优化。信息化教学模式是教学模式的改革和创新，与教学设计是密不可分的。信息化教学设计的特点渗透到教学过程中，形成了信息化教学设计的基本原则，具体如下：

（一）注重对学生自主学习能力的培养

未来教育的显著特征之一就是发展学习者的主体性、主动性。信息化教学设计强调在信息技术环境中进行学习，积极发挥学生学习的自主性，包括对学习内容和学习方式的选择。因此信息化教学设计十分重视学生的主体作用。以学生为中心，注重学生学习能力的培养；以“任务驱动”或“解决问题”的教学方式开展学习活动。在相关的有具体意义的情境中教授学习策略和技能时，教师应调动学生学习的积极性。在这一过程中，教师作为学习的帮助者和促进者，不仅要引导、监控、组织和评价学生的学习过程，帮助学生掌握主动学习的技巧，给学生独立思考、探索、自我开拓的空间，也要注重信息化教学过程中学生探究能力的培养。

（二）注重教学情境的设计与转换

信息化教学设计强调学生的积极参与，而活动的参与需要一定情境的支持，因此在信息化教学设计中应注重教学情境的设计。教师要通过设计有真实意义的教学情境来提高学生的学习兴趣，同时还要注重情境的转换，使学生的知识能够得以自然的迁移与深化。在情境的设计与转换过程中，可借助于信息技术手段，选择和组合各种信息技术，设计一个学生可以互相合作和支持、一起使用工具和信息资源参与解决问题的活动，让学生的学习总是与一定的社会文化背景（即情境）相联系，使学生从原有认知结构中同化新知识，促使学生进行意义建构。通常教学情境的类型有七种：故事情境、问题情境、真实情境、模拟情境、虚拟情境、游戏情境和任务情境（图 10-1）。

知识链接

信息化教学中的问题设计模式

将教学目标转化为问题。信息化教学设计中的问题设计应围绕教学目标的实现而展开。因此，问题设计时可将教学目标转化成合适的问题提出。

规范问题分类。问题解决与认知维度息息相关。布鲁姆认知目标分类学（修订版）将知识分为事实性知识、概念性知识、程序性知识和元认知知识。信息化教学设计中的问题分类也可相应分为事实性知识的问题、概念性知识的问题、程序性知识的问题和元认知知识的问题。规范问题分类有利于教师设计不同的教学策略和学习支持活动。

设计问题提出和解决的模式。根据教学目标进行问题设计；围绕问题呈现课程内容和设计学习活动；总结问题解决所需的知识，促进学习者将新知识融入到原有的知识框架中。

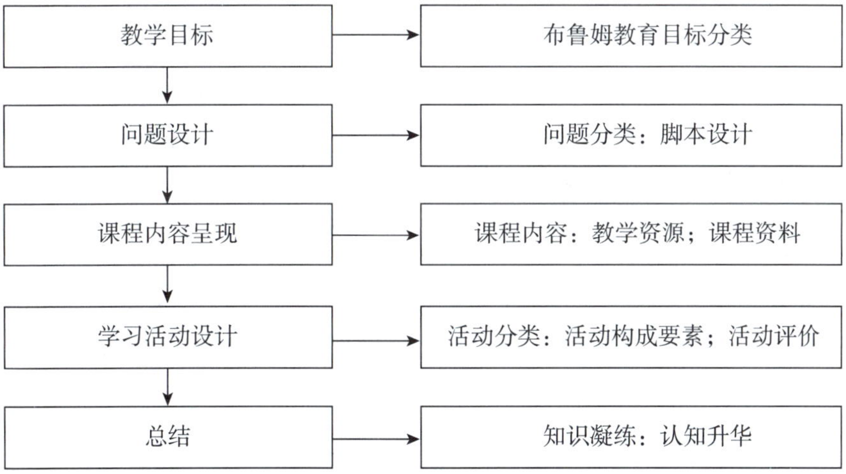

图 10-1　在线课程问题设计模式

（三）注重利用各种信息资源支持学生的学习

信息化教学设计注重对信息技术工具和信息资源的使用。现代信息技术的发展尤其是多媒体和网络技术的发展，能够为学生提供信息化学习工具，提供丰富开放的信息化学习资源，促进整个学习过程，以利于基于问题的学习和主动探究学习模式的运行。这些工具和资源应与学生的主题任务相关联，能够帮助学生完成问题解决过程。例如向学生提供与教学主题相关的网络资源或典型案例，可以对学生的学习提供一定的指导和帮助。信息化学习工具和资源的提供与设计，是教师在信息化教学设计中的一项重要任务。在信息化教学过程中，教师要充分发挥信息化学习工具的作用，利用各种信息资源支持学生的学习。

（四）注重信息化教学设计的交互性

信息化教学课程设计应遵循交互性原则。由于师生时空分离，在线课程中的教师和学习者无法像在传统课堂环境那样自然地完成互动。这就要求在信息化教学设计时，必须借助教育信息技术和媒介从师生交互、生生交互和内容交互这三个方面实现在线课程教与学的再度整合。

（五）注重协作学习与团队合作

在信息化教学中，协作学习不仅指学生之间、师生之间的协作，也包括教师之间的协作，如实施跨学科的基于资源的学习等，但仍以学生之间的协作学习为主。信息化教学设计理论认为，学习者与周围环境的交互作用，以及对于学习内容的理解起着关键性的作用。学生在教师的组织和引导下，以小组或其他协作形式进行学习，在学习过程中互相帮助，共同完成某一项任务，实现“解决问题”的目标。学生之间相互协作，通过集体智慧完善个人对学习内容的理解，在交互过程中培养学生的团队合作能力。

（六）注重对学习过程的评价

在信息化教学设计中，其评价理念的变化，更多地关注了学生的表现和学习过程，侧重于评价学生应用知识的综合能力；强调学生在学习过程中的主动参与，强调评价过程中学生的自我参与和主动参与；资源的开放性和多样性，也促使了信息化教学设计中需要对资源进行评价；评价标准的制订由教师和学生根据实际问题和所学的知识、兴趣和经验共同决定。因此，信息化教学设计不仅要关注教学结果的评价，也要关注教学过程的评价，而且评价活动贯穿于教学过程的始终。

二、信息化教学设计步骤与方法

信息化教学设计的过程应充分考虑以学生为中心，要有意识地让学生参与到整个过程中，使学生了解设计的过程及其中的各种方法。具体过程如下：

（一）制订阶段性学习目标

在明确总体和阶段性学习目标的前提下，教师可以引导学生结合自身情况分析制订具体目标。再根据学生的学习基础进行细化，对学习基础较好的学生制订的目标可以相对较少，而对学习基础薄弱的学生制订的目标可以相对较多。在信息化教学的过程中，教师可通过展示学习路线图的方式，不断提醒学生阶段性目标和总体目标的完成程度。

（二）设计学习任务和问题

学习任务和学习问题的设计，是整个信息化教学设计的关键。这个环节主要是根据阶段性教学目标，设计真实任务和学习问题，让学生在信息化学习中通过解决具体、真实的问题来达到教学目标。学习任务与问题设计之前，首先要进行学生特征分析，设计出与单元教学目标和教学内容紧密联系又能激发学生学习兴趣的问题。教师对学习任务或问题的难度应设计合理，不仅要有一定难度，还必须是学生通过努力能够完成的，从而有助于通过问题或任务的解决促进学生能力的提高。学习任务要明确，问题要有针对性，概括力、指导性要强，通过充分描述和恰当模拟呈现问题产生的情境，使学生身临其境，提高学生深入学习的积极性。总之，尽量设计有伸缩性的任务，要接近学习者现有的能力，又要保证学生有成就感。

（三）创造并设计学习情境

创造并设计学习情境是信息化教学设计最重要的内容之一，通过创设与实际经验相似的学习情境，结合知识背景，使教学过程生动、丰富，从而使学生能够利用原有知识结构中有关的知识、经验去“同化”或“顺应”学习到的新知识。教育实践表明，学生即使掌握了大量的知识，也并不意味着他们能够把握何时、何地、如何应用所学知识去解决实际遇到的问题。因此，应将课堂教学与真实事件或真实问题相联系，在情境中传授学习策略和技能。教师可利用丰富的信息技术和信息资源，创设如故事情境、问题情境、模拟实验情境、协作情境等教学情境。也可将网上多种交流工具，如微信等，应用到各个情境中。

（四）开发有效的信息资源

在教学情境的创设过程中，要注重开发有效的信息资源，二者相辅相成。在信息化时代，信息的多样性使学生能够通过网络、图书馆等途径轻而易举地找到自己所需的学习资源。然而，信息的无限性与媒体的丰富性又可能会给学习带来盲目性，这就需要教师提供必要的引导，及时地为学生提供一些有效信息资源以及寻求有效资源的方法和手段。

（五）设计协作学习

协作学习的设计是学生在教师指导下，对学习方式、途径、过程进行设计。教师须动态把握教学进程，更多地关注不同层次学生的不同需要，进行分组学习，提高学习效果。

三、信息化教学设计过程的关注点

信息化教学设计的过程是连续的、动态的。对信息化教学设计过程的关注点包括：

1．教学目标制订的合理性　教师在信息化教学设计的过程中，要关注教学目标是否明确，是否符合相关的课程标准（教学大纲）要求，教学设计中是否考虑到学生的个体差异，教学设计是否能够激发学习者的兴趣、符合学习者的认知结构等。另外，教师还要关注学生在各阶段的目标是否符合整体教学目标，详略是否得当，学习路线图是否可行。

2．情境创设的科学性　教师在信息化教学设计的过程中，要关注情境创设的科学性，主要包括：故事情境的创设是否具有感染力，问题情境的创设是否具有启发性，模拟实验情境的创设是否具有真实性，协作情境的创设是否具有交互性等。

3．教学设计的普适性　教师在信息化教学设计的过程中，要关注教学设计是否根据具体教学情况的差异进行修改，以便应用到不同的教学对象和教学环境。另外，关注教学设计的框架、内容是否对其他课程有借鉴意义和推广价值。

4．学习情况掌控的有效性　教师在信息化教学设计的过程中，要关注能否及时准确地把握教学进程中学生的学习情况。

四、信息化教学设计单元包的主要内容

信息化教学条件下，教学设计单元包是为实现特定学科单元教学目标，基于现代信息技术开发的一套相互关联的课程单元教学计划和支持材料。

（一）单元教学计划

单元教学计划是在信息技术及信息环境的支持下，针对教学单元进行的教学设计，包括对教学单元的主题、学习目标、所设计的教学 / 学习活动过程及相关的教学 / 学习资源的具体描述。

（二）教学支持材料

教学支持材料是教师为支持学生有效进行学习活动而准备的各类辅助性材料，其中最重要的就是教学案例。教学案例可以是书面形式的案例、口头布置的作业，也可以是录音、录像或影像片段、多媒体案例等。教学支持材料还包括教师的教学课件、在线参考资料、学习资料光盘等。

（三）单元实施方案

单元实施方案包括教学单元的教学 / 学习活动具体的程序、时间安排等，也就是信息化案例教学的实施过程。单元教学过程实施步骤如下：

1．教学准备　软件、硬件、环境，学习材料，备课准备，熟悉学生。

2．教学活动过程　活跃气氛，理论学习，案例展示，个人准备，小组讨论，课堂讨论，任务驱动，效果评价。

3. 教/学评价 教学效果与学习效果评价。

（四）学生作品范例

在教学过程中如果要求学生完成电子作品，教师应事先为学生提供作品的样例，使学生对自己的作品任务有一个整体的认识。范例只起到参考和启发作用，应鼓励学生创新，表达自己的看法与观点。

（五）学生作品评价量规

这是对学生的学习过程与学习结果进行评价的指标，提供结构化的定量评价标准，从内容、技术、创意等方面详细地规定了评价指标。利用这种量规来评价学生电子作品，既可以由教师来评价，也可以学生自评和同学互评。

（六）教学设计评价

1. 对学生收集信息能力的评价 可运用网络收集信息资源。

2. 对学生整理信息能力的评价 注意资料的相关性。

3. 对学生运用计算机能力的评价 演示文稿或网站的制作。

4. 对学生基本实验操作能力的评价 相关工具或软件的操作。

5. 对学生运用所学知识能力的评价 整理某一事物的发展历程。

6. 对学生创新能力的评价 寻找身边事物的不足，提出新的创意。

（马瑞英）

第三节 信息化教学环境

信息化教学环境，是建立在多媒体计算机和互联网基础之上，在现代教育理论指导下，充分运用现代信息技术建立的能实现教学信息的获取途径和呈现方式多样化，有利于自主学习及协作学习的现代教学环境。信息化教学环境实现了教学信息呈现与教学资源共享，有利于学生主动参与和协作讨论，有利于信息反馈和教师调控。信息化教学环境的特点包括课程教材多媒体化、学习资源共享化、教育时空立体化、自主学习个性化、学习活动合作化、教育管理自动化。

一、信息化教学环境建设的作用

1. 提供现代学习资源设计、开发的条件 现代学习资源主要是指幻灯、投影、录音、电视、计算机等现代教学媒体，包括硬件和软件。应具备一些教学媒体如幻灯投影教材、录音教材、录像教材、计算机课件等的设计与开发条件。

2. 提供现代学习资源利用的条件 学校应为现代教学媒体运用于教学活动提供条件。这是信息化教学环境建设的重点，其建设范围应渗透到校园教学环境的各个方面。如在校园环境中，建设校园的信息网络，以实现信息资源的共享与利用；在教室环境中建设多种媒体组合的课堂教学环境；在图书馆环境中有视听阅览室；在实验室、实践基地环境中充分利用现代技术强化教学活动。

3. 提供现代学习过程设计、开发与利用的条件 现代学习过程是指在现代教育思想与理论指导下，运用现代教育媒体去开展的学习进程结构。从另一角度被称为新型的教学模式。信息化教学环境应为创建现代学习过程或新型的教学模式创造条件。

4. 提供学习过程和学习资源的现代管理条件 包括应用现代科学理论与技术成果，建立学校教学信息管理，如教育电视监控、计算机教学管理、校长办公室教学管理等；学习资源检索与管理，以及教学信息的反馈分析和学生考试评分等。

二、信息化教学环境建设的功能要求

1. 有利于开展多媒体教学　如多媒体教室，将传统的黑板（白板）和多种现代媒体如幻灯、投影、录音、录像、影碟、多媒体计算机等组合成一个有机系统，极大地方便教师进行多媒体教学。

2. 有利于教师对教学过程的调控　既便于教师动手去操作和控制各种教学媒体，又便于取得学生的学习信息去调控教学进程。

3. 有利于学生学习主体作用的充分发挥　使教师由知识的传授者转变为教学活动的指导者；使学生能利用多种感官，主动获取信息、加工信息，由知识的被动接受者转变为知识的主动探究发现者，提高自身的知识结构与能力。

4. 有利于实施个性化学习　提供的学习资源内容丰富、传输技术先进，以便学生根据自身需求进行有效的个性化学习。

5. 有利于多种学习资源的利用和资源的共享　要建立统一的学习资源中心和信息传输网络，达到资源的共享和充分利用的目的。

三、常用的多媒体教学系统

多媒体教学应用就是指利用多媒体计算机，综合处理和控制符号、语言、文字、声音、图形、图像等多媒体信息，将多媒体各个要素按教学要求，进行有机组合并显示在屏幕上，同时完成一系列随机交互式的操作。多媒体教学应用是计算机辅助教学的重要部分，也是当前世界教育技术发展的趋势。

（一）多媒体教室

多媒体教室（multimedia classroom）是当前院校课堂教学普遍使用的一种教学环境，是将多种教学媒体汇集在一个教室内，以利于开展多媒体组合的教与学活动的系统。多媒体教室既包括黑板（白板）、书本、挂图、模型、标本等传统教学媒体，还包括大屏幕投影仪、投影屏幕、多媒体计算机、实物视频展示台、录像机、录音机、电视机等各种现代教学媒体。此外，每一个多媒体教室还配有灯光、窗帘、话筒等辅助设备。同时多媒体教室的计算机都与网络连接，以实现多样化的教学，为各种信息化教学提供了支持。

多媒体教室是一种典型的传递 - 接受式闭合型教学系统，多种教学媒体按照媒体优化组合和教学设计的原则组织教学活动。利用音视频多媒体的优势，以丰富的多媒体信息刺激学生的感观，便于学生理解，提高教学质量和效率。

多媒体教室具有以下几种功能：

1. 便于教师利用多种媒体辅助教学活动。
2. 能利用多种媒体组合优化教学过程，突破教学重点、难点，提高教学质量与效率。
3. 多功能型多媒体教室便于观摩示范教学，以扩大教学规模。
4. 用于开展新型教学模式的教学试验与研究。
5. 用于多媒体学术报告、专题讲座等活动。
6. 通过学习反应信息测试分析系统，能用于课堂教学效果的分析与研究。

（二）多媒体网络教室

基于网络型多媒体网络教室主要由网络连接的多媒体计算机和其他多媒体设备如投影仪、扩音设备等组成。多媒体网络教室除了具备多媒体教室的功能外，还可以通过校园网与因特网连接，实现共享校园网内的教育信息资源、浏览远程教学资料、调用远程终端的教育信息资源；同时教师机和学生机、学生机和学生机之间还可以通过网络交换信息，教师通过教师机广播教学，利用电子白板功能进行要点讲解，监控学生机操作等。多媒体网络教室具有以下功能：

1．视听教学功能 有利于大量多媒体信息展示，轻松实现集体授课、协作学习、探究学习等多种教学方式。

2．交互辅导功能 进行个别化的辅导，学生在各种教学方式下均可以与教师进行沟通、交流，及时得到教师的帮助和指导。

3．实时监控功能 利于教师实时监控学生的学习行为，及时发现学生在学习过程中的问题，利于发挥教师在课堂教学中的主导作用。

4．远程监控与评价功能 有利于考核教师的课堂教学质量，同时可以远程监控教师的授课过程，有助于教学评价。

（三）多媒体学习中心

多媒体学习中心的多种媒体主要是供学生自主学习使用，媒体成为学生学习的主要工具，教师在教学活动中起指导作用，多种媒体被放置于房间的不同区域以便于学生取用。多媒体学习中心教学媒体设置可分为以下几个区域：

1．学生学习活动区 一般被安排于房间中央，桌椅摆放便于个别化学习和小组讨论。

2．文字印刷资料区 用于摆设学习需用的教科书、参考资料、图片、挂图等。

3．模型、标本区 摆放各类实物、标本和模型等。

4．媒体区 设有幻灯投影媒体、录音媒体、电视录像媒体和联网的计算机。

5．学生作业展示区 学生作业可写于黑（白）板上，或用纸书写后，张贴在板报栏上。

6．教师指导学习区 备有黑板（白板）和各种呈现教学信息的媒体与工具，便于教师进行指导性的讲授；另外在房间一角设有教师专用的办公桌和相应的教学资料，便于教师准备教学和接受学生咨询，指导学生进行高效率的学习活动。

多媒体学习中心具有以下功能：

1．为学生营造了一个优良的自主学习环境，为学生进行个别化学习和小组学习提供多种媒体的良好学习条件。

2．便于开展学生个别化自主学习的教学试验与效果研究。

3．有利于学生参与意识的培养和学习积极性、主动性的发挥。

4．有利于培养学生全面的信息能力。

5．有利于培养学生之间的合作精神。

6．有利于培养具有创新精神、创新能力的新型人才。

（四）微格教学系统

微格教学又称微型教学，是一种利用现代化教学技术手段来培训师范生和在职教师教学技能的系统方法。微格教学创始人之一、美国斯坦福大学教育学博士艾伦认为，微格教学“是一个缩小了的、可控制的教学环境，它使准备成为或已经是教师的人有可能集中掌握某一特定的教学技能和教学内容”。微格教学实际上是提供一个训练环境，使日常复杂的课堂教学得以精简，并能使训练者获得大量的反馈评价。其特点可概括为训练课题微型化、技能动作规范化、记录过程声像化、观摩评价及时化。

微格教学系统一般由微格教室、控制室、示范室、观摩室组成，微格教室是进行微格教学的场所。随着信息技术的发展，数字化的微格教学系统应运而生，它将多媒体教学网络、闭路电视系统、微格教学系统完全融为一体，为辅助传统教学创建了一个功能强大的数字化多媒体网络环境。在该系统中，观摩和评价系统均采用计算机设备，并通过交换机联结校园网或因特网。信息记录方式采用硬盘存储或刻录成光盘，人们可以随时、随地通过网络或光盘进行点播、测评与观摩。

数字化微格教室是将计算机技术、网络技术、视音频技术、视频压缩技术、存储技术以及传输技术进行综合性的应用，构建出一个集视音频录制、实时监控、局域网点播为一体的系统，由角色扮演室、控制室和视听分析室三部分组成。其中，角色扮演室中配置高清晰度彩色摄像机、云台、云台控制解码器等设备；控制室主要放置录像机、视音频处理器、同步监视电视墙、系统控制单元、视频服务器等设备，主要用途是对各个微格教室进行录像控制，同步观看各个微格教室的训练情况，提供训练时的实时录像；视听分析室中配置联网计算机和大屏幕电视机。数字化微格教室的教学优势主要体现在：

1. 实现了录制与回放的分离。

2. 以数字方式存储视频资料。

3. 实现了在校园网内的点播观看。

4. 无限次的点播调阅。

四、校园网络系统

（一）校园网与“数字化校园”

校园网是以现代教育技术、网络技术、多媒体技术和计算机技术为基础，为学校师生提供教学、科研、管理以及综合信息服务的宽带多媒体网络。“数字化校园”是以校园网为背景的集教、学、管理、娱乐为一体的一种新型数字化的工作、学习、生活环境。“数字化校园”是在传统校园基础上构建的一个数字空间，拓展了现实校园的时间和空间维度，其核心是校园网，特点主要体现为网络化、智能化和个性化三个方面。

1．网络化 所有的工作、学习、生活都将被赋予鲜明的网络特色，如数字化管理、数字图书馆、科研管理、资源共享等，这一切都将直接或间接地与因特网相联。

2．智能化 智能化就是自动化，是通过一系列智能技术使设备或者系统部分地具有人的智能，从而能够部分地代表人的劳动。

3．个性化 通过网络，师生可以将自己的需求发布出去，也可以通过其网站和定制系统获得所有具有相同需求的资料。数字化校园为个性化教学开辟了广阔的视野。

（二）校园网的功能

1．多媒体教学功能 校园网为远程开放教学和科研提供现代化的信息传输环境，提供教学资源，辅助教师备课，参与课堂教学活动和支持教师业务提高等；校园网也是为学生学习活动提供支持服务的现代化信息传输系统，学生可用网络资源和信息技术进行网上学习、答疑、提交作业、开展实践和讨论等一系列教学活动。在网络教学中，教师能够充分利用网络技术的优势，依托多媒体技术的功能，综合各种媒体资源，形象直观地进行授课，激发学生的学习兴趣，引导学生自主学习，从而提高学生学习效率。

2．办公自动化管理功能 校园网具有教务、行政和后勤管理功能。其中教务管理包括学生注册学籍、学分和自然状况的管理，课堂管理，教学计划、信息资源、考试、实验环节等各项管理；行政事务管理包括文书档案、公共行文、各种会议、人事管理等；后勤管理包括财务管理、固定资产管理、办公用品管理和食堂管理等。通过建立教职员工信息、学生信息、教务信息和教学信息等数据库，实现计算机智能化管理，有利于提高学校日常事务处理的效率和准确性，实现网络化、自动化、数字化的无纸化办公。

3．信息交流服务功能 通过因特网接入服务，可满足校内外各种通信要求，提供电子邮件、网络视频会议、远程教育、专题研讨以及网络信息的发布、检索、浏览、存取和交流等信息服务。

（陈红涛）

第四节 在线课程设计与应用

案例 10-1

王茜是某护理院校的一名教师，负责护理管理学的课程教学工作。2020 年突如其来的一场疫情打破了传统的线下课堂教学模式，王茜不得不硬着头皮将课堂搬到线上。经过疫情期间在线课程的大练兵，王茜认识到了在线课程设计的重要性，她正准备开发护理管理学的在线课程，以便跟上在线教育教学快速发展的步伐。

请回答：

1. 在线课程设计与传统线下课程设计有何不同？
2. 王茜应该如何规划与设计护理管理学在线课程？
3. 王茜应该如何进行护理管理学在线课程内容的开发与建设？
4. 王茜进行护理管理学在线课程评价时应注意什么？

一、在线课程设计原则

《教育部关于一流本科课程建设的实施意见》（教高〔2019〕8 号）发布了实施一流本科课程“双万计划”，计划到 2021 年完成 4000 门左右国家级线上一流课程，推动优质在线课程发展。在线课程是教师与学习者通过网络实施教与学的全新课程教学形式。在线课程设计是在课程开发理论、教学理论、学习理论、传播理论等的指导下，设计在线教学目标、教学内容、学习活动、教学方法与策略和教学评价活动的过程。在线课程设计应遵循的原则有：

1．教学目标设计的开放性原则 课程教学目标是教育目的和护理教育培养目标的支撑和具体落实。教学目标是课程预期达到的结果或标准，是人们对教学活动结果的主观愿望。教师可根据培养大纲预置在线课程教学目标，体现在线课程目标的静态性。但在线课程执行过程中，学生会产生对学科新知识、新技能等方面的学习需求，教师也会在教学过程中发现新的教学需求。因此，需要用开放性原则引领在线课程教学目标的设计，动态更新教学目标，形成适应时代需求的教学目标体系。

2．教学内容设计的适需性原则 随着科技的进步，网络学习资源越来越丰富，学习资源的丰富性与学生时间精力的有限性成为一对矛盾。教师进行在线课程设计时，应充分重视这一矛盾，建设精致实用的教学资源，满足适宜的教学需求。用适需性原则引领在线课程教学内容的设计，适度布局基础性知识，重点布局高阶性知识，培养学生问题解决的高阶能力。

3．学习支持服务体系设计的智慧化原则 教师与学生分别存在于虚拟教学环境的两端，如何实现学生学习的支持性服务成为摆在在线课程设计者面前的重要任务。在线课程设计应构建以学习者为中心的智慧化学习支持服务体系，用智慧化原则和用户思维引导在线课程学习支持服务体系的设计。充分应用移动互联网技术、大数据、云计算、情感感知支持、用户画像技术、自适应学习技术等新兴技术，实现导学、助学、促学和督学的智慧化和个性化，带给学习者愉悦感和沉浸感，使学习过程充满人文关怀。

4．教学评价设计的数据化原则 在线课程教学评价以促进学习者发展为中心，重视大数据技术在诊断性评价、形成性评价和终结性评价中的应用。用数据化原则引导在线课程教学评价系统的设计。利用大数据技术分析学生学习过程中的学习活动、平台表现、课后作业、章节测试、期中考试等，形成学习者学习过程的个性化画像并精准推送，充分发挥形成性评价的反馈作用和督学作用。同时运用数据挖掘技术对终结性评价数据进行分析和推送，帮助学生自主学习并发现自身薄弱环节，同时帮助教师找准着力点，实现高效教学。

5．教学环境设计的生态化原则　由于师生时空分离，在线课程中的教师和学习者无法像在传统课堂环境那样自然地完成互动。这就要求在线课程创建和谐、动态的在线生态系统，借助教育信息技术和媒介实现师生交互、生生交互和内容交互。用生态化原则构建在线课程各系统模块，像自然生态一样，达到在线课程内部生态系统的动态平衡。

6．在线课程的价值引领原则　“课程思政”是新时代大思政背景下高校思想政治工作的新理念，是高校落实立德树人根本任务的重要抓手。在线课程应以价值引领为原则，将新技术手段与“课程思政”教学相融合，实现德育与智育相统一，知识传授、能力培养与价值塑造相统一，推动实现在线课程的“三全育人”功能。

二、规划在线课程设计

规划是在线课程设计的重要前提。在线课程规划是在调研课程建设需求的基础上，选取开发模式、明确建设内容、选择媒体形式、布局平台环境和确定建设进程，形成在线课程设计整体蓝图的过程。

1．选取开发模式　在线课程的开发模式有内部建设模式、技术外包模式和资源引进模式等。内部建设模式指依托学校的技术服务团队和课程建设环境建设在线课程。该模式需要学校前期给予较大投入，构建本校的课程开发技术服务团队和课程建设环境。技术外包模式指将技术服务外包给专业公司，教师在其配合下建设在线课程。该模式适合所在学校没有课程开发技术服务团队和课程建设环境的教师进行课程开发。资源引进模式指购买和引进优质在线课程资源，对其进行微调，改造成适合自身学习者需求的在线课程。该模式可充分利用社会优质教学资源组织本单位教学，适合师资力量和课程开发服务均较弱的学校。教师应评估课程建设成本和自身情况，选择相应的在线课程开发模式。

2．明确建设内容　第一，确定教学资源的来源。课程教学资源一般来源于教材和配套练习册、图书期刊、讲座、公开课、教师教学实践积累的材料和根据在线课程需求自行设计制作的材料等。在线课程内容建设不是将这些资源直接搬到线上，而是将其按照一定的形式重新组织整理。第二，确定教学资源再组织的形式。根据学习者特征、教学目标、学习规律等从不同层面组织教学资源，设计教学资源的呈现形式，使之符合学生认知规律，同时增加课程趣味性和吸引力。第三，确定教学交互设计。为弥补在线课程时空分离的缺点，在线课程设计应考虑实现生师交互、生生交互和内容交互的活动类型和实现技术。第四，确定考核评价的设计。应充分考虑采用智能化技术实现在线课程的多元化评价。

3．选择媒体形式　多媒体资源是组成在线课程教学内容的主要要素。在线课程规划时应针对课程特点和课程内容选择最佳的媒体呈现形式。在线课程中的多媒体素材主要有文本、图形（图像）、音频、视频、动画等。选择恰当的媒体呈现形式有助于学生理解和吸收教学内容，激发兴趣和培养创新能力。

4．布局平台环境　布局平台环境指在学习平台上对在线课程进行课程内容与功能的布局与美化，实现课程平台访问与管理的便捷，达到促进学习者高效学习的目的。主要包括课程导学模块、授课内容模块、课程教学模块、教学活动模块、学习支持模块、移动社交模块、资源拓展模块、教学评价模块等的布局与美化。

5．确定建设进程　根据在线课程开发的关键要素、团队成员数量、经费等要素制订在线课程建设进程的整体规划蓝图。

三、在线课程内容的开发和建设

在线课程内容是在线课程设计的主体，其设计应按照教学目标和平台环境需要进行合理的分解与重组。根据知识点的特征与需要，选择适宜的多媒体手段形式呈现。

（一）在线课程内容的分类

按照功能不同，在线课程内容可分为导学内容、授课内容、活动内容、评测内容等；按照建设时序不同，在线课程内容可分为预置性教学内容和形成性教学内容；按照空间维度不同，在线课程内容可分为横向关联内容和纵向关联内容。

（二）在线课程内容的建构方法

基于在线课程特点，在线课程内容需要按照一定的方式解构为知识点，知识点再以一定的方式重组为单元教学模块。

1．在线课程内容体系的构建

（1）目标解构法：将在线课程的教学目标进行自上而下的解构，形成以知识点的教学目标为最小单位的教学目标体系；根据教学目标体系构建以知识点为最小单位的在线课程内容体系（图 10-2）。

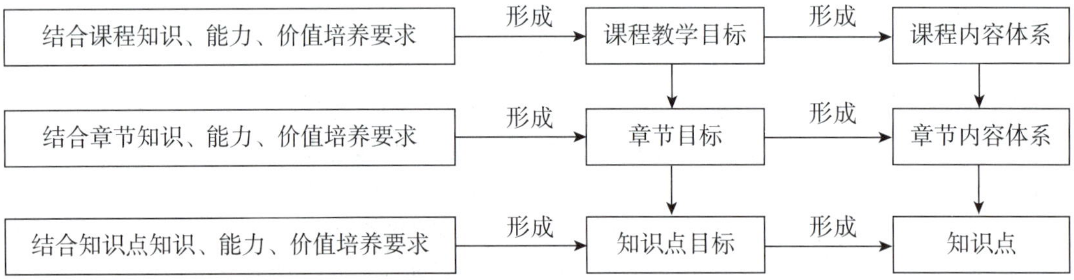

图 10-2　在线课程内容建构方法：目标解构法

（2）同类借鉴法：借鉴同类课程教材的知识体系或者同类在线课程的知识体系建构自身在线课程内容体系。该法方便快捷，但不容易突出自身课程体系的特色。同时，不同学习者群体有不同的特点，不应完全借鉴其他课程的内容体系。

2．在线课程内容体系的重构　在线课程的知识点形成后，将具有内在逻辑关联的知识点集成为知识模块，知识模块平行或者递进式衔接成为课程单元，课程单元构成在线课程的内容体系。

四、在线课程学习效果评价与数据分析

（一）在线课程学习效果评价的指导思想

1．目标导向　以在线课程的教学目标体系为依据，运用现代先进的教育评价技术，通过系统收集相关教学信息，对教学活动的过程和结果做出价值判断。

2．全过程评价导向　在线课程学习效果评价贯穿学习者学习全过程，根据学习内容和学习发生阶段的不同，从诊断性评价、形成性评价和终结性评价等多个方面进行评价设计，对学习者学习过程和学习结果进行监控和评价。

3．大数据导向　采用大数据等信息处理技术采集学习者不同学习阶段学习的原始数据，通过学习分析和数据挖掘等技术对学习者现有学习情况和未来学习情况进行智能画像和个性化反馈。

（二）在线课程学习效果评价方法

在线课程学习效果的评价是以信息化教学理念为指导，以促进学习者全面发展为目标，利用一系列的评价技术对在线教学过程和结果进行价值判断的过程。在线课程学习效果评价需借助在线课程庞大的评价功能系统开展教学评价，在线课程的教学评价贯穿整个在线教学过程，包括诊断性评价、形成性评价和终结性评价。

1．在线课程的诊断性评价 课前诊断性评价可以帮助教师和学习者对学习者的起始水平、学习能力、学习动机、学习偏好等方面进行诊断和分析。在线课程常用的课前诊断方法有：微信群在线交流、电子档案袋、讨论区发帖、平台通告发布调查等。

2．在线课程的形成性评价 课中的形成性评价可以及时诊断和发现教学过程中的问题，了解每个学生的知识掌握程度、学生学习过程和体验。在线课程常用的形成性评价方法有：课堂应答系统的及时评测、课程视频播放过程中的驻点测试、单元测验、签到打卡、讨论、小组交互活动等。

3．在线课程的终结性评价 终结性评价是在线课程教学结束后，对学习者最终学习效果的检测。在线课程常用的终结性评价方法有：基于信息技术的学生自评、同伴互评、小组评价、教师评价、期末测验等。

（三）在线课程评价的数据分析

教学信息伴随整个在线课程教学过程，在线课程的教学信息更加显性化、透明化、系统化和可视化，应以大数据思维引导在线课程教学信息的数据分析。教学信息数据分析的常用方法有：统计分析、数据挖掘、社会网络分析、话语分析、网站分析、信息可视化分析等。统计分析是利用在线平台内置的数据统计功能对教学过程信息进行简单描述性统计，如抢答次数、互动频率、作业完成百分比等；数据挖掘是对学习过程产生的各类数据进行深入分析，挖掘其隐藏意义，进而剖析学习者基本特征、学习风格、学习体验等；社会网络分析通过构建学习社会网络图分析学习网络的结构、特征等信息；话语分析通过对学习者言语进行编码分析，探究学习者的知识建构情况；网站分析是通过分析网站各种显性和隐性数据，分析学习者潜在特征和学习效果；信息可视化分析是利用图表向师生呈现直观的教学信息。

（马瑞英）

第五节 信息化教学的应用与评价

护理信息化教学是以信息技术为支撑，借助现代教育媒体、教育信息资源和教育技术方法，优化教学过程，实现学生之间协作学习及师生之间沟通交流的教学形式。随着信息技术的迅速发展，特别是互联网和移动互联网的普及，形成了通过信息科技和互联网技术进行教学内容传播和快速学习的方法，即在线教育（e-learning）。其中，大规模开放在线课程和微课是近年来在全球范围流行并运用于我国护理教学的革新性的在线教育方式，是互联网时代下信息化教学的新产物。

一、信息化教学对护理教育的意义

信息技术的迅猛发展，给 21 世纪的教育事业带来了一场重大变革。对历史悠久的传统教育模式来说，既有机遇更有挑战。护理教育也不例外，传统的护理教育教学模式和方法，同样受到信息技术的影响而不断变化发展，一些新技术、新方法为护理教学提供了新的发展空间，从而促进护理教育新的教学理念、新的教学模式、新的教育方法不断涌现。无论这些新的理念、模式、方法是否成熟，是否无懈可击，这些探索对改进和提高护理教育质量和教学效果都十分有意义。

（一）信息化教学为护理教育带来的改变

在护理教育教学中应用信息化技术，对开发护理教育资源、优化护理教育过程、提高护理教育质量、推动护理教育的改革和发展有积极意义，同时也推动了传统护理教学模式和方法的改变。

1．传统护理教育模式的弊端 传统护理教育模式是以教师为中心，教师永远处于教学的中心地位、控制地位，学生处于从属地位、被动地位，并通过传统教学媒体向学生灌输知识，学生则是被动的知识接受者；教学场地主要局限于课堂、实验室和教学医院，对学生的培养途径、手段相对单一。这种模式虽然有利于发挥教师在教学中的主导作用，有利于教学的组织和管理，有利于教学过程的掌控和把握，有利于师生之间的亲切交流，教学效率也比较高，但其最大的弊端是作为认知主体的学生在整个教学过程中始终处于被动的知识接受者的地位，使学生的学习主动性被忽视甚至被压抑。这种模式培养出来的学生，虽然理论知识和操作技能比较扎实，但信息化素质和能力不足，很难较快适应医疗现代化体系需要，在工作中学生的创新意识和创新能力不足，不能很好地完成信息化发展下的医疗护理任务。

2．信息化护理教学模式的优势 信息化护理教学模式与传统护理教学模式相比，多了人 - 机关系、技术环境等要素，信息资源丰富、数据量大，改变了传统的知识储备、传播和提取方式，通过信息资源共享使护理网络教学资源利用最大化。同时通过信息技术开展护理技能训练活动和交流，不仅可以避免教师操作教学的差异，还可打破时间与空间的限制，建立了一个开放透明的护理教学与学习环境，在个体、群体、众体三个层次进行同步或异步的教学训练活动，从而促进教授者与学习者、学习者与学习者、教授者与教授者、学习者与学习资源之间的联系，增强互动性和交流性，实现语音、视频、传统文本等诸多因素互动的效果。

（二）护理信息化教学的意义

1．有利于促进护理教学现代化 21世纪已进入知识经济时代，其显著特征之一是信息技术在各个领域的广泛应用。作为为国家培养现代医疗专业人才的高等医学院校，应该走在知识经济的前沿，跟上时代的步伐，开拓创新迎接挑战。而进行教育创新离不开现代信息技术和传播技术，只有大力推动教育信息化，才能促进教育现代化，可以说教育信息化是教育现代化的必由之路。

护理教育现代化应该包括护理教育理念现代化、护理教育方法现代化、护理教育内容现代化、护理教育技术手段现代化、护理教育设施现代化、护理教育管理现代化等。可见护理教育现代化与护理教育信息化紧密联系，一是护理教育信息化可以为护理教育现代化提供方法和途径，其显著特点之一是信息化教学不再只是辅助性的教学手段，而是贯穿于护理教学的全过程，成为教学过程中不可分割的要素，从而实现信息化与教学过程的自然融合；二是充分利用信息技术的丰富表现力，制作教案文本、图片、视频、音频等相结合的多媒体课件，充分展现医护知识的生命力，增强知识的穿透力，直接刺激学生的多种感官，提高学习兴趣，帮助学生加强对知识的记忆；三是在信息化教学过程中，不断归纳总结信息化教学实施中的新问题，通过研究解决这些新的问题，能够更加丰富护理教育信息化的内容，促进教育全过程和教育要素的深刻变革和不断进步。

2．有利于培养创新性护理专业人才 现代医疗体系的建立和运转，需要一大批业务精湛、知识广博、忠于职守、富于创造力、具有高尚道德情操的护理专业创新人才队伍。培养护理创新人才实际上是护理专业素质教育的目标。近几年的教学实践证明，护理教育信息化既有利于素质教育的实施，也有利于护理专业创新人才的培养。首先，护理教育信息化为护理专业素质教育创造了良好环境，使因材施教和个性化教学有机地融合在一起，实现在线学习、在线讨论交流和远程实时互动，使学生从共性制约中解放出来，充分发挥学生的个性特征；其次，在护理教育信息化的环境下，实际上给了学生根据个人兴趣与个体差异对所学知识和学习进程在一定范围内的自主选择权，提高学生的学习积极性和学习效果；再就是学生喜欢钻研某一专题时，可以通过检索、收集、分析和处理拓宽思路，培养学生发现问题、解决问题能力，以及独立思考能力和创新能力。

3．有利于护理专业优质教育资源的共享　当前，医疗资源、教育资源分配不公的问题仍然存在，优质医疗和教育资源相对集中在大中城市，偏远地区、欠发达地区相对匮乏。运用信息化技术和方法建立护理教育网络系统，针对不同的教育对象设立不同的专业知识模块，开展远程护理教育和护理专业知识培训，搭建信息化护理教育平台，给受教育者以更多选择，是解决护理教育资源分配不公问题的一条最现实、最直接、见效最快的途径。通过这个平台，可以让偏远地区、欠发达地区没有条件上医学院校的青年人共享优质教育资源，提供学习进修机会，为这些地区培养急需的护理专业人才，在一定程度上解决这些地区老百姓看病难的问题。

二、大规模开放在线课程

（一）大规模开放在线课程的概念

1．大规模开放在线课程（massive open online course，MOOC，慕课） 是近年来在全球范围开始流行的一种革新性的在线教育模式，是21世纪互联网时代下信息化教学的新产物。

"大规模"（massive），与一般传统课程只有几十名到几百名学生不同的是，一个MOOC课程可以达到上万人，甚至上百万人或更多。

"开放"（open），在MOOC教育使用平台上，凡是有兴趣的、希望加入学习的人都可以进入学习，不分国籍，没有限制，有的甚至不需要注册即可进入学习。

"在线"（online），学习的过程都是在线完成，只要能连接互联网即可参与，不受空间的限制。

"课程"（course），跟传统课堂一样，有开课和结课的时间，也有相应的课程作业或考试，是有目的、有计划的教育活动。

现今没有一个对MOOC较为权威的统一定义。《麦克米兰字典》（*Macmillan Dictionary*）定义MOOC是一种通过互联网免费获取的，并有大量参与者的课程。一般认为，MOOC是一种通过互联网学习、没有限制的课程、可免费获取的教育资源，是一种全新的获取知识的渠道和学习模式。

2．MOOCs和在线视频公开课　MOOCs和在线视频公开课一样，都是由教育者设计，课程材料包括教学大纲、阅读材料、作业等。但MOOCs和在线视频公开课又有所不同，在线视频公开课是一种教学资源的建设，而MOOCs不仅仅提供了一种学习资源，更实现了整个教学过程的参与性。

MOOCs具有互动性和参与性。在线视频公开课不具备教师和在线观看视频的学生之间的互动性，此学习过程只是一个纯粹的视频观看过程。学生是单向地接收知识，而MOOCs中的教与学是双向的、互动的，教育者和学生可以直接相互交流，也可以对彼此的表现进行相互评价；另外，学生之间可以通过即时聊天软件或在线论坛相互交流，促进学习效果。

MOOCs是一个完整的教学过程。在线视频公开课要求学生自学，自由安排时间和空间进行学习，并且学习时间一般为每周几十分钟到2小时。而MOOCs与传统教学方式一样，有固定的开课时间，课程内学习也具有传统教学中的阶段性，并不是在开课时就开放所有教学资料，阶段性课程和测验需要在规定的时间内，通过课程的学生会获得开课教师出具的"课程结业证明"成绩单或学分证明。另外，MOOCs的视频资料一般被设计在10～20分钟，提高学习者的碎片化学习效果，对时间有限、注意力不易集中或工作繁忙的学生而言，MOOCs是更佳的选择。

（二）MOOC 的优缺点

1．MOOC 的优点

（1）开放性：MOOC 吸引人的是其开放性和易得性，不设定学习的门槛，学习者可以来自任何国家或地区，开放给任何年龄、学历、身份或地位的人，学生可以参加学习、沟通交流及讨论。同时，在 MOOC 教学平台上，学生可以接触到一流大学的课程和世界知名的教授或老师，学生可以在平台上自由学习想要了解的课程，享受世界知名高等院校的优质教学资源。

（2）自主性：MOOC 充分满足学习者的自主性、灵活性、主动性和积极性。学习者可以根据自己的兴趣、需求、时间和空间等因素，安排学习的地点、内容和方式，选择他们需要参与讨论的部分，充分实现个人学习目标，真正成为学习的主人。

（3）系统性：MOOC 课程设计基本与传统的课程设计一致，有相应的开课和结课的时间，每门课每周有阶段性的学习内容和作业或期末考试。平时学生每周需要若干小时不等的学习时间，而要想拿到好成绩，需要有每周在线观看课程内容的记录，还要按时提交作业，完成相应的测验或考试。

（4）互动性：MOOC 相比传统教学面授形式，其互动性更大，教师和学生的交流更及时和方便，只需要使用一种相同的即时聊天软件或登录同一个在线论坛就能实现互动和交流。

2．MOOC 的缺点

（1）成本高：MOOC 平台的开发和维护成本是导致一些高等院校或教育机构无法发展 MOOC 这种教育资源的障碍。需要建立一个可行的和可持续性的财务支持模式。

（2）完成率低：由于 MOOC 的阶段性，很多 MOOC 的主讲教授设计的阶段性作业较不合理，或学生的自主性差，无法按时保质地完成课程内容，使得结业率很低，无法达到 MOOC 课程开设的目标。研究表明，MOOC 学习的完成率仅约 5%。

（3）认证难：全日制大学的学生 MOOC 课程学分的认证仍存在困难。如何获得学分，以及对可发放学分的院校或教育机构进行认证，是必须要解决的问题。

（三）优秀的 MOOC 平台

1．Coursera　Coursera 是由斯坦福大学计算机科学专业的教授吴恩达和达芙妮·科勒于 2012 年联合创建的一个营利性的教育平台（http：//www.coursera.org），与斯坦福大学、密歇根大学、北京大学、复旦大学等全世界顶尖大学或机构合作，提供免费的在线课程。

2．Udacity　Udacity 是一个营利性的私立教育组织（http：//www.udacity.com）。该平台虽然课程免费，但一些认证考试需收费。

3．edX　edX 是由麻省理工学院和哈佛大学于 2012 年共同创建的非营利性的大规模开放在线课堂平台（http：//www.edX.org），其免费提供大学教育水平的在线课堂。与哥伦比亚大学、北京大学、清华大学等教育机构合作。

4．FutureLearn　FutureLearn 是英国 MOOC 平台（https：//www.futurelearn.com）于 2013 年首次开设的课程，并需参加现场考试才能获取高级证书。

5．可汗学院（Khan academy）　可汗学院是由孟加拉裔美国人萨尔曼·可汗创立的一家非营利性的教育组织（https：//www.khanacademy.org），主旨在于利用网络影片进行免费授课。

6．中国大学 MOOC　中国大学 MOOC 由爱课程网联合网易云课堂打造（http：//www.icourse163.org/），与国内 700 余所高校合作，共同提供网络课程，包括首批获得认定的国家精品在线开放课程 300 余门。参加学习和考试可获得课程证书。

三、小规模限制性在线课程

针对 MOOC 所面临的注册率高而完成率低、质量难以保障、认证困难等一系列问题，国内外高校提出了小规模限制性在线课程（small private online course，SPOC），其融合了网络学习和实体课堂的混合式教学，因此有人称之为“后慕课时代”。

（一）小规模限制性在线课程的概念

SPOC 最早由加州大学伯克利分校的阿曼德·福克斯教授提出和使用，是针对少数达到准入条件的学生开设的在线课程，或是针对围墙内大学生的课程。其中“小规模”（small）指学生规模在几十人到几百人；“限制性”（private）指对学生设置限制性准入条件，达到要求的申请者才能被纳入进来。申请条件根据具体课程而定，通过审核的申请者才能参加完整的学习。对于符合准入条件的学习者，有学习强度、学习时间、参与在线讨论、完成作业和考试的要求，考核合格后可获得相应证书。

（二）SPOC 的特点

SPOC 是对 MOOC 的继承、完善和超越，是 MOOC 与传统课堂教学的有机融合。与 MOOC 相比，SPOC 教学内容范围较小，但专业性较强，实现知识建构比较容易，便于达成深度的知识建构。SPOC 具有小众化、限制性、集约化等特点，能够促进 MOOC 与传统课堂教学的深度融合。

1．教学内容的针对性 SPOC 限制了学习者的准入条件，使得学习者需求和特征更加明确，教学内容的针对性更强，更注重学习者的学习质量。

2．教学方式的灵活性 与 MOOC 以视频学习为主相比，SPOC 的教师或教师团队可以更加灵活运用视频，并利用现有的资源和平台辅助课堂教学，教学方式更灵活。教师可采用混合式教学的理念将 MOOC 和传统教学结合起来进行教学，使教学形式更加丰富多样。

3．教学环境相互辅助 SPOC 主要依托 MOOC 的平台进行在线课程教学，利用当地的资源或社交软件进行在线讨论、问题解答等。SPOC 与 MOOC 相互辅助，资源互用。SPOC 可以选择利用已有的 MOOC 学习资源，既减少了资源的浪费，又丰富了课程的内容。

4．教学互动多样化 MOOC 主要采取紧密集成的社交网络、论坛等形式进行交互，而 SPOC 除使用此类交互方式外，还可以通过“面对面”的师生方式交互，交互方式和交互深度有所扩展。

5．教学评价机制完善 与 MOOC 相比，SPOC 教学将传统教学模式和在线教学模式的评价机制相结合，教师可对学生的作业、回答等给予详细的评价和反馈。SPOC 的评价要求更加严格，评价方式更加多样，评价机制更加完善。

四、微课

在高等教育领域，出现了关于微视频的在线教学与课堂教学的新方法，使教育方法不断更新，并提出了新的教育理念和教学模式，给传统课堂带来了更多的变化。

（一）微课的概念

微课（microlecture）是“微型视频网络课程”的简称，又名微课程，其按照课程目标和教学实践的要求，以视频为主要载体，在教学过程中围绕某个知识点或教学环节而开展精彩的教学活动。微课是以主题模块组织起来相对完整并独立的小规模课程，核心组成内容是课堂教学视频，以及与教学主题相关的教学设计、素材课件、教学反思、练习测试及学生反馈、教师点评等辅助性教学资源，适用于教学中的各个阶段和各种课程类型，如传统教学法中的讲授型课程或 MOOC 课程中都可使用微课。

（二）微课的特点

相对于传统课程的教学，微课的教学目标相对单一，教学内容相对精炼，教学目的相对明确。微课的最主要特点就是在短时间内传递教学过程中的某个较短的阶段或某个知识点。对于护理学专业性强的特点，更能体现出微课这种新型教学方法的优势。

1．时间短 微课的时长一般为3～10分钟，视频是微课的主要组成内容。相对于传统课程45～90分钟的时长安排，微课更能吸引学生的注意力，获得理想的教学效果。根据此特点，护理教师可将传统的一节课设计成为包含若干微课的新型课堂，或将较复杂的护理操作技术分步骤设计成几个微课视频，供护理学生反复观看。

2．内容少 相对于要完成诸多教学内容的传统课程，微课的内容更精炼，问题更集中，主题更鲜明，更突出某个学科知识点或技能点。微课可以突出教学中的某个重点、难点、疑点，强调反映出某个教学环节或教学活动。但在微课设计中，知识点一般是学生认为较难、较不易掌握的内容和问题，且重点、难点、疑点较为突出，方便学生在学习过程中掌握。

3．容量小 微课视频及相关资料的容量一般在几十兆以内，格式一般是支持在线播放的流媒体格式，适于基于移动设备的移动学习。学生可在线观看课程，查看相关资料并灵活下载保存到个人的电脑、手机、平板电脑等终端设备上。

4．情景化 微课的教学内容一般主题突出、相对完整，构成一个主题鲜明、类型多样、结构紧凑的单元资源包，营造出真实的资源环境。师生在一种具体典型案例化的教学情境中，有助于教师教学观念的更新和教学技能的提升，提高教学水平；同时有助于学生实现高阶的学习能力提升，提高学业水平。

5．便传播 微课不受时间和空间的限制，只要有计算机或智能手机，随时随地可以观看、学习，也不受开课结课的限制，可反复观看和复习，学生在学习过程中完全有自主空间。教师也可随时观摩、更新及修改知识内容，教师之间也很方便进行经验交流和同行评估。

6．易制作 微课由多种途径和设备制作，以实用为宗旨。相比MOOC，微课的制作相对简单，制作的成本不高，最常用的制作方法是PPT屏幕录制法。对操作性强的护理学专业，制作护理操作技术的微课也比较简单。

随堂测 10-2

五、虚拟仿真教学

根据《教育信息化十年发展规划（2011—2020年）》的指导意见，教育部于2013年启动了国家级虚拟仿真实验教学中心建设工作，这种全新的教学模式引发了实验课程教学的巨大变革。2017年7月，教育部印发了《关于2017—2020年开展示范性虚拟仿真实验教学项目建设的通知》（教高函〔2017〕4号），对虚拟仿真实验教学项目的建设目标、建设内容、建设规划和组织管理等方面作了详细的说明。开展虚拟仿真教学是高等教育信息化发展的内在需求，对促进信息技术与高等教育教学深度融合，推动传统教学模式革新，培养创新型、实践型人才有着重要意义。

（一）虚拟仿真教学的概念

虚拟仿真教学（virtual simulation teaching）是依托虚拟现实技术、网络技术、传感技术、人机交互等，构建高度还原的虚拟场景、操作对象以及灵活多样的交互环节，使得学生可随时随地在线模拟操作与自主学习，是高等教育现代化出现的一种新教学模式。虚拟仿真教学突破了原有课程模式的界限，增加了趣味性、综合性、设计性及创新性，加深了学生对抽象知识的理解，激发了创新思维与兴趣，有利于培养学生的实际应用能力和综合素质。

（二）虚拟仿真教学的特点

1．教学内容视觉化 虚拟仿真教学利用信息技术生成的虚拟系统，模拟特定教学情景，通过视、听、触、嗅及三维空间环境感知，还原真实的教学过程。师生在高度逼真的情景、模型辅助下，将教学环节中较为抽象难懂的知识展现开来，提高学生对知识的理解能力。

2．教学形式交互性 在虚拟仿真教学过程中，师生均可与虚拟系统交互，可灵活地设置各种参数、模拟条件，并能够通过语言、手势等方式进行实时智能交互，充分提高学生在学习中的参与性。

3．教学过程沉浸性 虚拟仿真教学通过综合多种仿真技术，构建真实的教学环境，使学生能够通过虚拟现实系统身临其境地在虚拟环境中学习，或对实验对象进行虚拟操作，有效解决学生认知学习的问题。

4．自主性 与传统教学模式相比，基于网络平台的虚拟仿真教学还具有自由性，学生可以根据自身情况自主选择学习时间与地点，不受场地、条件限制，在时间和空间上更为便利自主，充分体现了学生在学习中的主体地位。

5．共享性 由于发展差异，教学中许多高端器材、设备模型受价格等方面的限制而无法普及。而基于虚拟仿真教学平台则能突破区域、环境、技术手段和资源成本等的限制，通过资源共享节约教育投资，拓展知识迁移的广度和深度，实现整合优质教育资源，达到教育均衡发展的现代信息化教育发展目标。

六、信息化教学的评价

教学评价是一种价值评判活动，评价的过程和结果都是为评价的目的服务的。无论哪种教学方法，有教学就得有对教学的评价。信息化教学作为新的教学模式和教学方法，更应进行科学、客观的评价。同时，教学评价不单纯是教学管理的一个环节或者一个手段，而应该是一个动态的、发展的过程，这个过程既包括对教师的教学评价，也包括对学生的学习评价，还包括对影响教学活动的一系列因素的评价。

近年来，高校教学评价无论在评价方法还是评价理论研究方面都取得了实质性进展，拓宽了教学评价的思路，出现了发展性评价、形成性评价等有影响的评价思想。这些教学评价理论研究成果、评价标准、评价方法、评价指标体系等，对改进传统教学评价方式的弊端、提高教学评价的科学性很有指导意义。同时，现代信息技术与课堂教学不断深度融合，信息化教学作为新的教学模式和教学方法，传统教学评价已难以适应信息化课堂教学的需要，更应进行科学、客观的评价。

（一）传统评价方式的不足

1．注重课堂教学过程设计，课前阶段评价不足 随着PBL、CBL的广泛运用，要求学生在授课教师的引导下，进行大量的课前阅读和资料收集，再在课堂上进行讨论和分析。但传统的教学评价，在教学设计方面更注重课堂教学中整体节奏的把握，而对课前授课教师问题设计、线下和（或）线上学习资料的推送等的评价不足。

2．注重知识的完整性和逻辑性，现代信息技术的综合应用评价不足 在教学内容方面，传统教学评价多以教材为中心、以学科为中心，更注重传授知识的完整性和逻辑性的评价。随着多媒体课件的广泛应用，虽然弱化了对授课教师板书的评价，但对多媒体课件的应用水平则成了课堂教学评价的内容之一。如今，随着大数据、云计算等现代信息技术的发展，教学内容的体现更为灵活多样。但当前，教学评价仍停留在板书是否字体端正、多媒体课件是否图文并茂等方面，而对教师合理使用立体化、智能化教学载体的评价不足。

3．注重教师传授，对学生的参与和互动评价不足 传统教学评价更注重对授课教师个人的评价，如表达是否清晰、语速是否适当、仪表是否端庄、教态如何，以及教学内容与教材的关联度、所授知识的完整性、逻辑性等。但随着信息化教学的发展，师生通过信息化载体，在课堂上或课后进行师生互动、生生互动，对教学内容展开讨论、进行随堂测验等已成为常态。但传统教学评价，在教学方法方面仍停留在以教师为中心，对师生互动的评价也多停留在教师提问、学生回答的层面，而对信息化背景下学生参与和互动评价不足。

（二）现行教学的评价指标

1．听课评价指标 目前各高校使用的听课评价指标大同小异，主要包括：教学内容——内容充实，逻辑性强，详略得当，重点突出，安排合理，科学性强；教学方法——联系学生学习实际，生动活泼，注意启发，促进思维，条理清楚，方法灵活，富于创新；教态——表达清楚，简练明确，语言流畅，讲解生动，引人入胜，仪态端庄，大方自然；教学效果——师生交往密切，课堂气氛活跃，学生思维积极；教学准备——对所授课程领域知识结构、研究动向具有广泛而深入的了解，课程准备充分，教风严谨。

2．学生评教调查的指标 学生评教调查指标主要包括：总体评价、教学态度、教学方法、教学语言、教学内容、作业要求、仪容举止、自我评价。

由此可见，评价指标所依据的是学生的感性体验，而不是针对教学过程基本元素的客观分析；评价指标不包含所评价的课程特点；指标体系不包含课程的教学目标，不包含课程目标和专业培养目标的关系，不包含教学方式与考核方式和教学目标的关系，即不包含课程教学总体设计以及教师信息化教学能力的评价等。受高等院校传统课堂教学方式的限制，这些评价指标所反映的特点具有合理性和必然性。但在信息化与课堂教学深度融合的背景下，现行教学评价指标尚缺乏对教师信息化教学能力的评价。

（三）信息化教学的评价指标

信息化教学是基于互联网等电子通信技术的新型教学方法，提倡“以学生为中心”“教师导学、辅学”的教学模式，改变了教师在教学过程中的主导地位。信息化教学和传统教学相比，具有突出的自主性、开放性、灵活性、个体性、互动性和创新性，为学生创建了自由的学习环境，提供了大量的学习资源，对现有的教学方式、教学理念、教学模式都是巨大的挑战。

目前，信息化教学的指标包括对教师的评价，如学习资料的提供程度、教学活动的组织能力、批改作业与答疑的实效、师生的互动性；对学生的评价，如学习活动的交互性、提问等参与度、资源利用使用率、学习态度、学习策略、学习后的作业完成情况、考试成绩；对网络课程资源的评价，如网络资源的内容等。

（陈红涛）

小　结

信息化教学具有资源丰富、提高学生自主性、发展个性化教学、增加互动性和创新型培养等优势，对推动护理教学的发展、提高护理教育水平具有积极作用。但护理教育有其专业性和独特性，应根据不同课程的性质、特点决定课程是否适合信息化教学，更多的课程需要信息化教学和传统教学相结合，不可一概而论。

思考题

1．简述教师信息化教学能力的构成及培养策略。

2．比较 MOOCs 和在线视频公开课的异同。

3．现代教学媒体与传统教学媒体有什么不同？能否说现代教学媒体可以取代传统教学媒体？

中英文专业词汇索引

主要参考文献

1．孙宏玉，孟庆慧．护理教育学．2 版．北京：北京大学医学出版社，2015.
2．崔香淑，李强．护理教育学．北京：科学出版社，2018.
3．尚少梅，王翠，董旭，等．对我国高等护理教育近 20 年发展的回顾与思考．中国护理管理，2021，21（9）：1292-1295.
4．姜安丽，段志光．护理教育学．4 版．北京：人民卫生出版社，2017.
5．Bloom BS. Taxonomy of educational objectives，the classification of educational goals，handbook I：cognitive domain. New York：David McKay Company，1956.
6．宋生涛，杨晓萍．翻转课堂的基本原理与教学形态．西北师大学报（社会科学版），2018，55（2）：98-104.
7．兰国帅，郭倩，钟秋菊．MOOC 学习投入度与学习坚持性关系研究．开放教育研究，2019，25（4）：65-77.
8．孔祥宇．“后慕课时代”的 SPOC 教学模式 [J]．高教发展与评估，2020，36（5）：95-104.
9．郭建鹏．翻转课堂教学模式：变式—统一—再变式．中国大学教学，2021，6：77-86.
10．陈清奎，何芹，李学东，等．VR 技术与传统教育深度融合——“VR+”教学模式创新与实践．中国信息技术教育，2018，23：83-84.
11．高志强，王晓敏，闫晋文，等．我国虚拟仿真实验教学项目建设的现状与挑战．实验技术与管理，2020，37（7）：5-9，14.
12．中共中央，国务院．深化新时代教育评价改革总体方案．2020-10-13.
13．杨纳名，赵彬彬．高等教育评估引导高校发展的现实路径与展望．当代教育与文化，2021，13（1）：56-60.
14．马陆亭．深化新时代教育评价改革研究．中国高教研究，2020，11：1-6.
15．谢鸿全，周小波，高大海．大学素质教育与西方通识教育的比较研究．教育现代化，2018，27：212-214.
16．杨武金．批判性思维刍议．河南社会科学，2016，24（12）：64-68.
17．徐章韬．教师信息化教学能力的政策内容、演进逻辑及可能走向．现代教育技术，2021，31（5）：44-51.
18．叶莎莎，朱珠，彭莉萍．高校教师信息化教学能力发展研究与实践．教育教学论坛，2020，47（11）：39-41.
19．岳丽娜，聂怀勇．教育信息化 2.0 视域下高校教师信息化教学能力现状调查与分析．华北理工大学学报（社会科学版），2021，21（4）：108-114.